本书系

国家中医药管理局刘志明国医大师传承工作室

国家中医药管理局全国名老中医药专家传承工作室
——刘志明名老中医传承工作室

中国中医科学院刘志明学术思想与临床经验传承研究项目

北京中医药薪火传承"3+3工程"
——刘志明名老中医工作室

建设成果

国医大师刘志明临证经验集

主 审	刘志明	王 阶	
主 编	刘如秀	马 龙	
副主编	虞胜清	孙学东	胡东鹏
编 委	李 军	刘金凤	汪艳丽
	吴 敏	徐利亚	彭 杰
	周晟芳	尹琳琳	李 慧
	关宣可	罗何维	刘签兴

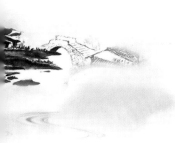

人民卫生出版社

图书在版编目（CIP）数据

国医大师刘志明临证经验集/刘如秀，马龙主编.
—北京：人民卫生出版社，2016
ISBN 978-7-117-23029-2

Ⅰ.①国⋯　Ⅱ.①刘⋯ ②马⋯　Ⅲ.①中医学—临床
医学—经验—中国—现代　Ⅳ.①R249.7

中国版本图书馆 CIP 数据核字(2016)第 188224 号

人卫智网　www.ipmph.com	医学教育、学术、考试、健康， 购书智慧智能综合服务平台	
人卫官网　www.pmph.com	人卫官方资讯发布平台	

国医大师刘志明临证经验集

主　　编：刘如秀　马　龙
出版发行：人民卫生出版社（中继线 010-59780011）
地　　址：北京市朝阳区潘家园南里 19 号
邮　　编：100021
E - mail：pmph @ pmph.com
购书热线：010-59787592　010-59787584　010-65264830
印　　刷：北京铭成印刷有限公司
经　　销：新华书店
开　　本：710×1000　1/16　印张：18　插页：4
字　　数：333 千字
版　　次：2017 年 5 月第 1 版　2017 年 5 月第 1 版第 1 次印刷
标准书号：ISBN 978-7-117-23029-2/R • 23030
定　　价：59.00 元

打击盗版举报电话：010-59787491　E-mail：WQ @ pmph.com
（凡属印装质量问题请与本社市场营销中心联系退换）

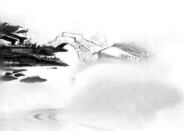

刘志明简介

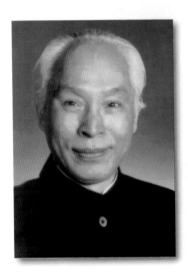

刘志明，男，1925年出生，湖南湘潭人。著名中医药学家。国医大师，首届首都国医名师。中国中医科学院广安门医院主任医师，北京中医药大学、中国中医科学院研究生院教授。首批全国老中医药专家学术经验继承工作指导老师，全国首批500名老中医之一，全国首批博士生导师、博士后指导老师，首批中医药传承博士后导师，首批享受国务院特殊津贴的中医药专家，中央保健专家，中国中医科学院资深研究员。中国中医科学院学术委员会副主任委员、学位委员会委员，中国中医科学院广安门医院学术委员会副主任委员。曾任中华中医药学会副会长，第六、七、八届中国人民政治协商会议全国委员会委员。

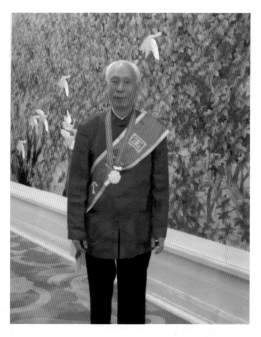

刘志明老中医参加国医大师表彰大会

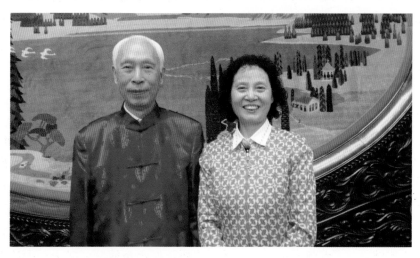

刘志明老中医与学术继承人刘如秀主任医师合影

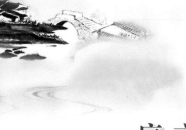

序 言

　　刘老志明先生，第二届国医大师，出身岐黄世家，自幼承习家学，再得名师真传。年方弱冠即独立悬壶，因医德高尚、医术精湛，短短半载就声噪湘潭，未及而立已誉满三湘。当时正值新中国成立，祖国医学亟待振兴，中央决定组建中医研究院，在全国范围内征调中医专家中刘老被点将入京，因其擅治热病而委以创建全院八大组中的传染病组，仅一年该组北上抗击流脑、肺炎，南下参与消灭血吸虫病，成绩卓著，时至今日，刘老当年运用中医药治疗传染病中力挽狂澜的事迹仍为大家津津乐道。

　　刘老七十余载医海遨游，恒以苦学，精研不倦，着眼历代各家，或取其论、或取其法、或取其方、或取其药、或取其巧、或取其妙，汲取众长，择善而从，为我所用，自成一家。学生刘如秀、马龙、虞胜清、孙学东等以跟师临证、文献整理、深度访谈方式，历经数载、反复研磨，系统归纳、全面整理，最终编撰成此书，充分反映了刘老的学术观点、临证经验、用药心得，充分体现了作为刘老学术经验传承人的职责使命。

　　党的十八大以来，以习近平同志为核心的党中央高度重视中医药发展，把中医药作为重大国家战略来谋划和推进，做出一系列重要部署，提出一系列振兴发展中医药的新思想新论断新要求。近两年，习近平主席签署颁布了《中医药法》，国务院先后出台了中医药发展战略规划纲要、中医药健康服务发展规划、中药材保护和发展规划，充分体现了党中央、国务院对中医药事业发展的高度重视，凸显了中医药在经济社会发展全局中的重要地位和作用。中医药已经站在了新的历史起点上。我们对人才的需要比以往任何时候都更加迫切，对中医药学术的传承和卓越人才的渴求比以往任何时候都更加强烈。历史的使命，时代的责任，需要一代又一代中医药人薪火相继、接力奋斗！

　　此书的编撰出版，对于传承国医大师的学术经验，弘扬岐黄光大国粹具有重要意义，是以为序。

国家卫生和计划生育委员会副主任

国家中医药管理局局长

王国强

2017.1.16

前 言

　　刘志明，1925 年出生，湖南湘潭人，著名中医药专家。中国中医科学院资深研究员、名誉首席研究员，广安门医院主任医师，北京中医药大学、中国中医科学院研究生院教授；全国首批博士研究生导师，博士后导师；第一批全国老中医药专家学术经验继承工作临床指导老师，首批享受国务院特殊津贴专家；首都国医名师，国医大师；中国中医科学院学术委员会副主任委员，广安门医院学术委员会副主任委员。曾任中华中医药学会副会长，第六、七、八届全国政协委员。

　　刘老出身岐黄世家，家学渊源，自幼承名师亲授，刻苦攻读，精研医典，博览群书，学识丰富，医术精湛，堪称"医林巨擘"。他扬帆医海七十余载，积累了丰富而宝贵的经验，形成了完备的学术思想体系，这是宝贵的资源，对其传承、应用意义深远。

　　作为刘老的弟子、学生，我们通过跟师临证、文献整理、深度访谈及聆听讲解等方式，对其主要学术观点、临证经验、用药心得等加以归纳和整理，最终编撰成册，旨在更好地继承、传播名老中医学术经验。

　　全书分为七章，即"学术思想""临证要则""临证治疗""方药纵横""医论医话""门人传承""寄语后学"七大部分内容，以期全面、系统地阐述国医大师刘志明教授学术经验的精华。

　　本书即将付梓，承蒙中医科学院各级领导亲切关怀，各位同门鼎力相助，在此谨表谢意。然，刘老学术思想博大深邃，编者学识有限，恐难深度反映，不足之处敬请读者不吝批评指正。

刘如秀　马　龙

2015 年 5 月 28 日

目 录

第一章　学术思想 ………………………………………… 1

　第一节　医事传略 ………………………………………… 1

　　一、承家学从名师立志学医 ……………………………… 1

　　二、行仁术崭头角济世活人 ……………………………… 2

　　三、奉征召担重任身手大展 ……………………………… 3

　　四、研医典重实践严谨治学 ……………………………… 5

　　五、重科研创新药硕果累累 ……………………………… 7

　　六、传后学育英才桃李芬芳 ……………………………… 8

　　七、出国门广交流光大国粹 ……………………………… 9

　　八、振中医思发展老不赋闲 ……………………………… 9

　　九、创辉煌功勋著饮誉神州 ……………………………… 10

　第二节　医学思想 ……………………………………… 10

　　一、学习观 ……………………………………………… 10

　　　（一）研经读典　启智取道 ………………………… 10

　　　（二）读悟并重　实践求真 ………………………… 11

　　二、辨证观 ……………………………………………… 13

　　　（一）四诊相合　辨析症结 ………………………… 13

　　　（二）辨病识证　参融西学 ………………………… 13

　　三、治则观 ……………………………………………… 14

　　　（一）外感热病　祛邪为先 ………………………… 14

　　　（二）内伤杂病　调理为要 ………………………… 15

　　四、施治观 ……………………………………………… 17

　　　（一）治循主证　方证相合 ………………………… 17

　　　（二）方贵通变　化裁适宜 ………………………… 17

　　　（三）知药善用　调遣随心 ………………………… 18

　　五、预防观 ……………………………………………… 19

（一）未病先防　养生为重 …………………………………………… 19

（二）见微知著　欲病救萌 …………………………………………… 20

（三）已病之时　既病防变 …………………………………………… 20

（四）瘥后调摄　全功防复 …………………………………………… 20

第二章　临证要则 ………………………………………………………… 21

治法传薪———刘老"医门八法"应用规范 ……………………… 21

一、汗法 ……………………………………………………………… 21

（一）汗法溯源 …………………………………………………… 21

（二）汗法分类 …………………………………………………… 22

（三）汗法应用的范围 …………………………………………… 22

（四）汗法应用的注意事项 ……………………………………… 22

二、吐法 ……………………………………………………………… 23

（一）吐法溯源 …………………………………………………… 23

（二）吐法分类 …………………………………………………… 23

（三）吐法应用的范围 …………………………………………… 24

（四）吐法应用的注意事项 ……………………………………… 24

三、下法 ……………………………………………………………… 24

（一）下法溯源 …………………………………………………… 24

（二）下法分类 …………………………………………………… 25

（三）下法应用的范围 …………………………………………… 25

（四）下法应用的注意事项 ……………………………………… 25

四、和法 ……………………………………………………………… 26

（一）和法溯源 …………………………………………………… 26

（二）和法分类 …………………………………………………… 26

（三）和法应用的范围 …………………………………………… 27

（四）和法应用的注意事项 ……………………………………… 27

五、温法 ……………………………………………………………… 27

（一）温法溯源 …………………………………………………… 27

（二）温法分类 …………………………………………………… 28

（三）温法应用的范围 …………………………………………… 28

（四）温法应用的注意事项 ……………………………………… 28

六、清法 ……………………………………………………………… 29

（一）清法溯源 …………………………………………………… 29

（二）清法分类 …………………………………………………… 29

（三）清法应用的范围 …………………………………………… 29

（四）清法应用的注意事项 ……………………………… 29
七、消法 ………………………………………………………… 30
（一）消法溯源 …………………………………………… 30
（二）消法分类 …………………………………………… 30
（三）消法应用的范围 …………………………………… 31
（四）消法应用的注意事项 ……………………………… 31
八、补法 ………………………………………………………… 31
（一）补法溯源 …………………………………………… 31
（二）补法分类 …………………………………………… 32
（三）补法应用的范围 …………………………………… 32
（四）补法应用的注意事项 ……………………………… 32

第三章　临证治疗 ……………………………………………… 34
第一节　内科心法 ………………………………………………… 34
一、外感病证 …………………………………………………… 34
（一）伤风 ………………………………………………… 34
（二）风温 ………………………………………………… 36
（三）暑温 ………………………………………………… 40
（四）湿温 ………………………………………………… 43
（五）温毒 ………………………………………………… 49
二、肺系病证 …………………………………………………… 52
（一）肺痨 ………………………………………………… 52
（二）咳嗽 ………………………………………………… 54
（三）痰饮 ………………………………………………… 58
（四）咯血 ………………………………………………… 62
三、脾胃病证 …………………………………………………… 63
（一）胃痛 ………………………………………………… 63
（二）呕吐 ………………………………………………… 67
（三）噎膈（附：反胃） ………………………………… 69
（四）泄泻 ………………………………………………… 71
（五）便秘 ………………………………………………… 74
（六）痞证 ………………………………………………… 75
四、肝胆病证 …………………………………………………… 79
（一）积聚 ………………………………………………… 79
（二）臌胀 ………………………………………………… 82
（三）腹痛 ………………………………………………… 85

　（四）疝气 ……………………………………………… 88

　五、心脑病证 …………………………………………… 90

　　（一）中风（附：类中风） …………………………… 90

　　（二）眩晕 ……………………………………………… 95

　　（三）不寐 ……………………………………………… 98

　　（四）癫狂痫 ………………………………………… 101

　　（五）胸痹（附：胸胁痛） ………………………… 104

　　（六）头痛 …………………………………………… 110

　六、肾系病证 ………………………………………… 115

　　（一）癃闭 …………………………………………… 115

　　（二）淋证 …………………………………………… 117

　　（三）遗尿 …………………………………………… 120

　　（四）遗精 …………………………………………… 123

　　（五）阳痿 …………………………………………… 126

　七、气血津液病证 …………………………………… 130

　　（一）汗证 …………………………………………… 130

　　（二）吐血 …………………………………………… 133

　　（三）尿血 …………………………………………… 135

　　（四）便血 …………………………………………… 136

　　（五）消渴 …………………………………………… 138

　八、肢体经络病证 …………………………………… 140

　　（一）腰痛 …………………………………………… 140

　　（二）痿证 …………………………………………… 143

　　（三）痹证 …………………………………………… 146

第二节　专病经验 …………………………………… 149

　一、治疗冠心病经验总结 …………………………… 149

　　（一）辨因析理，肇始于肾 ………………………… 149

　　（二）推求病机，肾匮为根 ………………………… 150

　　（三）由博返约，凝炼三法 ………………………… 151

　　（四）潜方用药，独具匠心 ………………………… 152

　　（五）典型病例 ……………………………………… 152

　二、治疗甲状腺功能亢进症经验 …………………… 154

　　（一）病因方面 ……………………………………… 154

　　（二）病机方面 ……………………………………… 155

　　（三）治疗方面 ……………………………………… 156

三、治疗慢性肾炎的经验 …………………………………… 159
　（一）明辨病机，辨证施治 ……………………………… 159
　（二）补虚治本，以肾为主 ……………………………… 159
　（三）主以治肾，辅以健脾 ……………………………… 160
　（四）扶正之时，勿忘祛邪 ……………………………… 160
　（五）致病实邪，湿热为重 ……………………………… 160
　（六）擅用猪苓（汤），育阴固本 ……………………… 160

四、治疗老年病的经验 ……………………………………… 162
　（一）年老下亏，治在肝肾 ……………………………… 162
　（二）唯肾为根，五脏共调 ……………………………… 163
　（三）扶正祛邪，攻补适度 ……………………………… 163
　（四）方药平正，缓缓图之 ……………………………… 163

五、治疗肝硬化腹水的经验 ………………………………… 165
　（一）明辨病机，虚实错杂 ……………………………… 165
　（二）病已传变，治当重脾 ……………………………… 165
　（三）辅用利水，中病即止 ……………………………… 166

六、治疗再生障碍性贫血的经验 …………………………… 167
　（一）心脾两虚型 ………………………………………… 168
　（二）脾肾阳虚型 ………………………………………… 168
　（三）脾肾阴虚型 ………………………………………… 168

七、治疗高血压病的经验 …………………………………… 169
　（一）肝火上炎型 ………………………………………… 170
　（二）痰浊中阻型 ………………………………………… 170
　（三）阴虚阳亢型 ………………………………………… 170
　（四）阴阳两虚型 ………………………………………… 170
　（五）肝风内动型 ………………………………………… 170

八、治疗支气管炎经验 ……………………………………… 172
　（一）急性支气管炎及慢性支气管炎急性发作 ………… 173
　（二）慢性支气管炎 ……………………………………… 173

九、治疗高脂血症经验 ……………………………………… 176

十、治疗消化性溃疡经验 …………………………………… 177
　（一）肝气犯胃型 ………………………………………… 178
　（二）肝胃郁热型 ………………………………………… 178
　（三）脾胃虚寒型 ………………………………………… 178
　（四）气滞血瘀型 ………………………………………… 178

（五）胃阴不足型 ·· 178

十一、治疗胆囊炎经验 ·· 180

（一）湿热型 ··· 180

（二）气滞型 ··· 181

（三）火毒型 ··· 181

第四章　方药纵横 ··· 183

第一节　对药选粹 ··· 183

一、生石膏　大黄 ··· 183

二、荆芥　防风 ··· 184

三、白僵蚕　蝉衣 ··· 185

四、蝉衣　薄荷 ··· 186

五、蝉衣　大黄 ··· 187

六、桔梗　杏仁 ··· 187

七、川贝母　杏仁 ··· 188

八、桂枝　知母 ··· 189

九、芦根　白茅根 ··· 190

十、白果　麻黄 ··· 191

十一、柴胡　薄荷 ··· 192

十二、人参　熟地 ··· 193

十三、苏叶　前胡 ··· 194

十四、柴胡　白芍 ··· 194

十五、生石膏　知母 ··· 195

十六、杭菊花　杭白芍　桑椹　鳖甲 ··················· 196

十七、黄芩　竹茹 ··· 196

十八、川楝子　延胡索 ······································ 197

十九、淫羊藿　甘松 ··· 198

二十、山楂　红曲 ··· 199

二十一、石菖蒲　远志 ······································ 200

二十二、海桐皮　忍冬藤 ···································· 200

二十三、黄芪　当归　杭白芍 ······························ 201

二十四、姜黄　生蒲黄 ······································ 202

二十五、全蝎　蜈蚣　地龙 ································· 203

二十六、炒酸枣仁　首乌藤 ································· 204

二十七、瓜蒌　薤白 ··· 204

二十八、丹参　三七 ··· 205

二十九、何首乌　桑椹　桑寄生 ································ 206

三十、西洋参　冬虫夏草 ···································· 207

第二节　刘老独创效方 ······································ 208

一、调脂化浊丸 ·· 208

二、泻肝汤 ·· 208

三、补肾生髓汤 ·· 209

四、补虚益损定眩汤 ·· 210

五、胸痹饮 ·· 211

六、热痹饮三方 ·· 212

七、肾炎经验方 ·· 214

八、益阳活血方 ·· 215

第五章　医论医话 ·· 217

第一节　久泻无火，亦非绝对 ·································· 217

第二节　癌肿治疗，扶正为先 ·································· 218

一、小肠肉瘤 ·· 218

二、结肠腺癌 ·· 219

三、肺癌 ·· 220

第三节　"细辛不过钱"质疑 ··································· 221

第四节　癫狂治验 ·· 222

第五节　失音治验 ·· 223

第六节　论中医对小儿肺炎的认识及治疗法则 ···················· 224

一、中医对于肺炎的认识 ···································· 224

（一）对肺炎证候的认识 ···································· 224

（二）对病因和病理生理的认识 ······························ 224

（三）对辨证与诊断的认识 ·································· 225

二、对于肺炎的治疗法则 ···································· 226

（一）卫气营血与肺炎的证治 ································ 227

（二）上工治未病与肺炎的证治 ······························ 227

（三）阴阳交与肺炎的证治 ·································· 228

第七节　风水治在宣肺 ·· 228

第八节　猩红热合并肾炎治疗心得 ······························ 229

第九节　功能性水肿治在调补气血 ······························ 230

第十节　臌胀（肝硬化腹水）治疗体会 ·························· 231

第十一节　表里双解法在风温治疗中的应用体会 ·················· 232

第十二节　痹证的辨治精要 ···································· 234

一、调气血 ·· 234

二、辨寒热 ·· 234

三、分上下 ·· 235

第十三节　热痹证治 ·· 236

第十四节　淋证（泌尿系感染）治疗体会 ························· 237

第十五节　辨证论治肝火胃痛一例 ································· 238

第十六节　浅谈热入血室 ·· 238

第十七节　谈桂枝加龙骨牡蛎汤的临床应用 ·················· 239

第十八节　从肝肾论治眩晕八法 ································· 240

第六章　门人传承 ·· 244

第一节　传承脉络图谱 ·· 244

第二节　传承概况 ·· 244

第三节　从师心得 ·· 246

一、刘志明治疗中风八法及临床应用 ························· 246

二、刘志明治疗老年病的经验 ···································· 250

三、刘志明谈猪苓汤加味治疗慢性肾炎的经验 ·············· 254

四、刘志明运用张介宾补法的经验 ······························ 256

五、刘志明治疗湿热证的经验 ···································· 259

六、热痹证治 ··· 261

七、刘志明治疗心脑血管病的经验 ······························ 265

八、刘志明治疗慢性肾衰竭经验 ································· 269

九、刘志明治疗慢性肾炎的体会 ································· 271

第七章　寄语后学 ·· 275

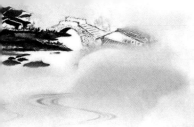

第一章 学术思想

第一节 医事传略

一、承家学从名师立志学医

刘志明 1925 年出生于湘潭岐黄世家。其高祖是悬壶湘水两岸的名医，医术精湛，闻名遐迩，因其出诊从不坐轿，常怀揣中药，步行出诊，故被称作"刘四差马"。其曾祖是国医刘碧泉，祖父、父辈也都是当地名医。刘老就是在这样一个中医氛围浓厚的环境中成长，耳濡目染，潜移默化，激发了他的从医意识。

父辈见其天资聪颖，且有志继承家学，欣喜之余对其教导更为严格。古人云："文是基础，医是楼"，指明学习中医必须要有坚实的古文根基，只有这样学习中医才易入门，也更易深造。因此，刘老自幼就在家中长者的督导下诵读《医学三字经》《百家姓》《唐诗三百首》等，得到了良好的古文熏陶。待其六岁之时，家中更是延请饱读之士教习私塾，这样刘老白天在私塾学习《论语》《孟子》《大学》《古文观止》等，晚上回家则诵读《内经》《难经》《伤寒论》等中医经典。彼时，刘老虽对其中的道理懵懵懂懂、不甚明了，但这使其对经典医籍有了一个感性认识。刘老 11 岁时，父亲病故，家境每况愈下，以致无力供其读书。但刘老并未因此而放弃学医的志向，坚持在家自学，数年间常常是手不释卷，日夜不辍，从而更深入地领略了祖国古典医籍的丰富内涵。私塾和自学的苦读，都为刘老习医奠定了良好的基础。

15 岁是刘老人生的一个转折点。学习中医，自古重视师承，刘老叔父虽然身为名医，但为了刘老能拓宽眼界，博采众家之长，故摒弃门户之见，决定让其拜师于湘潭名老中医杨香谷。杨香谷先生当时年逾六旬，行医已

40余年，临证经验丰富，医术高明，为人正派，曾师从于名医"楚九郎中"门下，尽得真传，在当地威望甚高，是当时闻名三湘的中医大家之一。

杨香谷先生授徒，十分重视把理论学习与临床实践相结合。他常常教诲门人弟子："研究医学之门径，须先熟读《黄帝内经》《难经》《神农本草经》《伤寒论》《金匮要略》《温病条辨》，然后博览《备急千金要方》《外台秘要》《临证指南医案》诸书，更须勤于临证，以验证先贤之言，方得岐黄之真谛"。在汗牛充栋的中医典籍之中，杨香谷先生认为《伤寒论》乃医家最紧要之书，必须熟读直至背诵，临证之时方可运用自如。因此，其对弟子学习《伤寒论》督促尤严。

刘老自受业于杨氏门下，每日栖宿师宅，沉潜医道，白天侍诊左右，晚上诵读经典；严寒酷暑，春去秋来，寒窗三载，不敢有丝毫懈怠。凡遇疑问，或求之于师，或求之于书，每每有茅塞顿开之感。星移斗转，刘老孜孜不倦地阅读了历代经典和先贤各家学说，从中汲取了大量的知识并获得了宝贵的启示。

二、行仁术崭头角济世活人

由于刘老家学深厚，又悉承名家衣钵，加之天资聪颖，勤奋刻苦，三年师满，杨香谷先生准其独立开业行医。在家族的帮助下，刘老在当地开了一家药铺，自此悬壶，踏上了行医的漫漫征程。刘老当时所开的药铺，规模较小，除几个大药柜子、一桌、一床，以及床下满满的各种医书，再无其他杂物。

刘老初次行医，心中一直牢记祖辈及恩师的谆谆教诲："医者，仁术也，为医者切不可将行医当做捞钱取利之手段，而应济危扶困、救死扶伤。"刘老将治病救人当作己任，以德为重，以志为先，为医清廉，只求奉献，治病无论贫贱贵富，皆一视同仁，只收低廉诊费，如遇无钱医病之人，非但义务诊治、分文不取，更是解囊相助。开业不足半年，刘老就以高尚的医德、精湛的医术，赢得了病人的信赖，在当地崭露头角、声噪湘潭，到药铺求治者络绎不绝。医名与日渐增并没有使刘老沾沾自喜，而是深感责任重大。因此，刘老以"业精于勤"作为自己的座右铭，时时督促自己要不断地深研医理、精求医术。刘老常常白天忙于诊务，夜间则静心思考，自查当日诊疗是否对证，有无经验教训，如何根据药后病情变化调整治疗方药等。若遇疑惑之处，或求解于书，或求教于师友，必追根究底得出正解方肯罢手。这种勤学多思的学习态度、学习方法，始终为刘老所遵循，并使其受益终生。

刘老认为，解除病患痛苦乃医家之天职，病人的需要是医者努力钻研之方向。刘老悬壶之际，正值国家动荡之时，战火频繁、民不聊生，三湘之地多见发热之疾，其间百姓深受其苦。刘老遂将治疗发热性疾病作为自己的重点攻坚方向。一方面，刘老系统研读《伤寒论》及温病学的经典著作，如《温疫论》《温热论》《临证指南医案》《温病条辨》等。这就使得刘老对于发热性疾病的发生、发展、传变、预后、顺证、逆证、治疗之常法、变法有了系统的掌握，并构建了诊治发热性疾病的辨证体系。另一方面，刘老对杨香谷先生治疗发热疾病的经验铭记在心、时时体悟。杨香谷先生以善治"外感病"而闻名，其对张机、吴有性、叶桂、吴瑭、薛己、王士雄、余师愚等先贤学说无不通晓。治疗之时，杨香谷先生常根据患者病程的长短，将发热疾病分为早中晚三期，病期不同，治法迥异，或升降兼调，或寒温并用，或清通兼施，但总以"急以除秽为第一要义"。遣方多选杨璿所制"升降散"等温病十五方，用药善用石膏、大黄，治疗高热患者，往往三两剂汤药服下，即热退身凉，疗效神奇。杨香谷先生所授经验，对刘老研究治疗发热疾病启迪良多。经过不懈的努力，刘老在充分汲取前人经验的基础上，结合自身学习、实践体会，提出了"热病初期即用表里双解""热病重症关键在于祛邪""长期低热不可忽视实证""长期高热要注意温中"的新观点，指导临床效若桴鼓。刘老秉承先贤学说之神髓、发明古义之精微，"继承不泥古，创新不离宗"，终为发热疾病的治疗开辟出一条新道路，并使其青年时期就在此领域的临床、研究方面独树一帜。

1944 年夏天，日寇侵华战火燃及湘中、湘西一带。由此导致战区瘟疫横行，尤其是发热性疾病，更是疯狂肆虐。染之者憎寒壮热，上吐下泻，遍身斑疹杂出，似丹毒风疮，症状凶险，且发病迅猛，来势汹汹，传染甚快，路人避之犹恐不及。见此情景，刘老看在眼中，急在心头，遂将自身生死置之度外，冒着生命危险，深入疫区，救治百姓。刘老凭借自身精湛的学术造诣和丰富的临证经验，察标求本，洞悉症结，运用升降散与达原饮合方施治，方证契合，甚是有效。刘老以此方为基础，机圆法活，知常达变，随证化裁，很快就控制了疫情的蔓延，使广大病人获得救治。"刘志明善治热病"的声名不胫而走，誉满三湘。自此，刘老虽年方弱冠，其仁心仁术即被广为传颂，闻名遐迩。

三、奉征召担重任身手大展

新中国成立后，百废待兴，中医事业也迎来了新生。为了适应时代的要求，培养出学贯中西、精专博通的高级中医人才，国家开始有计划地分批组织中医进修现代医学知识。1953 年，已名著三湘的刘老，欣然参加了卫生部中医进修学校学习。在此期间，刘老不仅系统地学习了解剖、生理、病理、诊断、药理等现代医学基础课和内科临床课程，还进行了规范的临床实习，熟练地掌握了现代医学的诊疗操作技术。此外，刘老更有幸得到清宫御医袁鹤侪老先生的亲授。通过再次深造，刘老的治学视野得到进一步的开拓，学术水平也得到进一步的提高，为其日后学术发展创造了良好条件。

1954 年，卫生部从全国各地抽调数十名在全国有影响的中医名师进京组建国家中医药研究机构——中医研究院。由于医名赫赫，刘老被点将入京。为了自己钟爱的中医事业，刘老毅然离开一家老小和得以成名的三湘之地，只身北上，参加中医研究院的筹建工作，成为中医研究院第一批医疗科研人员，从此定居京城。

刘老应召来京参加中医研究院的组建工作，因其擅长治疗热病，故又被委以负责创建全院八大组之一"传染病组"的重任。"传染病组"成立之初，既没有现成的经验可循，又缺乏必备的科研条件，仅有不畏艰辛、迎难而上的一腔热血。全组人员在刘老的带领下，一切从零做起，从健全科研规章制度，到自己动手制作科研设备，全体一心，在实践中求发展，在失败中积经验。刘老作为全组的核心，更是身体力行，兢兢业业，埋头苦干，为全组同志作出了表率，为"传染病组"的创建付出了大量的心血。

仅仅一年的时间，由于刘老卓有成效的工作，全组同志的紧密配合，中医研究院的"传染病组"从无到有，并能初步担负起中医防治传染病的职能。1955 年，石家庄、北京地区流行乙型脑炎，患病人数众多，死亡率高。刘老受命于危难之际，率领全组成员主导全国中医防治乙型脑炎的工作，并在北京、浙江、辽宁建立起传染病医院。治疗中，刘老细致观察患者症状，把握病机关键，充分发挥中医辨证治疗的优势，对证施治。对于壮热不恶寒、一派阳热患者，刘老大胆使用辛凉重剂白虎汤，石膏用量之大，多达每日斤余，患者服药数剂，即热退身凉，转危为安；对于舌苔厚腻者，刘老辨证为"邪热夹湿"之证，因湿热交阻，病情往往缠绵难愈，其治疗则更为棘手，单用白虎汤不易收效。刘老知常达变，主张在白虎汤的基础上增以猪苓、茯苓、泽泻、苍术等利湿、燥湿之品。治疗之时，遵刘老之法投药，往往一击而中，可获彰显之效。自此，中医药防治传染病的疗效为人称道，在以后数次国内大面积传染病流行中，中医均作为一支重要的防控力量参与其中。如 1956 年，政府号召"消灭血吸虫病"，刘老组织了全国第一支中医防治血吸虫病工作队，在浙江等地工作一年，口碑甚佳，成绩卓著。1957 年，北京地区流行小儿病毒性肺炎，西医治疗效果不明显。刘老受邀和几位西医儿科专家一起开展研究，采取西医诊断、中医治疗的联合方案，很快就控制了疾病流行。

时至今日，刘老当年运用中医药治疗传染病，力挽狂澜的事迹仍为人所津津乐道、难以忘怀。2006 年，香港浸会大学中医药学院访问学者李致重教授在其著作《中医复兴论》中就曾写道："20世纪50年代，刘志明领队在北京、沈阳、浙江治疗'乙脑'、'病毒性肺炎'时，年仅30出头。在中医大学林立的今天，'非典'肆虐首都北京，有多少敢于横刀立马的年轻刘志明呢？"

四、研医典重实践严谨治学

《中国现代名中医医案精华》一书中曾评价刘老"崇尚仲景，善用经方，且能博采众长，熔古今名方于一炉，灵活变通，师古而不泥古。对外感热病、内伤杂症及老年疾病之疑难大症，必穷源究委，敢于创新，另辟蹊径，每每出奇制胜，疗效显著"。刘老之所以能够登临中医学术高峰，取得卓越成就，和他始终坚持严谨治学是密不可分的。

刘老治学十分注重对中医经典著作的研究，认为历代医家无不从中汲取丰富的营养才得以充实、升华自己。中医经典当首推《黄帝内经》，它奠定了中医学的理论基础。但《内经》一书，非一时一人所著，而是当时多种学派、学者各抒己见汇总而成。书中各派各家观点、学说并存，甚至出现同一篇章之中出现两种不同观点和截然相反的解释，令人如坠云雾，难寻真谛。刘老为深入领会其中精髓，遂将《内经》全文熟读、背诵，并以王冰的校订注释为主，参以张介宾的《类经》、杨上善的《太素》，旁及吴崑、马莳、张志聪等著作，并写下了大量的读书笔记和心得体会。时至今日，已过耄耋之年的刘老，对《内经》原文，甚至包括唐代王冰注文，仍能出口成诵，令人不得不佩服刘老在经典学习中所下之苦功。

《内经》之后，在中医药发展的历史长河中，由于历史条件和认识水平的限制，中医学形成了各种不同的学术流派。每个学术流派多有自己独特的学术观点和临床经验，其中著名的有伤寒学派、温病学派等。这些各具特色的理论、经验都是前贤智慧的结晶。对此，刘老治学反对门户之见，主张对不同学派都要深入研究、撷取精华。因历代各家学说内容极为丰富，著作汗牛充栋，一一遍读，实属不易。故刘老选择每个学派的代表性著作重点学习，然后才旁及其他，如此获得事半功倍之效。对于"伤寒学派"，刘老精研"方书之祖"——《伤寒论》。因《伤寒论》成书距今年代久远，"上溯岐黄神农、下迄百世诸家、汇六经辨证于一体、融理法方药于一炉"且"其言精而奥，其法简而详"，初学之人甚难得其要领而入其门。刘老研读之时，常常结合《内经》《神农本草经》加以互参，并浏览历代伤寒注解，以得窥伤寒全貌，从而全面准确地理解和掌握了六经辨证论治的理论体系。对于"温病学派"，刘老则首研刘完素，继读吴有性、戴天章、余霖、杨璿之论瘟疫，叶桂之论卫气营血，吴瑭之论三焦，薛己之论湿热，王士雄之论六气属性及霍乱。

在扎实深厚的理论基础上，刘老还特别强调理论与实践相结合的重要性。刘老常言："治学之要，就是在博览群书的基础上，博采众长，结合临床进行独立思考，提出独特见解"。刘老自学医以来七十余年，从未离开过临床，其行医足迹遍及大半个中国，走到哪里，就在哪里看病，从不懈怠，每日诊务极为繁重。刘老认为："只有不断实践，方能丰富自己的临床经验，在医术上才能精益求精。作为临床医生，最忌满足于一知半解的空头理论，若仅有理论，而乏于实践，必致临证游移，漫无定见，药证相左，难能奏效。"正是在坚持不懈的临床实践中，使刘老对前人的理论加以验证，去粗存精，融会贯通，提出己见，逐步形成自己的学术特色、学术思想。如刘老曾与儿科研究所协作，对小儿病毒性肺炎进行临床研究，根据临床症状，如发热、咳嗽、气喘、鼻煽等症，医者一般将其归于"风温"范畴，主张遵古人之卫气营血辨证论治，但往往难以收效，病死率居高不下。刘老依据临床经验提出，小儿病毒性肺炎是肺实质性病变，来势急、传变快，病之现象往往落后于病的本质，若治疗拘泥于卫气营血的顺序，易致由轻转重、由重转危，故应在发病初期就发汗解表、清营解毒并举，药用麻黄、杏仁、甘草、连翘、金银花、丹皮、生地及局方至宝丹等。数百例患者依刘老之法治疗，确实取效甚捷，避免了出现热极生风或热入心包等危重症状，提高了治愈率。再如冠心病的治疗，活血化瘀法被普遍采用，但刘老并不人云亦云，而是从临床实践出发，提出不同见解。刘老指出，活血化瘀法固然有其可取之处，也能获得一定疗效，但属于治标之法。但冠心病患者多为年老体虚之人，若不细加辨证而一味攻伐，势必损伤正气，导致虚者更虚。刘老治疗该病，则按标本缓急原则，急则治其标，缓则治其本，或标本兼顾；治本以滋肾为主，治标则重视通阳化浊。刘老所制滋肝肾、通心阳之方，其疗效常如春风化雨，润物无声，绵长持久。

刘老治学除了精研医典、勤于实践之外，还注重虚心求教、博采众长。"谦受益、满招损"是人人皆知的治学格言。古今中外，凡治学取得成就之人，皆能谨守此道，刘老亦不例外。刘老在湘潭行医之时，就注重搜集各种民间验方，四处寻师访友，以求学到一技之长。1954 年，中医研究院筹备成立，彼时各地名医云集京城，刘老并不以一方名医自居，对于不熟悉或有争议的问题，虚心向有关专家请教或听取他人意见，以广开思路，弥补不足，提高自身学术水平。不仅如此，凡有出差机会，刘老必拜访当地名家，如上海程门雪，湖南李聪甫，浙江叶熙春、潘澄濂等老先生，他都曾亲聆教益。即使在学术上已有极深造诣的今天，刘老还时常与同道切磋讨论学术问题，就连弟子门人对一些问题的不同见解，刘老也都认真听取，对的给予肯定、采纳，片面或错误的给予补充、纠正。在刘老的影响下，在其周围不论是同事之间、还是师生之间，就学术问题都可以平等讨论，各抒己见，从而形成了以学术为重的良好治学氛围。

由此可见，正是刘老这种精研经典、勤于实践、博采众长、善于辨疑、勇于创新的治学态度和探究精神，方才成就其今日中医学术之辉煌。

五、重科研创新药硕果累累

刘老不仅重视基础理论学习、临床医疗实践，还十分注重中医科学研究工作。刘老认为，时代在进步、科技在发展，日益先进的现代科学实验方法、实验设备并非为西医学所专用，也同样适用于中医学研究。通过使用现代科技手段可以将前人的宝贵经验充分挖掘，加以验证，掌握其运用规律，在此基础上进一步发展创新，这将对攻克目前医学难以解决的疑难病症大有裨益。刘老还指出，开展中医科学研究既要掌握先进的科研技术，还要有正确的科研思路。然而，好的科研思路来源于临床，只有在不断的医疗实践中才能发现问题、提出问题、总结经验，离开临床的科研将是无源之水、无根之木。同样，好的科研思路，又要靠科学研究加以实施、验证、升华，离开科研的临床也将失去发展的动力、腾飞的翅膀。

数十年来，刘老传承、发展中医一直坚持走临床、科研并重的道路。如对冠心病的治疗研究，刘老在临床中发现，冠心病为年老体弱者多见，其发病年龄与中医学肾元始衰的时间相吻合，人体衰老，肾元匮乏，导致心失资助、阴阳俱虚，方才诱发本病。据此，刘老提出，冠心病的发生首当责之于年老正气亏虚，其中尤以肾元匮乏为要，此为本病发生肇始之因。刘老进一步剖析，肾虚日渐，一则肾阳亏虚，阳不胜阴，可致阴寒内盛；二则气化失司，运化失常，可使聚湿成痰；三则肾精虚损，生髓不能，血无所生，必致心血亏虚；四则元气不足，诸气必虚，推动无力，而成血瘀之患。由此可见，冠心病虽以正虚为本、肾虚为根，但肾亏所致虚、寒、痰、瘀诸邪丛生，又可加重病情，最终使其发展成为危重之症。据此刘老提出：年老肾虚不仅为冠心病发生的始动环节，更是其发展、恶化的根源所在。刘老根据临床实践提出，冠心病其本质属虚，因虚致实。故治疗当遵"虚则补之、实则泻之"之旨，采用"补肾""通阳""祛邪"三法结合。刘老在此理论的基础上，创制出滋肾通阳之方药。其后，刘老指导学术继承人刘如秀主任医师组建科研团队，以通阳滋肾法治疗冠心病为切入点，在国家级及省部局级等各级课题资助下，应用现代科技手段，揭示通阳滋肾方治疗冠心病的机制，并精研出冠心爽合剂。目前，冠心爽合剂已经申报国家发明专利（申请号：201110268875.6）。

7

对于病态窦房结综合征的研究，刘老亦是沿此模式进行。该病常有心悸怔忡、头昏眩晕甚则晕厥、胸痹心痛、气短乏力、四肢逆冷、舌质暗淡、脉迟结代等临床表现。刘老经过长期的临床观察，发现心肾阳气虚弱为其病机关键。刘老阐释，心阳的主要作用是鼓动心脏搏动、温运血脉循行；肾阳为诸阳之本，对人体各个脏腑的生理活动起着温煦推动的作用。因此，心肾阳气的盛衰直接影响心率的快慢、血脉的盈亏和脉象的虚实。心阳不足，则气血鼓动无力；肾阳亏虚，则脏腑功能低下，心跳缓慢。法随证立，刘老针对其病机特点，拟定"通阳活血"为该病治疗大法，临证运用，疗效显著。于是，刘老要求科研团队循此思路深入探究，在刘老及其弟子刘如秀主任医师的主持下，经过科研团队全体人员的不懈努力，终于揭示通阳活血方治疗病态窦房结综合征的机制，并成功研制出有效方药——强心复脉颗粒。该药现已获得国家发明专利（专利号：ZL2009100792616），并已完成成果转让。

六、传后学育英才桃李芬芳

刘老在潜心研究中医学的同时，十分重视中医药人才的教育、培养。自古以来，中医教学一直以个别、分散的师带徒方式为主。在这种教育模式下，很难培养大量的中医药人才，无法满足中医药发展的要求。20世纪50年代中期，创立了高、中级中医院校，从而形成了中医教育新制度，翻开了中医教育历史的新篇章。但是，中医院校建立之初，缺乏成熟的办学经验，更缺乏较为规范的教材。为了我国的中医教育事业，刘老在繁重的临床、科研工作之余，以饱满的热情、忘我的精神、严谨的作风，积极投入到中医教材的编撰工作之中。于1956年编写出《中医内科学简编》一书。该书以契合临床实际为出发点，对中医临床的常见病、多发病的辨证特点、治疗方药、护理措施等，均作出了系统、明确的论述。此书一经出版，深受国内同行赞誉，成为全国医药人员学习中医内科的重要参考书，收到了良好的社会效益。80年代，刘老又积极支持中医函授教育，参与燕京函授医学院的教育工作，并主编医学专业函授教材《中医学》，为国家培养了数以千计的中医药专科人才。

此外，刘老对于中医药高级人才的培养工作，更是倾注了大量的心血。自1978年恢复研究生制度以来，刘老被确定为硕士研究生导师、全国首批博士研究生导师、首批博士后指导老师。对于研究生培养工作，从考试命题、复试录取，到指导研究生选题、开题、培训临床技术，再到论文修改，刘老都是不假他手，亲力亲为。1990年，刘老又承担起国家中医药管理局、卫生部、劳动人事部确定的第一批全国老中医药专家师带徒工作。刘老按照二部一局的文件精神，带徒之时兢兢业业、一丝不苟，对学术继承人高标准、严要求，更毫无保留地把自己多年的从医经验、研究心得传授给后学青年。在刘老的精心指导下，他的学术继承人刘如秀主任医师以优异的成绩通过考核顺利出师，出师论文荣获全国老中医药专家学术经验继承工作论文一等奖。

刘老深爱中医教育事业，执教几十年来，为培养中医药后继人才呕心沥血、辛勤耕耘。在他的精心培育下，其弟子门生现已遍布神州大地，很多已成长为业务骨干、专业领导、学术带头人，正在各自的工作岗位上为中医事业的弘扬和发展做出卓越贡献。

七、出国门广交流光大国粹

改革开放以后，中外交流的大门打开了。由于刘老在中医学术上的成就，使其医名远播海外，世界许多国家邀请他出国访问、交流。他利用每一次出访机会，在国际上积极宣传、弘扬中华医药，并加强与世界各国同行的学术交流，努力将中华民族的医学瑰宝推向世界，为捍卫世界人民生命健康而服务。

1983年5月，刘老应邀首次出访墨西哥进行学术访问。访问期间，刘老凭借自己精湛的医术，为当地政府官员及华侨诊治疾病，疗效显著，深受好评。为此，墨西哥总统亲自接见刘老，并予以表彰。刘老的这次墨西哥之行，为中医药在墨西哥得以发展、传播打开了局面，同时也为国家赢得了荣誉。1987年，刘老奉命前往泰国曼谷主持中国医疗队的工作，他严格管理，提倡业务上精益求精，使得医疗队在当地备受欢迎。1989年，刘老还率团赴日参加中日医药学术交流会议。会议之余，刘老与日本关东、关西、福冈等地的"医师汉方研究会"进行了学术交流。久仰刘老大名的日本汉方医界的权威人士纷纷前来拜会，并盛情邀约刘老作学术报告，刘老欣然应允，作了关于中医药传承、发展的专题演讲，引起了巨大反响。通过此次交流，使日本医学界充分领略了中华医学的博大精深。

刘老凭借自己深厚的中医学识和超群的医术，成为向世界传播中华医药的开路先锋。经过刘老的不懈努力，越来越多的国际友人走近中医、了解中医、接受中医。刘老为中医药走向世界、扩大影响、赢得荣誉，作出了突出贡献。

八、振中医思发展老不赋闲

刘老担任了中华中医药学会副会长和第六、七、八届全国政协委员，直接参政议政，对国家制定中医药事业发展政策、发展规划献言献策。刘

9

老针对中医药行业的特殊情况，联合中医药行业同道，在全国政协会议上多次提案，建议中医中药联合发展、共同促进；并呼吁国家成立了中医药专门管理机构——国家中医药管理局。此外，刘老认为传承名老中医经验是当前提高临证水平、提升学术、培养新一代名中医接班人的关键。为了更好地继承、发扬名老中医的临床经验、学术思想，他大力倡导中医药高学历、高水平人才培养，并以身作则培养出硕士、博士研究生数十人。如今，已九十高龄的刘老仍不顾年事已高，坚持参与国家级名老中医工作室建设的具体工作，并亲自指导自己的学术继承人、博士后对其学术思想、临床经验进行总结传承。

九、创辉煌功勋著饮誉神州

刘老献身中医药事业数十年，为之付出了毕生的心血。他的辛勤努力、无私奉献、卓越成就，赢得了广大群众的称赞，受到了国家的嘉奖。刘老曾先后荣获卫生部"中医药事业突出贡献奖"、中华中医药学会"全国首届中医药传承特别贡献奖"及"中国中医科学院中医药科技进步奖""中国中医科学院建院特别贡献奖"等。2009年元月，北京市卫生局、市人事局、市中医药管理局为弘扬中医药学术思想，促进首都中医药事业长远发展，褒奖首都中医药精英的突出贡献，联合授予京城12位名老中医"首都国医名师"的称号，刘老名列其中。2014年更被评为第二届"国医大师"。

第二节 医学思想

一、学习观

（一）研经读典 启智取道

刘老指出，就中医范畴而言，历代医著汗牛充栋，前贤诸家均有阐述发明，但流出有源，不论哪种学术流派，均是以《黄帝内经》《难经》《神农本草经》《伤寒杂病论》等经典著作为基础。其中，《内经》一书，"理论渊深，包举宏博"，实为中医学理论之渊源，后世医家虽于医理上多有创建，各成一家之说，但就其学术思想的继承性而言，无不发轫于《内经》。仲景所著《伤寒杂病论》为"医方之祖"，与《内经》一脉相承，更将中医基础理论与临床实践相结合，从而确定了中医学辨证论治的完整体系，首开辨证论治之先河，是一部理法方药俱备的指导临床医疗实践的医学典籍，后世大家莫不遵其典范。对于医者而言，这些经典著作犹如树之根、水之源，不读则学无根本，无根之木，何谈叶茂枝荣？

刘老主张，有志于中医之人，就应从四大经典入手，拿出"甘坐十年冷板凳"的精神，耐住寂寞、心无旁骛、潜心研读经典，如此方可开启心智、历练思维，达到与前辈名家思想脉搏相同步，实现穿越时空与其倾心交谈。通过这样不断"对话"与"交流"，反复产生"感悟"与"碰撞"，才能最终领悟经典中所蕴之"道"，即伟大的医学思想、严密的医学理论；掌握经典中所载之"术"，即认识、分析、治疗疾病的方法、手段。如刘老对《伤寒论》中"太阳病，项背强几几，无汗，恶风者，葛根汤主之"的理解就充分体现了这一点。他领悟"葛根汤证"的病机关键为"风寒之邪客于太阳经腧"，其主证为"项背强几几"，故凡与其病机、主证相似之病均可用之，刘老恒用此方治疗肩周炎、颈椎病而伴见项背疼痛不舒者，屡用屡效。

除对中医四大经典反复研读之外，刘老还提倡"博览各家、广得其益"。仲景之后，医家辈出，代有发展，存世医书琳琅满目、浩如烟海。刘老特别推崇金元四大家之学说以及温病学派叶、薛、吴、王之著作，谓之各具特色，各有其优，实应细细品味。各家学说，合读则全，分读则偏。刘老强调，学习之时应摒弃门户派别之偏见，择善而从，着眼其心得发明之处，或取其论，或取其法，或取其方，或取其药，或取其巧，或取其妙，总要取精去粗、扬长避短。

（二）读悟并重　实践求真

中医经典著作，成书时间距今过于久远，书中文字佶屈聱牙、艰涩难懂。对于初学者而言，诵读已属不易，若想明了其中所蕴藏的深邃理论，则更是难上加难，非潜心研读、穷思精悟，莫得其要。因此，刘老提出，对于经典的学习要分三步循序渐进。

首先，对于上述经典论著要做到"熟读""背诵"。刘老以为，"非通读不可观全貌，非背诵不能记于心"。熟读、背诵是学习经典、筑牢根基的最根本方法，且越早背诵效果越好，正所谓"少年背书如锥锥石，中年背书如锥锥木，老年背书如锥锥水"。刘老建议年轻的医学生，应尽早下此苦功，不要畏难，由难而易，由少而多，集腋成裘，积沙成丘。

其次，在"熟读""背诵"的基础上，更要"勤思善悟"。初研经典之时，由于自身学识有限，必然会遇到许多似懂非懂之处。此时，更应迎难而上，反复揣摩，用心感悟。只有如此，我们方能对某些原本不太理解的疑难问题逐渐触类旁通，加深对中医理论的理解，不断提高自己的理论水平。刘老有云："学起于思，思源于疑，小疑则小进，大疑则大进。疑者，觉悟之机也，一番觉悟，一番长进。能于无字处读书、不疑处有疑，尤为可贵。"

最后，学习经典还要"坚持实践"。只有通过临床实践，才能验证我们对经典的感悟是否正确，以及对经典理论的掌握是否牢固。此外，在医疗实践中所遇到疑难病例，则又会促使我们翻过头来于医典中寻求启迪，思索所见病症合于先哲何人之专长，从症寻书，从理定法，据法处方，按方遣药。若能行之有效，既可进一步加深我们对中医经典的领悟与掌握，又能丰富学术经验、提高临证水平，更会激发我们钻研中医经典的兴趣。刘老常言："作为中医，最忌满足于一知半解的空头理论，若仅有理论、乏于实践，必致临证游移，漫无定见，药证难合，难能奏效。只有不断实践方能丰富自己的经验，也才能在医术上精益求精，于实践中求真知，于实践中得发展。"

刘老钻研"眩晕"这个内科常见疑难病的过程，正是身体力行、率先垂范其大力倡导的"研经读典、启智取道""读悟并重、实践求真"这一学习观念、学习方法的很好例证。眩晕一病，自古深受医家重视，古今医家对其论述颇多。刘老先广泛搜集历代有关此病的诸家学说，仔细研读、深刻领悟，再反复验之于临床实践，最终才得窥真谛，提出"眩晕乃肝肾两脏本虚标实之证"的创见，并总结了"论治眩晕八法"。刘老以《丹溪心法·六郁》所云"气血冲和，百病不生，一有怫郁，诸病生焉，故人身诸病，多生于郁"的启迪，对"肝气郁结型"眩晕，制"疏肝解郁、清利头目"之法；以《素问·生气通天论》所言"阳气者，大怒则形气绝，而血菀于上，使人薄厥"，对"肝阳上亢型"眩晕，制"平肝息风、潜阳降逆"之法；以《素问·六元正纪大论》所说"木郁发之……民病胃脘当心而痛，上支两胁，鬲咽不通，饮食不下，甚者耳鸣旋转，目不识人，善暴僵仆"，对"肝火炽盛型"眩晕，制"清肝泻火、疏肝养阴"之法；以《证治汇补·眩晕》所谓"肝家不能收摄荣气，使诸血失道妄行，此眩晕生于血虚也"，对"肝血亏虚型"眩晕，制"补血养血、柔肝止眩"之法；以《素问·至真要大论》所曰"厥阴之胜，耳鸣头眩，愦愦欲吐，胃鬲如寒"，对"肝阳虚馁型"眩晕，制"温阳暖肝、降逆和胃"之法；以《临证指南医案·中风》所论"肝为风脏，因精血衰耗，水不涵木，木少滋荣，故肝阳偏亢，内风起"，对"水不涵木型"眩晕，制"育阴潜阳定眩"之法；以《灵枢·海论》所载"髓海不足，则脑转耳鸣，胫酸眩冒"及《难经》所述"损其肾者，益其精"，对"肾精不足型"眩晕，制"补肾填精、养髓止眩"之法；以《景岳全书·眩晕》所道"头眩虽属上虚，然不能无涉于下。盖上虚者，阳中之阳虚也；下虚者，阴中之阳虚也……阳中之阳虚者，宜治其气……阴中之阳虚者，宜补其精"，对"阴阳两虚型"眩晕，制"平补阴阳、养脑定眩"之法。

二、辨证观

(一) 四诊相合　辨析症结

刘老十分强调四诊学习，要求弟子门生将四诊研习作为学医之重点，一定要切实掌握四诊方法，并时时温习，以求早日达到融会贯通、运用自如的境界。

刘老指出，望、闻、问、切在诊察疾病的过程中各有独特作用。四诊之法，以目察五色，以耳识五音，以言审五病，以指别五脉，各有侧重、各有所用，各从不同的角度为疾病诊断提供了部分依据。临证之时，只有将四诊所收集的资料，互相参考，互相佐证，整体辨析，方能探明症结，确保辨证施治的准确；倘若厚此薄彼，甚或独恃一诊，定会遗漏某些症状或体征，无法全面了解患者的病情，遂使诊断失准，误诊误治在所难免。四诊实为一体，分则偏，合则全。四诊参合，则可识万病根源，以之疗治，自万举而万当；但凭一诊，则见有不确，信手乱治，安能无误？故一病当前，切记互相参证，综合辨析，绝不可孤立地、片面地强调一种而忽视其他。

刘老临证诊察疾病从不草率，始终恪守详查细问、四诊合参的原则。刘老曾治疗一位 19 岁女青年，患慢性肾炎，全身水肿，腹大如鼓，经中西医治疗，经久不愈。刘老接诊后，发现之前治疗的医生大多着眼于患者所表现的面色白、四肢不温、小便量少、水肿、腹水明显、舌淡苔白等证候，辨证为肾阳亏虚、气化失司、水湿停聚，治疗皆投温阳利水之剂，如此水肿非但不除，反而日趋严重。刘老细察发现，该患者脉象两尺细滑无力，以此结合其他证候，当辨为肾中阴阳两虚之证。刘老分析，患者病程已久，又迭用分利之品，阳损及阴，阴阳两虚，虽无阳则阴不化，但徒温阳则阴更伤，此正是前者众医治疗之败笔所在。据此，刘老借鉴景岳理阴一法，俾阴生而阳长，水能化气，可望一愈。遂遣理阴煎，重用熟地、当归以养阴，少佐姜、桂以水中求火，不用分利之品，并嘱多食鲤鱼，或红烧，或糖醋，唯不放盐。患者遵刘老之法调治半载，水去肿消而收全功。从此病案可见，正是刘老认真按照四诊要求，逐项诊察，相互参合，才得以精准辨证，明晰症结，治获佳效。

(二) 辨病识证　参融西学

刘老指出，现代科技并非为西医学所专用，中医学亦可将现代科学有机地融入其中，作为望、闻、问、切的延伸。若借助西医的先进诊察仪器及实验室检验，一方面可以及早发现疾病，弥补中医直观感觉的不足，提高中医疗效；另一方面也可通过对检查结果的分析，进行微观辨证，丰富中医的辨证依据、辨证内容；此外，还可根据治疗前后检查结果的改善情况，为中医疗效的判定提供量化指标，打破传统中医仅凭症状、体征进行疗效的评价，为中医的有效性、科学性提供令人信服的客观依据。如刘老诊治慢性肾炎时，在运用望、闻、问、切等宏观辨证方法的同时，也非常重视结合尿液检验等微观指标，尽可能掌握定性、定量资料，中西结合，综合分析，以便提高辨证的准确度，增加立方用药的针对性。刘老通过长期的临床实践发现，大部分慢性肾炎患者，在整个病程中都有不同程度的邪实存在，其中尤以湿热毒邪最为常见。刘老以患者尿液浑浊，且红细胞、白细胞、管形等沉渣增多，作为湿热毒邪存在的微观标志。并以此为依据，对此类患者不再一味温补，而是于补益脾肾之剂中，增以清热利湿之品，临床疗效显著。刘老诊断热痹也非常注重结合西医检查。刘老总结中医热痹，其表现为发热、关节红肿热痛、苔黄脉数、血沉快、抗链"O"增高，多见于西医学之风湿活动期或急性风湿热初起。

刘老虽然提倡中医与现代科技有机结合，但又十分反对依赖设备、仪器进行诊断，单凭实验报告处方用药的作法。刘老指出，中医要发展，一方面切切不可排斥现代科技、现代医学而妄自尊大、固步自封，而应取彼之长、补己不足；另一方面，中医更不要妄自菲薄、抛弃特色，而应立足于中医整体观念、辨证论治的根本，在不脱离中医理论指导的前提下，将现代科学技术中可用的成果和西医的某些检测方法，有选择地吸收过来，既为我所用，又避免西化。

三、治则观

（一）外感热病　祛邪为先

外感热病是临床常见疾病，病势急剧、变化迅速。西方发明抗生素后，曾一度大幅降低了它的病死率，但随着抗生素的长期、广泛应用，导致耐药菌株愈来愈多，这就使得医者面对其所诱发的发热疾病往往束手无策。中医学早在东汉末年，张仲景著《伤寒论》就对外感热病进行了系统的论述，确立了以六经为纲领的辨治此类疾病的体系。后世医家以此为宗，不断探索，更于明清之季，经过吴有性、叶桂、吴瑭等一大批温病学家的不懈努力，最终又形成了以卫气营血和三焦为辨证纲领的温病学辨治体系。至此，中医学对于外感热病的治疗形成了一整套完备的理论和方法。刘老学医之际，正值温热之疾肆虐之时，刘老目睹乡梓父老深受其苦，常为之扼腕痛心。刘老之师杨香谷先生，医术高超，尤精于温热病证的诊疗。刘老随师出诊，亲见其治疗高热患者，往往三两剂药服下，即热退身凉。医者的使命感及中医的神奇疗效，大大激发了刘老钻研外感热病治疗的热情和兴趣。杨香谷先生因势利导，言传身教，不仅指导刘老系统学习了有关外感热病的经典著作,如《伤寒论》《温疫论》《温热论》《温病条辨》等,更放手让他大胆诊治,参悟其道。刘老很快就对热病的发生、发展、传变、预后、顺证、逆证及治疗之常法、变法有了系统掌握,赢得了"善治热病"之名。其后,刘老又通过不断的临床实践,最终形成了对外感疾病治疗的独到见解。

刘老认为,外感热病为六淫时邪所致,起病急骤,变化迅速,其治当速。治疗之初,就必须当机立断,采取有效措施,迅速祛邪于体外,以截断、扭转疾病之发展进程。刘老提出,治疗外感热病,其要诀有二。

要诀一,治疗之际,要如将军之用兵,有胆有识,兵贵神速,切切不可优柔寡断,姑息养奸,错失良机。如对于小儿病毒性肺炎的治疗,一般医家多谨遵卫气营血辨证而不敢越雷池半步。但该病属肺脏实质性病变,为变化迅速、病情凶险之重症,如此循规蹈矩,药物调整必难赶上病情之变化,缓不济急而耽误治疗,以致病死率居高不下。刘老形象地比喻此种治法为"被动挨打",自保尚难,何谈克敌?对于此病,刘老主张"敌不动,我先动,先敌而动,主动进攻"的治疗思想,即在发病之初,就以"发汗透表、清营解毒"并举,迎头痛击,阻断病邪进程。实践证实,在此治疗思想的指导下,降低了患儿出现热极生风或热入血室等危重情况的发生率,极大地提高了治愈率。

要诀二,治疗用药,药量要足,药力要猛,争取一战成功,切切不可畏手畏脚,蜻蜓点水,如此日久必变,反致慌张。刘老曾治疗一年仅六岁的乙型脑炎患儿。该患儿高热(体温 40℃),头痛,呕吐频作,烦躁不安,嗜睡,时躁动抽搐,间发谵语。刘老详查后诊断为"暑温偏热"之证,治以辛凉重剂,佐以凉开,方选白虎汤加减,并重用石膏 120g,另以安宫牛黄丸 1 丸,分 5 次鼻饲。参与抢救的其他医生,以患者年龄幼小,脏腑娇弱,石膏寒凉且用量过重而有所顾虑。刘老解释,如此危重之疾,若不以大剂攻之,病重药轻,岂能见效?邪留不去,好比"养虎为患",其后果必然是"变证迭起",更致无措。依法治之,患儿体温降至 38℃,惊厥呕吐渐止,能进饮食,但仍时有谵妄不识人,大便五日未解,脉沉数有力,舌苔黄燥。刘老辨为阳明里实热证,又大胆采用釜底抽薪之法,方用大承气汤攻下,仍加重剂石膏(60g),服药一剂,疗效卓著,患儿大便得通,体温得降,神志得清,谵语得除。后继用上法并佐养阴之剂,调理旬日而愈。

(二)内伤杂病 调理为要

刘老治疗外感之病倡"祛邪为先",但对于内伤杂病,则主"调理为要"。刘老认为,内伤之疾,多因经年累月,正气耗伤,阴阳不调,气血不和,脏腑功能失其常度,以致病邪藏匿其中,此谓"奸佞"之徒也。刘老治疗此类内伤杂病，要诀有二。

要诀一，当审时度势，安内以攘外，特别对那些胃气虚弱不胜药力之患者，更当先调养中土，待正气来复，脏腑功能恢复，气血和调，则邪无可藏，病可痊愈。如刘老治疗功能性水肿，患者多呈颜面及下肢凹陷性水肿，貌似邪实之象，但细细探究则发现，患此病者，其年龄多在40岁以上，病程较长，且同时伴见头晕、心悸、气短、乏力、失眠、纳差等心脾气血两虚之证候。据此可知，功能性水肿与一般水肿之病机不尽相同，当属本虚标实之证。刘老指出，此时若仍拘泥于攻逐、发汗、利小便等常法，重用分利之品，必犯"虚虚实实"之忌。治疗应着眼于整体，把握本虚这一病机关键，以补虚培本为主，避免过用分利，以防更伤正气。临证时，刘老采用健脾胃、调气血之法，以归脾汤加减治疗，取方中黄芪、白术、茯苓、薏苡仁等健脾益气；当归、白芍等养血调血，并酌用酸枣仁、远志等养心安神，共奏益气养血、健脾养心之功，待脏腑功能恢复、气血冲和、水液代谢正常之时，不利水而水肿亦能自消。

要诀二，内伤之病，由量变到质变的过程中表现极为轻微，其来也渐，其去也缓。因此，对其必须"有方有守、循序渐进"，假以时日，方获效验。刘老指出，所谓"有方有药"，就是要在精确辨证的基础上，选方定药，若证不变，方则不变，一直守方治疗，徐徐图之。切勿一方甫投，即望其效，未效即更方易药，如此常难见功；此外，更不可操之过急、孟浪用药，如此急于求成，必致事与愿违、反生变故。刘老要求，临证之际，须制方求稳，保护胃气，胸有定见，有方有守，徐徐图之。如刘老曾治一位风湿性心脏病患者，就是遵循此原则而终获良效。该患者病史16年，西医诊断为"二尖瓣狭窄伴闭锁不全，三尖瓣狭窄，阵发性心房纤颤，二度房室传导阻滞，心功能不全。"西医给予洋地黄制剂治疗，出现不良反应，难以控制，遂求治于刘老。刘老详查后发现，该患者以心悸、气短、胸闷、全身乏力、纳差、两足水肿等为主要临床表现，中医辨其当属"脾阳不振、痰湿痹阻气机"之证。刘老依据中医学"治病求本"的指导思想，针对其"脾阳衰惫"之本虚，兼顾"痰阻气机"之标实，治以"振奋脾阳、化湿消痰"为法，方用苓桂术甘汤加党参、生薏苡仁、防风等治疗。方证契合，刘老成竹在胸，守此方悉心调理，坚持治疗半年有余，服药百余剂，其间仅根据病情变化稍事增损，终获满意疗效。后经北京医学院附属医院检查，证明患者病情大为好转，心房纤颤减少，心脏功能大幅改善，生存质量显著提高。

四、施治观

（一）治循主证　方证相合

在七十余年的临床实践中，刘老总结了一条非常宝贵的治疗经验，即辨证施治一定要依照患者主证而选用方药，这是取得最佳疗效的关键。刘老认为，所谓"主证"其意有二。

其意一，是指某种疾病必有的症状。如《伤寒论》中的"脉浮、头项强痛、恶寒"是"太阳病"必有症状，即为主证。刘老运用经方时，就主张"见其主证，即用其方"。如刘老见到以"足膝关节红肿疼痛较甚"的痹证，常选主治"诸肢节疼痛，身体羸弱，脚肿如脱，头眩，短气，温温欲吐"的桂枝芍药知母汤，每获良效；对于以"四肢关节疼痛为主"的痹证，刘老又用主治"骨节疼烦，掣痛，不得屈伸"的甘草附子汤，亦能取得较好效果；对于"以腰重冷痛为主"的寒湿腰痛，包括西医所称的部分腰椎疾病，刘老就用主治"腰中冷，如坐水中，腹重如带五千钱"的肾着汤，稍事加味，疗效显著。

其意二，是指反映疾病本质的证候，在此"治循主证"就是要针对疾病本质遣方用药，射人先射马，擒贼先擒王，以获事半功倍之功效。刘老提醒，临证中，患者的主诉一般与主证有关，但在某些时候，病人的主诉内容庞杂多端，这就需要医者加以分析去芜存菁，如此才能抓住关键的主证。刘老要求，一旦抓住主证，就要紧抓不放，立法处方始终围绕主证进行，法随证立，方从法出。刘老曾诊治一患者，症见头晕耳鸣，眼睑面目及双下肢水肿明显，但睡眠尚可，纳食正常，夜尿频多，口干喜饮，时有小便淋漓不畅，偶有大小便失禁，其舌质稍红偏暗，苔黄厚腻，脉结。此患者疾病错综复杂，涉及多个脏腑，乍看难分头绪。刘老细细分析，此患者素体肥胖，胖人多湿多痰，痰浊上蒙神窍，则头晕、耳鸣；痰浊内阻，可致水液代谢障碍，水液内停则致肢体、眼睑水肿；痰浊内阻日久化热，遂见舌红，苔黄腻。通过辨析，刘老揭示该患者其主证应为"痰热互结"，以此立法"燥湿化痰、清热平肝、利水消肿"，方取二陈汤燥湿化痰，加黄芩、菊花、珍珠母清热平肝；猪苓、泽泻利水消肿；瓜蒌、薤白、枳壳理气宽中。服药 20 余剂，诸症悉除。

（二）方贵通变　化裁适宜

刘老指出，临床病证变化多端，十分复杂，立法处方，当随病变化，最忌以方套病，呆板不化。试看仲景用方，全在灵活变通，如桂枝汤之化裁，有加桂、有去桂、有加芍、有去芍等诸多变化，十分灵活。

刘老用方，必先深刻理解其方义，再随证灵活加减变化，或取其方义，或化裁其方，务求与病相符。如刘老用麻杏薏甘汤治疗上颌关节炎，就是取其方义而用之的典型例子。麻杏薏甘汤的主证为"病者一身尽疼，发热，日晡所剧者，名风湿。此病伤于汗出当风，或久伤取冷所致也，可与麻黄杏仁薏苡甘草汤。"下颌关节炎属中医"痹证"，临床以咀嚼食物时疼痛、张口活动受限、关节弹响、交锁等为主要临床特征。将下颌关节炎之临床表现与麻杏薏甘汤主证相比照，两者并不相符。但观麻杏薏甘汤的组成，方中有麻黄、杏仁可宣上疏风，薏苡仁祛湿，正适用于痹痛部位在上之病。此病虽然没有麻杏薏甘汤之主证，但因与该方方义合拍，刘老变通用之，效果显著。刘老加减"桂枝芍药知母汤"治疗"寒热错杂痹"，则是化裁其方而用之的例证。外感风寒湿邪，流注肢体关节，郁久化热，而又兼热象，寒热错杂，矛盾一体，遣方用药尤为困难。对于寒热错杂痹，仲景有"桂枝芍药知母汤"为临床医生所常用，刘老亦用此方，但并不死守，而是以其为基础方加以增损。运用之时，刘老取方中桂枝、知母，一外一内，外散风寒湿邪，内清久郁之热；留附子以助桂枝温经散寒之力；去芍药、甘草而换生地、忍冬藤，以增养阴通络之功，同佐知母发挥清热通络之效；减麻黄、防风以防过伤易损阴血，加生黄芪、当归以温养补虚、益气养血。加减之后，全方寒热辛苦并用，各有所宜，共奏清热、散寒、除湿、祛风、通络、活血、补虚之功。较之原方，经过化裁变通后则更为契合疾病本质，临床用之屡获佳效。

（三）知药善用　调遣随心

刘老认为，辨证的落脚点在于用"方"，而"方"是由"药"配伍而成的；组方是否合理、应用是否得当、化裁是否适宜，则取决于医者是否知"药"，知药直接决定着临床疗效的好坏。这就犹如将军掌兵，作战之前就必须对手下兵士的情况了如指掌，如此方能做到"提调得当、人尽其用"，也才可以确保自己的作战意图得以正确贯彻；若非如此，即使制定的战略战术再正确，也必因"用人不当、执行不力"而功亏一篑、难以取胜。刘老指出，要做到"知药善用，调遣随心"，就必须做到以下四点。

其一，要洞悉药性。这要求必须不仅谙熟常用中药的传统功效主治，还应了解其现代药理作用。如刘老使用红曲治疗肝浊，就是在洞悉该药药性的基础上筛选而定的。肝浊一病，西医名为脂肪肝、高脂血症；发病多因起居失常，而致脾失健运，水谷积滞，精微不化，痰浊内生，血脉瘀阻，对其治疗当用健脾消积、祛痰化浊、活血散瘀之品。红曲，始载于《饮膳正要》，其性甘、温、无毒，归肝、脾、胃、大肠经，具健脾消食、活血化瘀之功，主饮食积滞、脘腹胀满诸症及产后恶露不尽、跌打损伤等。现代药理更证实，红曲中含有多种天然他汀成分，有较好的调节血脂作用，对肝功能之损伤远较他汀类西药为少，尤其是对那些使用他汀类药物有副作用的患者更为适用。由此可见，红曲在传统功效主治和现代药理作用两方面都十分契合肝浊之病机，选用该药准确恰当，若非深知药物性能之人不可为也。

其二，要把握量效关系。不同剂量的同种药物，其所发挥的功效亦不相同。刘老就十分注重中药用量的斟酌，以期得到预想功效。如柴胡一药，重用则主治寒热往来，轻用则疏肝解郁。因此，刘老用治感冒之时，柴胡用量偏重，多在15g以上；但治肝气郁结之证时，则必轻用柴胡，用量多在9g以下。

其三，要重视炮制变化。各种炮制方法，都可引起药物性能的改变。如薏苡仁一药，生用性平偏凉，可清热除痹、利湿排脓；炒用性平偏温，功善健脾止泻。故刘老治疗风湿痹痛、肺痈、肠痈、脚气、淋证等，每投生品；而治脾虚腹泻，则炒后方用。其他，如大黄生用主泻，炭用止血；黄芪生用走表，蜜炙补中等，临床之时，不可不知。

其四，要深研药物配伍。药物配伍乃中医精华，精于医者，必精于药之配伍，药物通过配伍能增效、能减毒，从而扩大治疗范围、适应复杂病情、预防毒副作用，可保证临床用药高效安全。刘老对此道造诣极深，善组药对，娴熟运用，取效临床。如刘老选三七、丹参配伍，相须为用治疗胸痹心痛。二药均为活血化瘀之品，但侧重有所不同。丹参功擅活血化瘀、养心安神；三七长于养血止血、散瘀定痛。二者相伍，相辅相成，活血不耗血、止血不留瘀，且通脉定痛之力倍添，治疗胸痹之效倍增。又如，刘老还以蝉衣配大黄，升降相因，表里双解；桂枝配知母，表里兼顾，寒热并调，气血同治；人参配熟地，阴阳并补，气血同生；柴胡配白芍体用兼顾，补散兼施，刚柔相济，动静结合，等等。

五、预防观

（一）未病先防　养生为重

刘老十分重视疾病的预防，力倡"防重于治"的观点，主张对于健康人群，提早采取预防措施，消除易患因素，避免疾病发生，即所谓"未病先防"。刘老指出，如何做到"未病先防"，其关键在于"科学养生"。

其一，要合理膳食。刘老阐发先贤之说，提出"平衡饮食、谨和五味、节制勿贪"的膳食养生原则。其二，适度运动。刘老主张，老年及慢性病患者，能运动者不宜久卧不动，但切不可忽视自身情况，一味剧烈运动。其三，作息有时。刘老依据"天人相应"整体观，认为人之起居作息，应符合季节、气候的变化，"法于天地"，"分别四时"，"可使益寿而有极时"。其四，调摄情志。刘老强调，"调摄精神"乃养生之首要内容，"神明则形安"是摄生之根本原则。

（二）见微知著　欲病救萌

刘老指出，对于亚健康人群，一定要做到见微知著、寓防于治、防治结合。此类人群具备"病虽未成""已有征兆"的特点，处在界于健康与疾病之间的"模糊状态"，此时气机变化微弱，形体尚未损害，疾病还未形成，《内经》称之"微""萌芽"，孙思邈命之"欲病"。对于这种病前状态，干预失时、失当，"欲病"积而不愈，就会发展成"已病"；若及时发现、有效施治，则可"截断扭转"病变进程，保持人体康健。刘老认为，此阶段是"抵抗病成"的最后防线，为"治未病"的重中之重，"见微得过，用之不殆"。刘老主张，对于此类人群，应在"未病先防"的养生措施的基础上，尽早辨证施治，纠其偏颇，协调阴阳，恢复平衡。

（三）已病之时　既病防变

刘老指出，对于已病人群，不能仅局限于始病部位的治疗，还必须掌握疾病发展传变的规律，并准确预测病邪传变趋向，对可能危及部位提早预防、阻止传变。此正如《难经·七十七难》所说："所谓治未病者，见肝之病，则知肝当传之与脾，故先实其脾气，无令得受肝之邪，故曰治未病焉。"刘老强调，"先安未受邪之地"为既病防变之原则。如刘老治疗肺炎，因其邪传变迅速，故反对拘泥于古人"开门揖盗，引邪入里"之说，提倡先敌而动、提前设防、迎头痛击，以期截断其病邪传变之进程。刘老这一主张就充分体现了"上工治未病"之"既病防变"的思想。

（四）瘥后调摄　全功防复

刘老十分重视对疾病的善后调养，认为疾病初愈，虽症状已无，但邪气未尽，正气未复，气血未定，阴阳未平，必须注重药物、饮食、起居调理，假以时日，方能以收全功，并避免日后复发。刘老对于每个将愈之病患，从服药、饮食、起居、运动、宜忌等方面，每每逐一叮嘱、不厌其烦。如刘老对于肾炎患者，就嘱咐其多食鲤鱼，并告知其烹饪方法，或红烧、或糖醋，但不可放盐，既补其血浆蛋白之不足，又避免其钠水潴留而再肿。刘老对患者，用心之良苦、考虑之周到，可见一斑。

第二章 临证要则

治法传薪——刘老"医门八法"应用规范

刘老认为，中医治法包括治疗大法和具体治法两个方面。其中，治疗大法就是基本治法，它涵盖了许多具体治法中的共性原则，"医门八法"即属于此，是概括性的治疗方针，在临床上具有普遍的指导意义。具体治法是在基本治法的原则下，针对具体病证进行个体化治疗的个体方法，如"汗法"中的"辛温解表法"，"清法"中的"清热解毒法"等。刘老指出：临证之时运用"医门八法"的关键在于"明辨病机"，只有如此才可做到"有的放矢"；其次，八法虽适用于表里寒热虚实的不同证候，但病情变化繁多，临证之时常需数法联用，故不可过于拘泥于一法，当分清主次，将八法融会贯通、配合应用，即所谓"法随证立，方从法出，方以药成"，才能收到桴鼓相应的效果。

一、汗法

(一) 汗法溯源

汗法亦称解表法，是运用解表发汗的方药，通过开泄腠理，调和营卫，从而祛邪外出，解除表证的一种治疗大法。刘老指出，汗法治病，最早可追溯到两千多年前的东周时期，《史记·扁鹊仓公列传》中记载："疾之在腠理也，汤熨之所及也。"描述了公元前5世纪，我国名医扁鹊为齐桓侯诊治疾病的情景，已寓有发汗解除表邪的含义。之后，战国时期的《五十二病方》有治"伤痉"时用"熬盐熨"使"寒汗出"的记载，据此可以推断，汗法已具雏形。把汗法升华为理论，当推《黄帝内经》，它为汗法的形成、运用和发展奠定了理论基础。如《素问·生气通天论》："……体若燔炭，汗出而散"；《素问·阴阳应象大论》："其在皮者，汗而发之"；《素问·热论》："三阳经络皆受其寒，而未入藏者，故可汗而已……其未满三日者，可汗而已。"以及《素问·玉机真脏论》："今风寒客于人，使人毫毛毕直，皮肤闭而为热，当是之时，可汗而发也。"等，详细描述了汗法运用的原则和依据。汉代张机十分重视汗法的使用，所著《伤寒杂病论》全书言及汗法者多达50余条，详述了汗法的适应证及禁忌病、证，创麻黄汤、桂枝汤等方，开辛温解表之先河，其论述至今为世人奉为经典。后世温病学派另辟辛凉解表之法，至此汗法得以完备。

（二）汗法分类

刘老依据外感病邪寒热性质的不同，将汗法分为辛温发汗法、辛凉发汗法两类。辛温发汗法，如麻黄汤、桂枝汤等，用于感冒风寒、或伤寒初起；辛凉发汗法，如银翘散、桑菊饮等，用于感冒风热或温病初起等。不仅如此，刘老还考虑到发病时令、地域气候、病患体质的差异，因时因地因人将汗法再细分为峻汗法、微汗法。峻汗如麻黄汤，适用冬令季节、寒冷地区及禀赋壮实者；微汗如葱豉汤，用于暑热天气、温暖地域及禀赋虚弱者。

（三）汗法应用的范围

刘老认为，汗法虽为发散表邪，使侵犯人体肌表的外感六淫随汗而解的一种治法，但对一些具有"寒热、头痛、身痛、苔薄白、脉浮"等表证的其他疾病均可适用。如麻疹初起，疹不得出，或隐而不透，亦可用汗法表之，方选宣毒发表汤、升麻葛根汤、竹叶柳蒡汤之类表而透之。水肿病头面部及腰以上浮肿为甚者，可用越婢汤发汗宣肺而消肿。《金匮要略·水气病脉证并治第十四》载其为："诸有水者……腰以上肿，当发汗乃愈。"沈金鳌《杂病源流犀烛》喻之为："开鬼门"。其他如疮疡初起，红肿热痛兼有寒热，以及痢疾、疽疫、风湿痹痛等有寒热无汗时，都可运用汗法表邪治疗，方用荆防败毒散之类。

（四）汗法应用的注意事项

1. 发汗解表，顾及兼证　刘老常道，使用汗法之时应注意患者是否夹有其他病证，有则必须同时兼顾。例如外有表证，内有痰饮，则需解表药与温胃化痰药并用，方选参苏饮之类；若表里三焦实热，则应解表药和攻下利尿药配伍使用，方用防风通圣散以求表里双解。兼有阴虚，则以加减葳蕤汤滋阴解表主之；兼有阳虚，则用再造散助阳发汗治之。

2. 应用汗法，切勿太过　刘老提醒，汗法应用首忌发汗太过，解表当使微微汗出，不宜太过。其一，过则易致伤阳损液。对于温病尤应注意，否则易出现口渴、烦躁不安。应"遍身漐漐微似有汗者，益佳，不可令如水流漓，病必不除"，"凡服汤药发汗，中病便止，不必尽剂也"。其二，过则难以汗出周身。发汗应四肢周身均汗出为佳，若仅头部或半身出汗，则病症不易全解。"欲令手足皆周至，然一时间许益佳"，且不可过汗使其大汗淋漓。

3. 发汗禁忌，谨记于心　刘老要求，汗法对于表邪已尽，自汗、盗汗、失血、吐泻、热病后期津亏者，均应禁用；病邪已经入里或麻疹已透、疮疡已溃、虚证水肿等，也不宜用。临证之际应牢记"麻黄发汗九禁"内容：其一，咽喉干燥者，不可发汗。其二，淋家不可发汗，汗出必便血。其三，疮家虽身疼痛，不可发汗，汗出则痉。其四，衄家不可发汗，汗出必额上陷，脉急紧，直视不能眴，不得眠。其五，亡血家，不可发汗，发汗则寒栗而振。其六，汗家，重发汗，必恍惚心乱，小便已阴疼，与禹余粮丸。其七，病人有寒，复发汗，胃中冷，必吐蛔。其八，脉浮紧者，法当身疼痛，宜以汗解之；假令尺中迟者，不可发汗。何以知然？以营气不足，血少故也。其九，脉浮数，法当汗出而愈；若下之，身重心悸者，不可发汗，当自汗出乃解。所以然者，尺中脉微，此里虚，须表里实，津液自和，便自汗出愈。

二、吐法

（一）吐法溯源

吐法，也叫催吐法，是利用药物的涌吐性能，引导病邪或有毒物质，使之从口吐出的一种治疗大法。刘老指出，吐法最早见于《素问·阴阳应象大论》所云："其高者，因而越之"，马莳注曰："病之在高者，因而越之，谓吐之使上越也。"此论述被后世医家作为运用吐法的准绳。《素问·至真要大论》又云："酸苦涌泄为阴"，"咸味涌泄为阴"，王冰注之："涌，吐也。"此论述又成为选药组方的依据。医圣仲景十分重视吐法，所著《伤寒论》专有"辨不可吐"，"辨可吐"的论述。其用栀子厚朴汤，以吐治懊；瓜蒂散，以吐治伤寒六、七日，因下后腹满无汗而喘者。至金元时期，"攻下派"创始人张从正更将吐法内涵加以引申，提出"引涎、漉涎、嚏气、追泪，凡上行者，皆吐法也。"的观点，临证用吐，得心应手、疗效非凡，使之成为"攻下派"治病的主要手段。时至今日，因该疗法刺激较大，患者难以接受，此法应用已日渐减少，刘老每念于此，常常倍感惋惜。

（二）吐法分类

刘老依据药物作用的强弱以及诱发呕吐的方法，将吐法分为"峻吐法""缓吐法""外探法""鼻饲法"。峻吐法，适用于风、痰、厥诸证及邪实体壮需涌越者，方用三圣散之类。对于体质较弱且非吐难以祛邪的患者，则可用缓吐法，代表方为独圣散、参芦饮等。刘老对于需紧急处理来不及用药的患者，则常采用压舌板等物理刺激诱发呕吐。对于中风、不省人事的患者，刘老则应用"鼻饲法"，使药物从鼻而入胃肠，其后使邪从口吐出。

（三）吐法应用的范围

张从正总结前人经验，结合自身实践，提出"凡在上者皆宜吐之"的理论观点，将吐法应用范围大大拓宽，在他所著《儒门事亲》一书的卷四、五、六、七、八中论病 230 余种，其中采用吐法的达 90 种。刘老深研张氏学说，赞同其学术思想，认为凡痰涎壅塞在咽喉，或顽痰停滞在胸膈，或宿食停滞胃脘，或痰涎阻塞气道，病邪有上涌之势；或误食毒物不久、尚留在胃、毒未发作的病症，都可及时应用吐法使之涌吐而出。与此同时，刘老还反复强调，吐法应用范围虽广，但切忌随意乱用，否则危害多多。刘老为此制定"吐法使用标准"：必须病在上焦，脉象滑大。刘老经常教诲后学，使用吐法一定严格遵从这一标准，方可确保安全有效。

（四）吐法应用的注意事项

1. 中病即止，勿忘禁忌　刘老常常告诫，吐法虽为治病良法，但其刺激强烈，作用峻猛，易伤胃气，临证用之，中病即止，不必尽剂，过则伤人。吐后还应注意调理胃气，糜粥自养，禁油腻、炙煿等难以消化之品。此外，对于病势危笃者，诸失血者，脚气冲心而喘促不安者，老、幼、孕妇、产后及气血衰弱者，四肢厥冷、冷汗自出之虚寒病体者，均忌用吐法。

2. 止吐之法，理应牢记　由于患者个体差异，以及药物剂量难以精确，一些患者服用涌吐之剂后会出现呕吐不止的症状，对此刘老要求牢记止吐解救之法。一旦患者出现上述症状，就可从容处理，不致手足无措。例如，服巴豆吐泻不止者，可用冷粥解之；服藜芦呕吐者，可用葱白汤解之；因服稀涎散者，可用甘草贯众汤解之等。

三、下法

（一）下法溯源

下法，也叫泻下法，是运用具有泻下作用的药物，通过泻下大便，攻逐体内结滞和积水，并解除湿热蕴结的一种治疗大法。《素问·阴阳应象大论》谓："其实者散而泻之"，《素问·至真要大论》云："其下者，引而竭之，中满者，泻之于内"，这些论述奠定了"下法"的雏形。至汉代，医圣张机则把"下法"成功地运用于临床，使之成为一个独立的基本大法，在其所著《伤寒杂病论》中有关下法方剂多达三十余方。金元四家之首刘完素进一步发展了仲景下法，创制三一承气汤，防风通圣散等体现下法和汗下双解治法的名方。其后，同为金元四大家之一的张从正更提出："催生、下乳、磨积、逐水、破经、泄气，凡下行者皆下法也"的见解。明末吴有性主张"温病当下不厌早",应"有邪必除""除寇务尽""凡下不以数计"。清代温病四大家之吴瑭则以温病所处不同阶段、不同证候,化裁、创立攻下兼护胃、宣白、导赤、牛黄、增液及桃仁六个承气汤,为下法与其他治法配合应用增添了新的内容。时至现代,下法仍被临床广泛使用,特别是对急危重症常可获得奇效。刘老特别重视下法应用,为启迪后学使其正确理解下法真谛,刘老将下法精髓概括为"八字心诀":"荡涤肠胃、推陈出新",前四字为治疗手段,后四字为治疗的核心目的。

（二）下法分类

刘老依据患者病情急、缓以及体质强弱,将其分为"峻下""缓下"两种,峻下法方药峻猛,起效迅速,如通便之大承气汤、泻水之十枣汤、下瘀血之抵挡汤。缓下法方剂则不用药性猛烈之品,而选油润之物,使其自然下达,药力舒缓,如麻子仁丸及苁蓉、枸杞、柏子仁、黑芝麻之类。下法又以病因寒热有别,而分为"凉下"和"温下"两种。凉下用药多以苦寒,如大黄等,适用于里实热证;温下选药多属辛温,如巴豆等,适用于寒冷凝滞、胃肠冷积。此外,由于下法又应用于痰饮、瘀血诸证,故刘老于上述类别之中更增"逐水""攻瘀"两法。逐水法适用于阳水实证;攻瘀法适用于瘀热结于下焦,或内有干血、瘀血凝滞而体质尚实者。

（三）下法应用的范围

下法是目前中医治疗疾病的重要治法之一,其临床应用范围较为广泛。首先,应用下法可荡涤肠胃积滞,以收釜底抽薪之功,故实邪在肠胃而大便秘结,或热结旁流,或大便虽行不畅而腹满胀痛等邪正俱实的病证均可使用。其次,使用下法可泻水逐饮,使体内之痰结、积水、停饮之邪,于下窍排泄而出,故适用于阳水实证,现代常用于治疗肝性腹水、渗出性胸膜炎、心肾性水肿等病。另外,下法可通下瘀血、祛瘀生新,中医所谓"瘀血不祛,新血不生"。对于血瘀于内、体质尚实者均可应用,以达祛瘀生新之目的。刘老有感于下法用途之广,概之曰:"凡实证者,病在表用汗、病在里则用下"。

（四）下法应用的注意事项

1. 用下之先,首辨三证 刘老叮嘱,如欲使用下法,必须首先分清"急下证""当下证""缓下证"。急下证,症见高热、舌苔干黑、舌上起刺、口渴唇焦、神昏谵语、胸腹满痛惧按,此证如不急下,津液枯竭,患者危在顷刻。当下证,症见壮热烦躁、便秘、或腹痛不利、或食积停留、腹满便秘,此证必用下法以清肠道积滞,才可邪消病愈。缓下证,则是在时病或杂病基础上,出现大便秘结的可下之症,但因体弱或病势不急,不能用急下法治疗,只须用润导之剂或在其他治法之内佐以疏导即可。

2. 下法虽妙，切记"七禁"　刘老常言："下法虽妙，用之当慎。"指出下法虽疗效显著，但用之不慎，易伤正气，徒生变故。刘老为此总结"下法七禁"：其一，虽有里证而表证尚在者不可下；其二，病在半表半里者不可下；其三，病虽在里而没有实证者不可下；其四，病后和新产妇人，因津液不足而大便秘结者不可下；其五，喘而胸满者不可下；其六，欲吐欲呕者不可下；其七，脉来微弱或脉迟者不可下。上述"七禁"误用下法，可使病情加剧，临证之际当切记于心。

四、和法

（一）和法溯源

和法，也叫和解法，是运用具有和解及疏泄作用的方剂，以达到祛除病邪，调整机体，扶助正气的一种治疗大法。刘老认为，和法在《内经》中虽无明确记载，但书中一些论述还是将"和"作"调和"之意，使和法形成初露端倪。如《素问·生气通天论》云："凡阴阳之要，阳密乃固，两者不和，若春无秋，若冬无夏，因而和之，是谓圣度。"《灵枢·终始》亦云："阴盛而阳虚，先补其阳，后泻其阴而和之。"《伤寒杂病论》也未明确提出"和法"一词，但却提出了在表可汗，在里可下，如邪在半表半里，则用和解之法的治疗原则。仲景还创制了小柴胡汤、半夏泻心汤等和法应用的经典方剂，创造性地将《内经》调和思想应用到了临床实践。至金代，成无己首先在理论上明确提出和法。他在《伤寒明理论》中指出："伤寒邪气在表者，必渍形以为汗；邪气在里者，必荡涤以为利；其于不外不内，半表半里，既非发汗之所宜，又非吐下之所对，是当和解则可矣，小柴胡为和解表里之剂也。"但他对"和法"定义较为局限，仅为和解少阳一法。后世张介宾指出："凡病兼虚者，补而和之；兼滞者，行而和之；兼寒者，温而和之；兼热者，凉而和之。和之为义广矣……务在调平元气，不失中和之为贵也。"戴天章认为：寒热并用谓之和，补泻合施谓之和，表里双解谓之和，平其亢厉谓之和。上述医家论述大大扩展了"和法"的含义。刘老遍览经典，对"和法"的概念提出了自己的看法，他将其定义为："凡不用汗、吐、下三法而通过一种和解的方法排除病邪者，都可以称作和法"。

（二）和法分类

刘老根据病邪所在部位以及脏腑功能失调的不同，而将"和法"分为：和解少阳、调和肝脾、调和肠胃等诸法，临床之时，随证用之。和解少阳，适用于邪在足少阳胆经，症见往来寒热、胸胁苦满、心烦喜呕者。调和肝脾，则用于肝气犯脾或脾虚不运、肝失疏泄，而症见胸闷胁痛、脘腹胀满、纳差腹泻者。调和肠胃，用于邪犯胃肠、寒热夹杂、升降失常，以致症见心下痞满、恶心呕吐、肠鸣下利者。其他如调和营卫、调和气血、调和阴阳，亦属和法范畴。刘老补充，"和之意则一，和之法则多变"，如程国彭对有少阳兼证者，演变运用"有清而和者，有温而和者，有消而和者，有补而和者，有燥而和者，有润而和者，有兼表而和者，有兼攻而和者。"因此，临证实践之时，运用上述诸法还应视其兼证随证化裁。

（三）和法应用的范围

随着对"和"的意义不断引申，"和法"在临床上应用范围愈加广泛。它不仅适用于半表半里之少阳证，还被运用到适合和解之法治疗的其他病症中。如血虚、骨蒸劳热、咳嗽口干、月经不调，可采用和肝之剂逍遥散；胸满不痛、身寒呕恶、饮食不下，选用和胃之方半夏泻心汤。刘老强调，和法应用虽广，但不应将其作为一种万能无害的方法随便滥用，如此不但失却"和法"精神，也会引起不良的后果。

（四）和法应用的注意事项

1. "和"而有据，辨证运用 刘老主张，和法应用当"和而有据"，不可随意滥用，以防"和用过泛"，对于凡邪在肌表、未入少阳，或邪已入里、阳明热盛者，均不宜使用和法。

2. 遵"和"真谛，灵活变通 刘老认为，对于适用和法的病证，如邪在少阳，病虽在半表半里，但尚需区分偏表与偏里、偏寒与偏热之不同，临证也宜灵活增损，变通用之，切勿过于呆板拘泥。

五、温法

（一）温法溯源

温法，亦称温里法，又叫祛寒法，是运用温热性质的方药，以祛除寒邪和补益阳气的一种治疗大法。《素问·至真要大论》中"寒者热之""劳者温之""寒因热用"的论述奠定了温法的理论依据。《神农本草经》云："疗寒以热药"，从而明确提出了温法的用药原则。《伤寒杂病论》则首次全面地阐述了"寒证"论治，并创立了以"回阳救逆"四逆汤为代表的许多著名温里方剂。金元时期，"补土派"创始人李杲提出"甘温除大热"的观点；明·张介宾则认为"气不足，便是寒"，创制了大量补益阳气的方药，如著名的温补命门的右归丸；清末以郑寿全为首的"火神派"，倡导"扶阳理念"，善用附、桂、姜等大辛大热之品以起沉疴痼疾；这些都极大地丰富了温法的内容。近年来，扶阳学说影响较大，为世人推崇，温阳之法盛行于今，已显过用之势。对此现象，刘老提出了自己的看法：一定要精研扶阳真谛，切不可囫囵吞枣、一知半解而盲从滥用，更不能有"天下无阴虚""八法之中独重扶阳"的极端思想而偏离扶阳本源，对其还应"用之有据、

27

用之有度"。

（二）温法分类

温法在临床应用时，刘老依据寒邪所犯部位及其正气强弱不同，将其分为回阳救逆、温补命门、温阳祛寒（素体阳虚，寒邪内侵中焦）、温化痰饮（痰饮证）等。上述诸法之中，又以回阳救逆、温补命门最为重要，回阳救逆常用四逆汤，此方药少力峻，利于急救；温补命门惯选崔氏八味丸，此方药多力缓，利于久服。另有辅以其他治法的温肺化饮、温肾利水、温胃理气、温经通痹等法，也都属于温法范畴。

（三）温法应用的范围

刘老指出，温法是适用于里寒证的一种治法，不仅可以治疗寒邪侵及脏腑，阴寒内盛的实寒证，也可用于阳气虚弱，寒从内生的虚寒证。临证之时，如见手足厥冷、口鼻气冷、冷汗自出、呕吐泻利、脉象沉微者，或腹中急痛、厥逆无脉、下利清谷者，此为阳气极微之证，就需急用温法，以附子、干姜等回阳救治。另有倦怠乏力、饮食不化、大便不实之脾阳衰弱者，或素有痰饮、行动喘息、小便频数之脾肾阳虚者，也应以附子理中汤、桂附八味丸温之。又如风痹、四肢关节疼痛、不可屈伸者，可用乌头、麻黄温散寒湿。又有寒疝、腹痛逆冷、手足不仁，当选乌头、桂枝温经散寒。还有胃寒脘痛、痛当心下，经年不愈者，则宜用高良姜、干姜、香附散寒止痛。

（四）温法应用的注意事项

1. 辨证求本，假寒勿惑　刘老叮咛再三，在疾病发展到热极的危重阶段，常常表现出"热极似寒"的假象，其症见表情淡漠、困倦懒言、手足发凉、脉沉细等寒证假象，细察可见口鼻气热、胸腹灼热、渴喜冷饮、大便秘结、小便短赤、舌红绛、苔黄干、脉虽沉细但数而有力等真热之证。《景岳全书·传忠录》内有详述："阳极反能寒厥，乃内热而外寒，即真热假寒也……假寒者，火极似水也……若杂证之假寒者，亦或为畏寒或为战栗，此以热极于内，而寒侵于外，则寒热之气两不相投，因而寒栗……但察其内证，则或为喜冷，或为便结，或小水之热涩，或口臭而躁烦，察其脉必滑实有力"。因此，对于真热假寒者，万不可被其假象迷惑误用温药，否则犹如"火上浇油"，危象立见。

2. 性多燥烈，易伤阴血　温法所用药物，性多燥烈，最易耗伤阴血，因此禁用于阴虚火旺、阴血不足之证。对于适合温法之患者，刘老更常提醒道："温法用之、慎守法度。"要求遵循"寒证深重，温之峻速；寒证微浅，温之轻缓。"的原则，不可鲁莽孟浪、肆意而为，以防温热之品用之过久过重而耗血伤津。

六、清法

(一)清法溯源

清法,也叫清热法,是运用性质寒凉的方药,通过清热、泻火、解毒、凉血,从而清除热邪的一种治疗大法。"清法"早在《内经》中即有记载,《素问·至真要大论》云:"诸胜复……热者寒之,温者清之""诸寒之而热者取之阴",这些论述为清法提供了最初的理论依据。汉·张机组创清热方剂,系统地应用了清法,并载于《伤寒杂病论》中以教后人。如清利咽喉的甘草汤、桔梗汤;清宣郁热的栀子豉汤;清肺平喘的麻黄杏仁甘草石膏汤;清热消痞的大黄黄连泻心汤,以及白虎汤、竹叶石膏汤、黄芩汤等。其后,金元四大家之刘完素,在精研《内经》关于热病的论述后,提出"火热论"学说,倡用清凉解毒之法,为后世温病学说的形成奠定了基础。温病学说发展至清代已盛行于大江南北,清法被广泛用于热病治疗,成为温病学派治疗疾病的重要大法。

(二)清法分类

刘老根据热邪致病发展阶段之不同,将清热法分为清热泻火(适用于热在气分,属于实热证候);清热解毒(适用于瘟疫病、热毒疮疡);清热凉血(适用于热入营血证候);养阴清热(适用于热病后期余热未尽,或阴虚火旺证候)等法。根据热邪所犯脏腑不同,又将清热法分为泻肺清热、清肝泻火、清心泻火、清胃泻火诸法。刘老特别指出,上述各法作用虽各不相同,但皆以"清"为核心贯穿其中。

(三)清法应用的范围

"清法"临床用途极为广泛,适用于一切里实热证,凡热性病,无论热邪在气、在营、在血、在脏、在腑,只要表邪已解,而里热炽盛,又无结实者均可用之。如热在气分,可治以白虎汤,清解气分邪热;如热在营血,可选用清营汤、犀角地黄汤,以收清营凉血之功。除此以外,清法还可与滋阴、益气等法配合,用于治疗热病后期,伤津阴虚,夜热早凉,或肺痨阴虚,午后潮热,盗汗咯血等虚热证,代表方剂为青蒿鳖甲汤、秦艽鳖甲汤。

(四)清法应用的注意事项

1. 同为发热,虚实有别 刘老指出,实证用清,只需辨识是否热证,热在何处即可。对于虚证发热者,必须辨别气血阴阳区别治之,不可错用苦寒之药,直折其热,否则必致轻病转重、重病变危。例如,劳倦太过的中气虚弱证,其发热心烦之象,为气虚所致,故不可清解其热,而应以参、芪、草之类补气退热;妇人生产流血过多所致发热烦躁,当用地黄、阿胶补血退热；阴虚潮热，又需六味地黄汤养阴退热；肾阳不足、水升龙腾之肾虚火炎，则应金匮肾气丸引火归原。刘老强调，凡体质素虚、或产后病后，虽有发热，清法概宜慎用。

2. 假热真寒，禁用清法　在疾病发展到寒极或热极的危重阶段，可以出现一些"寒极似热""热极似寒"的假象，其症见身热、面红、口渴、脉大，似属热证，但细察则有身热反欲盖衣被、口渴喜热饮、饮亦不多、脉大而无力，并且还可见到四肢厥冷、下利清谷、小便清长、舌淡苔白等一派寒象。《景岳全书·传忠录》释之曰："假热者，水极似火也。凡病伤寒，或患杂证，有其素禀虚寒，偶感邪气而然者，有过于劳倦而致者，有过于酒色而致者，有过于七情而致者，有原非火证，以误服寒凉而致者。"刘老叮嘱，对于发热之证，尤须仔细观察、辨明真假，切勿被假象所惑而误用清法，造成严重后果。

3. 寒能伤阳，久用不宜　清法虽能治疗热病，但因所用方药多系寒凉之物，常能损人阳气，尤易伤伐脾胃之阳，故不宜久用。另外，凡脏腑素阳气虚弱、大便溏泄、胃纳不佳者也应慎用。

七、消法

（一）消法溯源

消法，是通过消积导滞和消坚散结的作用，使气、血、痰、水、虫、食等有形之积聚、积滞，得以渐消渐散的一种治疗大法。《素问·至真要大论》中"坚者消之""结者散之"是消法的理论渊源，是应用消散积聚之法祛除体内有形之邪的理论先导。其后，消法的理论散见于各个医疗典籍之中，并在具体辨证论治中加以体现。如《伤寒论》中消水之五苓散、猪苓汤，消结软坚、逐水清热之牡蛎泽泻散，消痰降气之旋覆代赭汤，涤痰破结之白散方等；《金匮要略》中消痰行气之半夏厚朴汤、消食行气之枳术丸、化痰散结之瓜蒌薤白类方、活血散结之桂枝茯苓丸、大黄䗪虫丸、鳖甲煎丸等名方。元·朱震亨之"越鞠丸"，用治气郁所致血郁、痰郁、火郁、湿郁、食郁"六郁"之证，更是消法应用的典范。上述名家的医疗实践，均体现了"消法"对有形之邪渐消缓散的治疗思想。至清代，程国彭在《医学心悟·医门八法》中指出："消者，去其壅也。脏腑筋络肌肉之间，本无此物而忽有之，必为消散，乃得其平。"程氏首次总结、归纳了消法的内涵及作用，并将其列于八法之中，确立了消法在中医治法中的重要地位。

（二）消法分类

刘老认为，消法概括而言，包括两层含义：一是消导，有消化和导引之意；二是消散，有行消和散结之意。故于临床应用之时，因其作用各异，而划分为消食导滞（适用于食滞不化）、消痞化积（适用于体内痰湿、气血相结，形成痞块癥瘕等证）、行气消瘀（适用于气结血瘀的病证）诸法。其他，如消痰化湿、消水散肿、软坚消结，亦属于消法的范畴。

（三）消法应用的范围

刘老将消法的核心作用概括为"消"与"散"，适用于一切在病机本质上具有凝结积聚等病理变化的病证。故临床之上，凡出现气、血、痰、食、湿、虫等积滞之证，均可用之。如饮食积滞脾胃之食积、小儿疳积；气滞血瘀痰结之痞块、瘿瘤、瘰疬、积聚；水饮蓄积之水肿、臌胀；热壅血瘀之疮疡、肿块；以及寄生体内之虫证，均应以"消法"为首要治法。消法不仅适用于上述实证，对于虚实错杂者，其渐消缓散之特性更为适合。刘老特别提出，消法多用攻破之品，虽兼有泻下之效，但和"下法"性质有别，二者适用范围亦有区分。对燥粪、瘀血、停痰、留饮等严重急迫的有形实邪，应采用"下法"猛攻急下；而对一般比较慢性的积聚胀满，非猛攻急下所宜的病症，当使用渐消缓散的"消法"，以达消磨病邪的目的。

（四）消法应用的注意事项

1. 纯虚无实，不可消之　刘老告诫，临证之时切不可仅着眼于症状表象，应探求病机本质而立法用药。如气虚中满之证，亦见腹胀如鼓，若为表象所惑误用行气消胀之法，必愈消愈胀。又如土衰水肿者、脾虚食不消者、肾虚水泛为痰者、血枯经水断绝者，均非"内实有物"之可消病证，如妄用消法，必成坏证。

2. 当消而消，守法用之　刘老言道，对于当消病症，消之得法，方可获效。如治积聚癥瘕，前人分为初、中、末三法。病症初起，积聚还未坚实，当重用消法，先消之而后调和气血。病症中期者，积聚日久，难以速消，且积久伤正，正气已亏，当取折中之策，治宜消补并行。如薛立斋用归脾汤送下芦荟丸，程氏用五味异功散佐以和中丸，皆为攻补并行、中治之道。待积聚渐消过半，即按末期治疗，不再攻消，但补其气、调其血、导其经，使营卫流通，积块自消。此外，消法所用攻破之品，皆能损耗气血，故应用之有度，勿使太过。

八、补法

（一）补法溯源

补法，也叫补益法，是运用补养作用的方药，以消除虚弱证候的一种治疗大法。《内经》中："虚则补之""损者益之"，为补法提供了最早的理论依据。《素问·阴阳应象大论》所云："形不足者，温之以气；精不足者，补之以味。"确定了"气味之补"的进补原则。《难经·十四难》曰："损其肺者，益其气……损其肾者，益其精。"从而提出了"五脏之补"理论；《难经·七十五难》又提出"虚则补其母"的"五行补法"。《神农本草经》载药三百六十五种，其中具有补益作用药物达七十余种之多，为补法发展奠定药学基础。其后，仲景创制大量补益方剂，如"小建中汤""黄芪建中汤""麦门冬汤""薯蓣丸"等方，将补法用于临床。金元时期，李杲重脾胃而倡补土，朱震亨论相火而擅滋阴。至明代，景岳崇温补，绮石重虚劳，将温补之法推至极盛。清代温病诸家治温之时，尤重顾护阴津，进一步丰富了补法内容。

（二）补法分类

补法主要分为三类：一为温补法，适用于阳虚证，药选温热等物。如脾阳不足者，用理中汤；肾阳不足者，用金匮肾气丸（汤）或张介宾的右归丸（汤）。二为清补法即所谓"清滋法"，适用于阴虚体质、病后邪热未清者。药用清而不凉、滋而不腻之品。一般可选叶桂的养胃汤，重症可选大补阴煎，夏季可选竹叶石膏汤、清暑益气汤等。三为平补法，适用于一般的体质虚弱、无病以及病后气血虚损者。药物宜选择气味甘淡、其性平和、不热不燥、补而不滞、滋而不腻之品。如补气可选四君子汤、补中益气汤；补血选四物汤；气血双补选八珍汤等。此外，由于病情的轻重有别，又可分为峻补和缓补两类，峻补法含有急救性质，对极虚之人和垂危病症，非大剂不能挽回，如用人参、附子煎膏以回阳，人参、麦冬煎膏以生津液；缓补法以逐渐收功为原则，对体力虽虚却不任重补或体虚而无大寒大热者，适用平和之剂调养。

（三）补法应用的范围

补法可扶助正气、增强机体生理功能、抵御外邪侵袭，适当进补，则能预防疾病、延年益寿。《内经》谓之："正气存内，邪不可干；邪之所凑，其气必虚。"此外，补法主要为虚证所立，可补其阴阳气血之不足，使之归于平衡，达到"因其衰而彰之"（《素问·至真要大论》）的目的。故无论先天禀赋不足所致之虚证，还是年老体弱、劳倦内伤、失血过多或大病久病之后，正气为邪气所耗伤等因素，导致后天失调之虚证，均适用。补法并不局限于补虚扶弱，同时还可间接祛邪，如正气虚弱，不能清除余邪者，也是补法应用之适应证，此时用补不仅能使正气恢复，而且有利于肃清余邪，此合"补正即所以祛邪"之意也。

（四）补法应用的注意事项

1. 大实赢状，误补益疾　刘老要求，应用补法首先要辨明真假虚实。因为，大实之证往往可能出现虚假的虚证表现，即所谓之"大实有赢状"，此时如用补法则犯"虚虚实实、误补益疾"之错。此外，对于邪盛而正未虚者，也应以祛邪为主，禁用补法，如外感表证，用之过早则有闭门留寇之患。

2. 补法关键，在于脾胃　无论"补气""补血""补阴""补阳"，还是补益脏腑，所用补益之品均须脾胃运化吸收，方可发挥疗效。因此，用补之时必须顾护脾胃功能，防止补益之药滋腻壅滞，否则根本败坏，任何补益之剂都无法起效。刘老对此形象地比喻为："脾胃为兵家之饷道，饷道一绝万众立散"。由此可见，脾胃健运乃补法应用之关键。

3. 补分主次，相互为用　人体是一个有机的整体，在生命活动过程中，气血阴阳相互依存、相互影响（即所谓"气血同源""阴阳互根"），一处虚损，则常可累及其他，症状互见，此时应用补法，就需探究肇始、分清主次而直捣病源，避免舍本逐末、不得要领而事倍功半。明·张景岳《景岳全书》对此曾有言论之："气因精而虚者，自当补精以化气；精因气而虚之，自当补气以生精；又有阳失阴而离者，不补阴何以收散亡之气；水失火而败者，不补火何以苏垂寂之阴"。刘老对吴氏所论赞誉有加，认为此乃补法中精妙之论，不可不知。

总之，"医门八法"是针对八纲辨证以及方药主要作用而归纳总结的一些基本大法。刘老用之数十年，悉心揣摩、心领神会而定立轨范，以希后学之人，能有法可依、有轨可循。

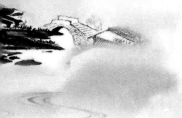

第三章 临证治疗

第一节 内科心法

一、外感病证

（一）伤风

"伤风"，亦称"感冒""冒风""中风"，是因风邪侵犯人体所引起的一种常见外感性疾病，临床以鼻塞、流涕、喷嚏、咳嗽、咽痒、头痛、恶寒发热、全身不适为主要症状。该病一年四季均可发生，但因春为风令，冬乃寒水，风寒相合，朔风凛冽，更易伤人，故其发病尤以冬春二季最为多见。一般而言，伤风，病程短而易愈，少有传变情况发生，故常被医家、病患误认其为轻浅之疾而多轻视。刘老对此提醒："伤风一证，人多以为小病微疾，此见多有谬误，轻者固然易治，但重者病情复杂，如有疏忽，处理失当，可变生他病，故临证之时，切记谨慎施治，方可确保万全。"

刘老遍览各家学说，提出自己观点，认为：伤风发病，多因汗出当风、感受风邪所致，其本质仍属广义伤寒范畴，但又与狭义伤寒有所区别，临床之际不可混淆，若见脉浮缓有汗则为伤风、若见脉浮紧无汗乃属伤寒。

刘老依据病情轻重不同，将伤风区分为"轻伤风""重伤风"两类。轻伤风，即古人所谓"冒风"，是因风邪外袭皮毛所致，临床症见恶风微热、鼻塞声重、头痛咳嗽、脉来濡滑而微浮。重伤风，即古人所谓中风（刘老强调：此处中风指外感风邪而言，与真中风、类中风不同），是因风邪客于卫分，营弱卫强，腠理已疏所致，临床症见头痛，发热汗出、恶风寒、鼻鸣干呕、脉象浮缓。

刘老常言，伤风发病虽以感受风邪为主，但也与正气强弱密切相关，"正气存内、邪不可干""邪之所凑、其气必虚"，人体卫气素弱，表虚不固，是易于伤风的内在条件。此正如清·李用粹《证治汇补·伤风》所说："有平昔元气虚弱，表疏腠松，略有不谨，即显风证者，此表里两因之虚证也。"刘老还指出，对于体质强壮者，抗邪能力较强，风邪侵袭，常停留肌表，图治较易，收效较快；若体质较差，或年高体弱者，抗邪能力偏弱，风邪外袭，常易由表入里，变生他病，医者治疗之时一定要谨慎防范。

风邪是导致伤风发生的主要病理因素，疏散风邪则是本病治疗的根本出发点。刘老依据"风性轻扬"之特性，提出"因其轻而扬之"为其一般治疗准则；同时，刘老针对风易兼夹诸邪之特点，强调遣方用药还"当视其寒热，或用辛温，或用辛凉，要在适中"；对于体质虚弱者，刘老反对不顾体虚、专泥发散，立"补中为重，佐以和解"之法。

对于伤风治疗，刘老经验：轻伤风证，恶寒者，用香苏饮[1]；身微热而口渴者，用桑菊饮[2]之类；四时伤风，初起之时，总宜疏泄皮毛，方选葱豉汤[3]甚妥，亦可用微辛轻解法[4]；若伤风发热，咳嗽泄泻，又宜用参苏饮[5]治疗。重伤风证，头痛发热，汗出恶风，鼻鸣干呕，脉浮缓者，桂枝汤[6]主之；若头痛身热，恶风怕冷，鼻塞身重，咳嗽清涕，或自汗而咳甚，或无汗而喘息，舌苔薄白而滑，可用疏风止嗽汤[7]主之；重伤风三、四日后，恶风怕冷情形已解，唯有发热、头痛、鼻塞身重、咳嗽痰多者，选用伤风标准汤[8]主之。

刘老指出，对于一切外感疾病，护理也是治疗过程中不可忽视的重要环节。首先，应注重起居调理，居住环境应寒温适宜，空气通畅，起卧有时；其次，应做到饮食有节，注意忌口，尤其在发热期间，绝对禁止油腻、生冷及刺激性食物，唯宜米汤藕粉之类调养，以培护正气，滋养津液。初愈之时，更宜食用稀粥软饭，以防因饮食过量而造成食滞之变。刘老强调，若治疗失宜，调护不慎，则可转为肺病，轻则痰饮、痰火，重则肺胀、肺痨，

---

〔1〕 香苏饮（《太平惠民和剂局方》）：香附、紫苏、陈皮、甘草、生姜、葱白。
〔2〕 桑菊饮（《温病条辨》）：杏仁、连翘、薄荷、桑叶、菊花、苦桔梗、甘草、芦根。
〔3〕 葱豉汤（《肘后方》）：连须葱白、香豉、生姜。
〔4〕 微辛轻解法（《时病论》）：紫苏根、薄荷叶、牛蒡子、苦桔梗、瓜蒌壳、广橘红。
〔5〕 参苏饮（《太平惠民和剂局方》）：人参、紫苏根叶、干葛、前胡、法半夏、赤茯苓、枳壳（炒）、陈皮、苦桔梗、炙甘草。
〔6〕 桂枝汤（《伤寒论》）：嫩桂枝、白芍药、粉甘草、生姜、大枣。
〔7〕 疏风止嗽汤（《重订通俗伤寒论》）：荆芥穗、薄荷、杏仁、广陈皮、百部、炙甘草、紫菀、白前。
〔8〕 伤风标准汤（刘老经验方）：黄芩、白芍、连翘、象贝、蝉蜕、竹茹、桑白皮、桑叶、枳壳、杏仁、枇杷叶、薄荷。

以致顽疾难医。

【典型病例】

丁某，男，50岁。

初诊：1992年12月21日。

主诉：鼻塞、流涕，伴头晕1周。

病史：患者1周前，外出劳作，汗出当风，遂出现鼻塞、流涕之症，自服速效感冒胶囊，症状缓解；然觉口鼻干燥渐起，伴咽痒，头晕，头痛，四肢酸楚等症，故前来就诊。就诊时见：鼻塞、偶有浊涕，口鼻干燥，咽痒、偶有咳嗽，头晕，头痛，四肢酸楚，微恶风寒，无汗出，纳可，眠可，小便色微黄，大便尚可，舌苔白腻微黄，脉浮数。

四诊分析：患者为劳作汗出，腠理大开，风寒乘虚而入所致，故见鼻塞、流涕之症。其微恶风寒、无汗出，为风寒之邪稽留在表之象；咽痒，为感受风邪之征；流浊涕、口鼻干燥，则为内热伤津之表现；舌苔白腻微黄，脉浮数，更是热证之辨证要点。参合四诊分析，患者病为外感风寒，里热渐盛之感冒。

中医诊断：感冒

西医诊断：急性上呼吸道感染

辨证：风寒外袭，里热渐盛。

治法：疏风散寒，兼清里热。

处方：桑菊饮加减

桑叶8g，菊花10g，杏仁10g，桔梗10g，黄芩10g，蝉衣4g，僵蚕10g，象贝10g，前胡10g，玄参12g，瓜蒌皮12g，甘草6g。

5剂，日一剂。

二诊（1992年12月26日）

服上方5剂后，觉咽痒、鼻塞之症明显好转，咳嗽消失，无明显头晕、头痛之象，故继续以前方7剂，巩固疗效；后随访之，患者诉症状已完全消失。

按语：刘老依据病情轻重不同，将伤风区分为"轻伤风""重伤风"两类。此患者因感风寒而发，为"伤风"轻证，以化热为变，但热邪较微，故刘老治以辛凉轻剂之桑菊饮疏风散寒，兼清里热。方中桑叶、蝉衣、僵蚕走表，疏散风邪；菊花、黄芩入里，清解内热；杏仁、前胡，理气止咳；桔梗，清热利咽；象贝、瓜蒌皮，清化痰浊；玄参滋阴生津；生甘草调和诸药。诸药相伍，共奏外散风寒、内清邪热之功效。

（二）风温

风温是感受春令温邪而发生的一种以肺系病变为中心的新感温病，具有起病急骤、传变迅速的特点，初起以发热、恶风、咳嗽、口渴等为主要临床表现。本病常发于春季，发病对象无严格性别和年龄的区别。

刘老精研先贤各家之说，将风温发病病因概括为："风为六气之一，四时皆能为病，但春令以风木主气，故其候多风，其气温暖。人居其中，若春气过暖，或其人体卫气素虚，或动作出汗，肺卫失于致密，触感此气，即发为风温。"对于风温的诊断与鉴别，刘老提出自己的见解，认为临床症状及时令气候是诊断本病的重要依据，但本病与春温多同时发生，其临床表现亦颇为相似，故诊断时需多多留意、详加甄别。刘老分析，春温属伏邪，初起舌苔多红赤秽腻，而风温属新感，初起舌多为薄白苔；春温初起脉多弦数或沉数，而风温初起脉多浮；春温初起多不恶风或无汗，或有汗，而风温初起多恶风，有汗或无汗。遵此鉴别要点，临证之时即可慧眼独具、明辨秋毫。

刘老进一步强调，对于风温不仅要诊断无误，还需分清疾病的发展阶段。风温病的整个发展过程，也就是卫气营血的传变过程。医者只有掌握本病在不同阶段的证候特点，才能更好地明确疾病传变趋向、指导辨证施治、评估疾病转归及预后。为此，刘老将卫气营血各个阶段辨证要点加以详细归纳：风温初起，病居卫分，此时症见身热恶风、微恶寒、头痛身倦、咳嗽、口微渴、舌苔薄白、舌边尖红、脉浮数。若病邪侵入气分，则患者症见高热、咳嗽、自汗、口渴、胸满、气粗、脉浮数、舌苔微黄。此时常常是肺胃两经之症状同时并见。若出现身灼热、汗大出、口大渴、咳嗽、心烦、脉洪大等症，则是气分热甚的表现。若大便秘结、谵语、舌苔黄厚焦燥、脉沉实而数者，是实邪结聚于阳明之腑、里热充盛的症状。若谵语神昏，或烦扰不宁、或发抽搐、舌赤无苔或舌尖绛、口干少津、脉象细数，此乃热邪内逼营分之征。若舌绛不渴、或衄血、发疹、身体灼热、烦躁狂乱等，则属热邪已深入血分所致。

对于风温治疗，刘老认为"风淫于内，治以辛凉，佐以苦甘"，应是遣方用药需严格遵守的基本原则。叶桂曾依据此原则提出具体治疗之法："此症初因发热而咳嗽，首用辛凉，清肃中焦……若热甚、烦渴，用石膏、竹叶辛寒清散……至热邪逆传膻中，神昏目瞑，诸窍郁闭……必用至宝丹或牛黄清心丸。病减后余热，只宜甘寒清养胃阴足矣。"刘老在叶氏治法基础上结合自身经验加以继承发展，总结"风温治疗四法"，即"辛凉透表法""清热通里法""清营凉血法""养阴生津法"。刘老所立四大基本治法，使风温治疗有法可依、有章可循，临床用之常常可收覆杯即愈之疗效。

1. 辛凉透表法　本法适用于风温之病初起之时。若患者仅见头痛身热、微恶风寒、咳嗽、口渴、脉浮数、苔薄白，方选银翘散[1]主之。若症见但咳、身不甚热、微渴者，则采用桑菊饮[2]主之。若肺热气壅、咳嗽而喘、烦渴汗出、舌质红、苔微黄者，须应用麻杏石甘汤[3]主之。

2. 清热通里法　本法适用于风温已至阳明气分。若患者症见身灼热、汗大出、口大渴、脉洪大者，方选白虎汤[4]主之；脉虚者，遵仲景之法，用白虎加人参汤[5]主之。若见谵语、大便秘结、脉沉实而数者，可用调胃承气汤[6]微和之。若不结而微利者，又须用黄芩汤[7]主之。

3. 清营凉血法　本法应用于热邪入营之时。若症见身热、脉数、舌绛而干、反不渴者，方选清营汤[8]主之。若风温证，邪陷心包，出现神昏谵语、舌赤脉数者，清宫汤[9]主之；此外安宫牛黄丸[10]及局方至宝丹[11]在必要时亦可使用。若热邪入阳明血分，而致发斑者，采用化斑汤[12]主之；若出疹者，则宜用银翘散去豆豉加丹皮、赤芍、生地、玄参主之。若发斑疹同时兼见吐衄者，须犀角地黄汤[13]主之。

4. 养阴生津法　本法适用于风温证，温邪已解，但受损津液亟待滋养之时，属调理善后之举。若脉细数者，方选益胃汤[14]主之。若脉细而劲、欲作痉者，加减复脉汤[15]主之。若单纯阴液不足，口渴者，五汁饮[16]主之。

---

〔1〕银翘散（《温病条辨》）：连翘、金银花、苦桔梗、薄荷、竹叶、生甘草、荆芥穗、淡豆豉、牛蒡子。

〔2〕桑菊饮（《温病条辨》）：杏仁、连翘、薄荷、桑叶、菊花、苦桔梗、甘草、芦根。

〔3〕麻杏石甘汤（《伤寒论》）：麻黄、杏仁、生石膏、甘草。

〔4〕白虎汤（《伤寒论》）：生石膏、知母、生甘草、白粳米。

〔5〕白虎加人参汤（《伤寒论》）：白虎汤加人参。

〔6〕调胃承气汤（《伤寒论》）：大黄、芒硝、生甘草。

〔7〕黄芩汤（《伤寒论》）：黄芩、甘草、芍药、大枣。

〔8〕清营汤（《温病条辨》）：犀角、生地、玄参、竹叶心、麦冬、丹参、黄连、金银花、连翘。（渐欲神昏加金银花、荷叶、石菖蒲）。

〔9〕清宫汤（《温病条辨》）：玄参、莲子心、竹叶卷心、连翘心、犀角尖、连心麦冬。

〔10〕安宫牛黄丸（《温病条辨》）：牛黄、郁金、犀角、黄连、朱砂、冰片、麝香、珍珠、山栀、雄黄、黄芩。

〔11〕局方至宝丹（《太平惠民和剂局方》）：犀角、朱砂、琥珀、玳瑁、牛黄、麝香、安息香、金箔、银箔、雄黄、龙脑。

〔12〕化斑汤（《温病条辨》）：生石膏、知母、生甘草、玄参、犀角、白粳米。

〔13〕犀角地黄汤（《备急千金方》）：干地黄、生白芍、丹皮、犀角。

〔14〕益胃汤（《温病条辨》）：沙参、麦冬、冰糖、生地、玉竹。

〔15〕加减复脉汤（《温病条辨》）：炙甘草、地黄、生白芍、麦冬、阿胶、麻仁。

〔16〕五汁饮（《温病条辨》）：梨汁、荸荠汁、鲜苇根汁、麦冬汁、藕汁（或甘蔗汁）。

【典型病例】

张某，女，3岁。

初诊：1979年3月10日。

主诉：咳喘伴高热3天。

病史：患儿咳喘伴高热3日，经某医院确诊为"小儿病毒性肺炎"。就诊症见：发热甚，体温40℃，咳嗽，咳吐黄稠痰，气喘憋闷，躁动不安，面赤，头汗出，口渴引饮，鼻翼煽动，脉滑数，舌苔薄黄。

四诊分析：患儿身发高热，咳嗽、咳吐黄痰，气喘憋闷，为痰热壅肺、肺失肃降、肺气上逆之象；其躁动不安，鼻翼煽动，则有温邪逆传心包之势。此正如叶桂所云："温邪上受，首先犯肺，逆传心包。"患儿头汗出、口渴、脉滑数、苔薄黄，俱为痰热内盛之佐证。据此分析，此患儿为外感风热之邪所致，现有逆传心包之势。

中医诊断：风温

西医诊断：小儿病毒性肺炎

辨证：外感风热，有逆传心包之势。

治法：辛凉宣肺，清营解毒。

处方：麻杏石甘汤加味

麻黄6g，杏仁9g，生石膏18g，金银花9g，连翘9g，生地9g，丹皮9g，甘草6g。

2剂，日一剂，水煎服，另以紫雪丹3g，分两次冲服。

二诊（1979年3月12日）

服上方2剂后，身热渐退，咳喘减轻，情绪安定。再进2剂。

三诊（1979年3月14日）

服上方2剂后，身热已退，精神转佳，热退神安，唯有轻微咳嗽，以千金苇茎汤合生脉散加减治疗。后调理数日而痊愈。

按语：此患儿所得之小儿病毒性肺炎，属中医"风温"范畴，一般医家多谨遵卫气营血辨证而不越雷池半步。但该病属肺脏实质性病变，为变化迅速、病情凶险之重症，如此循规蹈矩，药物调整必难赶上病情之变化，缓不济急而耽误治疗，以致病死率居高不下。刘老认为，小儿病毒性肺炎治疗不必拘泥于卫气营血的顺序，"被动挨打"，自保尚难，谈何克敌？对于此病，刘老主张"敌不动，我先动，先敌而动，主动进攻"的治疗思想，即在发病之初，就以"发汗透表、清营解毒"并举，迎头痛击，阻断病邪进程。实践证实，在此治疗思想的指导下，降低了患儿出现热极生风或热入血室等危重证候的发生率，极大地提高了治愈率。

（三）暑温

暑温是感受夏令暑热之邪而发生的一种温病。初起以壮热、烦渴、汗出、脉洪大等阳明气分热盛证候为主要表现，临床特征为发病急骤，传变迅速，易伤津耗气，多有化火、生痰、闭窍、动风之变。

刘老认为，暑温发病当责之内、外两端。"外"因夏季之时，天之热气下，地之湿气上，湿与热蒸，而成暑气，人居其中，感之而发暑温。雷丰概为："其时天暑地热，人在其中，感之皆称暑病。""内"赖病者正气不足，不能抵御暑热病邪侵袭。如王履在《医经溯洄集》中说："暑热者，夏之令也，大行于天地之间，人或劳动，或饥饿，元气亏乏，不足以御天令之亢热，于是受伤而为病。"吴瑭也云："长夏盛暑，气壮者，不受也，稍弱者，但头晕片刻，或半日而已，次则即病。"这些论述都说明本体不强，是发生暑温病的内在条件。此外，平素体内湿盛，亦同为致病内因。喻嘉言谓之："体内多湿之人，最易中暑，两相感之故也。"

暑温为四时温病中的重要病种之一，刘老总结其发病具有"三大特点"，即"季节性明显""临床证候多样""暑热易兼他邪"。

1. 季节性明显　暑温发病具有严格的季节性。《素问·热论》云："先夏至日者为病温，后夏至日者为病暑。"可见，发病时令不同，病名即有温、暑之别。雷丰在《时病论·卷四》中提出："夏伤于暑者，谓季夏、小暑、大暑之令，伤于暑也。"吴瑭则更加明确定义："暑温者，正夏之时，暑病之偏于热者也。"

2. 临床证候多样　暑温初起可见发热身困，汗出或无汗，背微恶寒，形似伤寒，但右脉洪大而数，左脉反小于右，头痛且晕，或面垢齿燥，口渴引饮，面赤，心烦恶热，烦则喘喝，静则多言，大便或秘或泻，或泻而不爽。上述为暑温一般证候，其在卫气营血各阶段表现在共有症状的基础上亦有不同特点。

在卫：暑温有时没有卫分这一阶段，虽有亦极短暂。常见发热，头晕，有汗或无汗，或渴或不渴，舌苔薄白，脉右大于左，或左右脉俱洪大。

在气：常见发热不恶寒，面赤，目赤，心烦，口大渴，汗大出，舌苔薄白或薄黄，脉浮洪或浮大而虚。这是暑邪在气分之表现。若转入阳明之腑，则见目赤气粗，高热持续，脉洪滑或沉实，舌苔黄燥而干，渴欲饮凉，饮不解渴，小便短，腹满硬，大便秘闭，神志可见热闭神昏，谵语欲狂，以及发斑等病变。

在营：高热不退或日轻夜重，头晕而痛，目赤齿燥，心烦不寐，躁扰不宁，口反不渴，舌干质绛，无苔，神志不清，或发谵语，若妇女月经适至，多有热入血室的可能。

在血：较营分更为严重，里热炽盛，外热反觉不高，或四肢厥冷，神志昏迷，烦则狂言乱语，静则郑声喃喃，手足瘛疭，口噤齘齿，鼻干唇燥，齿枯，脉弦劲细数，甚至衄血、下血和发生斑疹。

3.暑热易兼他邪　暑温兼证颇多，以兼湿、兼寒为两大端。

兼湿：若暑温兼湿，初起则呈现微寒发热，午后热势较高，或有汗、或无汗，身重而痛，肌肉疼痛，头晕，面赤，心烦，口中黏腻，渴不多饮，饮则欲呕，胸脘不畅，大便或溏或泻，小便赤涩，舌质通红，苔白或黄滑腻，脉多现濡或沉数，有时与湿温症状颇为相似。

兼寒：若暑温兼寒，初起多头痛恶寒，身形拘急，肢节疼痛，肌肤大热无汗，头晕心烦，口干不欲饮，胸闷，或咳嗽，脉多沉紧，舌质红，苔白滑，多由避暑纳凉，暑邪为表寒所遏，阳不得伸所致。

对于暑温的辨证，刘老总结：身热、多汗、脉虚，为暑温之特征。临床之时除依据上述症状加以诊断外，还要特别注意把握色、脉、舌苔，以进一步辨析在气、在血、兼湿、兼寒的病变情况。刘老经验：在卫在气，其脉多浮数或洪数，右大于左，兼湿则濡，兼寒则紧；舌苔多薄白或微黄腻厚，湿则苔更偏腻。在营在血，其脉多细数，或沉小而劲，舌多质绛而无苔，或苔黄或黑。至若暑重于湿，则脉洪而数，苔薄而滑；湿重于暑，则苔厚而腻，脉濡而缓。

对于暑温病的治疗，刘老提倡"遣方用药，首用辛凉，继用甘寒，终用甘酸敛津"，"不必用下"。刘老临床之时，始终贯彻这一原则，随证施治。刘老经验：本病初起，头痛，身热，微渴有汗，脉右大于左者，加味天水散[1]主之，二鲜饮[2]亦主之。若表实无汗者，新加香薷饮[3]主之。若热在气分，口大渴、汗大出、身大热、面大赤、脉洪大者，白虎汤[4]主之；若脉虚者，白虎加人参汤[5]主之；若汗多、脉散大者，生脉散[6]主之；兼湿身重者，苍术白虎汤[7]主之。若病势蔓延三焦，舌滑微黄，邪在气分者，三石汤[8]主之。若暑邪弥漫三焦，舌灰白、胸痞闷、潮热、呕恶、烦渴、

---

〔1〕加味天水散（《温病指南》）：杏仁、竹叶、连翘、芦根、金银花、滑石、鲜荷叶、扁豆花、甘草。
〔2〕二鲜饮（《蒲辅周医疗经验》）：鲜芦根、竹叶、白茅根。
〔3〕新加香薷饮（《温病条辨》）：香薷、金银花、鲜扁豆花、厚朴、连翘。
〔4〕白虎汤（方见风温）。
〔5〕白虎加人参汤（方见风温）。
〔6〕生脉散（《医学启源》）：人参、麦冬、五味子。
〔7〕苍术白虎汤（《类证活人书》）：即白虎汤加苍术。
〔8〕三石汤（《温病条辨》）：飞滑石、生石膏、寒水石、杏仁、竹茹、金银花、金汁、白通草。

自利、汗出、溺短，可与杏仁滑石汤[1]。若热结阳明之里，苔黄燥、脉沉实、腹满硬、谵语欲狂者，承气汤类治之。若发汗，暑证悉减，但头胀、目不了了、余邪不解者，清络饮[2]主之。若暑温余邪未净，微渴舌赤者，可与竹叶石膏汤[3]。

暑邪深入营血，脉虚，夜寐不安，烦渴或反不渴，时有谵语者，予清营汤[4]；发斑者，清营汤加丹皮、鲜芦根；四肢痉挛者，加羚羊角、钩藤、菊花；邪入心包，神志昏迷者，予清宫汤[5]、安宫牛黄丸[6]或紫雪[7]、局方至宝丹[8]之类。若暑邪深入下焦，液耗痉厥者，可用加减复脉汤[9]。若暑邪深入少阴而消渴者，予连梅汤[10]。暑邪深入厥阴，舌紫，消渴，呕恶吐蛔，下利血水，甚至声音不出，上下格拒者，椒梅汤[11]主之。若病邪已解，津液未复，可与益胃汤[12]或三才汤[13]治之。至若暑偏于湿者，则与湿温同治。

【典型病例】

金某，男，6岁。

初诊：1957年8月27日。

主诉：发热3天，伴躁动不安。

病史：患儿3日前突然发热，头痛，继而高热，体温40℃，不思饮食，烦躁不安。昨日起呕吐频频发作，嗜睡，时躁动抽搐，间发谵语。经西医穿刺作脑脊液化验，确诊为"乙型脑炎"。就诊时见：口唇干燥，脉弦滑

---

〔1〕 杏仁滑石汤（《温病条辨》）：杏仁、滑石、黄芩、橘红、黄连、郁金、通草、厚朴、半夏。

〔2〕 清络饮（《温病条辨》）：鲜荷叶边、鲜银花、西瓜翠衣、鲜扁豆花、丝瓜皮、鲜竹叶心。

〔3〕 竹叶石膏汤（《伤寒杂病论》）：人参、麦冬、竹叶、石膏、法半夏、炙甘草、粳米。

〔4〕 清营汤（方见风温）。

〔5〕 清宫汤（方见风温）。

〔6〕 安宫牛黄丸（方见风温）。

〔7〕 紫雪丹（《温病条辨》）（《千金翼方》紫雪去黄金）：滑石、石膏、寒水石、磁石、羚羊角、木香、犀角、沉香、丁香、升麻、玄参、炙甘草、朴硝、硝石、辰砂、麝香。

〔8〕 局方至宝丹（方见风温）。

〔9〕 加减复脉汤（方见风温）。

〔10〕 连梅汤（《温病条辨》）：云连、乌梅、麦冬、生地、阿胶（脉虚大而芤者加人参）。

〔11〕 椒梅汤（《温病条辨》）：黄连、黄芩、干姜、白芍、川椒、乌梅、人参、枳实、半夏。

〔12〕 益胃汤（方见风温）。

〔13〕 三才汤（《温病条辨》）：人参、天门冬、干地黄。

数。因诊病时患儿牙关紧咬，故舌苔未察，体温 39.7℃。

四诊分析：患儿身发高热，神志昏蒙，嗜睡，为暑热疫毒，上扰清阳，蒙蔽清窍的表现，是温病发展致危重阶段方才出现的证候；其躁动不安，抽搐时作，间发谵语，则为热毒内陷、逆传心包之象；其不思饮食，频频呕吐，乃是外邪内传，侵犯脏腑，胃失和降之征。据此分析，此患儿为疫毒内陷，逆传心包，闭塞清窍之暑温重症。

中医诊断：暑温

西医诊断：乙型脑炎

辨证：暑热炽盛，热入心包。

治法：辛寒重剂，清心开窍。

处方：白虎汤加减合安宫牛黄丸

石膏 120g，知母 9g，甘草 9g，金银花 15g，连翘 15g。

2 剂，日一剂，水煎服，另以安宫牛黄丸 1 丸，溶于汤药中，分 5 次鼻饲。

二诊（1957 年 8 月 28 日）

服上方 2 剂后，体温降至 38℃，惊厥、呕吐已止，能进饮食，但是有时仍谵妄不识人，大便 5 日未解，脉沉数有力，舌苔黄燥。此为阳明里热仍实，治疗宜清热通下，釜底抽薪。处方：石膏 60g，玄参 9g，玄明粉 4.5g，甘草 4.5g，忍冬藤 15g，莲子心 9g，紫雪丹 1.2g，酒大黄 9g，连翘 12g。再进 1 剂。

三诊（1957 年 8 月 29 日）

服上药 1 剂后，大便已通，体温降至 37.5℃，神志完全清楚，谵语已无，继以上法，佐以养阴之品。后调理旬月而痊愈。

按语：此患儿所得之乙型脑炎，属中医"暑温"范畴，暑热疫毒，发病急骤，传变迅速，卫分症状，殊难觉察，往往直犯阳明，或逆传心包，直陷营血，以致气血同病，气血两燔，临床以突然发热，高热头痛，神昏惊厥为特征。刘老主张，对于热性病重证、急证，用药要准、用药要狠，祛邪务尽，方能救人于危急之中。故治此患儿之时，刘老选用"暑温之正例"白虎汤为基本方，并重用石膏 120g，以收起死回生之效。此外，刘老对"温病下不嫌早"之说十分认同，认为热病只见便秘二三日者，即可酌以通里泻热。实践已证明，乙型脑炎治疗，下法运用得当，可防止脑水肿等病情的进一步发展，下后往往高热渐退，抽搐得止，神志转清。

（四）湿温

湿温是因感受湿热之邪而诱发的一种外感热病，发于长夏、秋初多雨季节。临床以身热缠绵、胸痞身重、苔腻不渴、病程缓长，后期多易化热化燥而致神志昏蒙诸症为发病特点。

湿温病名最早见于《难经·五十八难》，曰："伤寒有五，有中风、有伤寒、有湿温、有热病、有温病，其所苦各不同"。可见，古人当时已经将湿温作为一个独立病种而归于"广义伤寒"范畴之内。

湿温之名，自《难经》始而为历代医家沿用至今，但对其概念界定却各家说法不一。如宋·朱肱在《伤寒类证活人书》中将"湿温"阐释为："其人尝伤于湿，因而中暑，湿热相薄，则发湿温，病苦两胫逆冷，腹满，又胸多汗，头目痛，苦妄言，其脉阳濡而弱，阴小而急，治在太阴，不可发汗，汗出必不能言，耳聋，不知痛所在，身青面色变，名曰重暍……白虎加苍术汤主之。"朱氏之说影响巨大，为后世医家所宗。迨至清代，随着温病学的发展，一些学者对此提出了不同看法。清·吴谦所著《医宗金鉴·伤寒心法要诀》则将"湿温"定义为："温病复伤于湿，名曰湿温。其证则身重胸满，头疼妄言，多汗，两胫逆冷，宜白虎汤加苍术、茯苓，温、湿两治法也。"清·吴坤安则认为："因长夏每多阴雨，得日气煦照，则潮湿上蒸……重者，兼感时邪不正至气即为湿温。"

刘老精研各家学说，比较赞同吴坤安之说，认为朱肱、吴谦所论均非得当。刘老分析：朱氏、吴氏所谓"湿温"，一为"中暑夹湿"之证、一为"温病夹湿"之证，均非真正意义上的"湿温"，此二者皆不应以"湿温"名之。刘老指出：真正意义上的湿温，就是特指在长夏、初秋之时，感受时令湿热之邪，而导致产生的外感热病。其发病皆因夏末秋初，由大暑至白露，乃湿土主令，此时暑湿郁蒸，人体感之，蕴于气分，导致发病，此正如温病四大家之一吴瑭所说："湿温者，长夏初秋，湿中生热，即暑病之偏于湿者。"

湿温病乃感受时令湿热之邪所致，湿热胶着，黏腻难化，汪廷珍称其为"半阴半阳""氤氲黏腻"。若病邪流连，则随中气强弱发生从化，或从太阴湿化、或从阳明燥化，此正如薛己所云："湿热病属于阳明太阴者居多，中气实则病在阳明，中气虚则病在太阴。"同时，湿为浊邪，亦有弥漫三焦，蒙蔽清窍，或遏气分而发，或窜营分而发疹，或犯心包而痉厥。可见湿温一病虽病势较缓，但病情却错综复杂，变证多多，若辨识不清，处理不当，则祸不旋踵。为此，刘老告诫：对于湿温病辨证应牢记"三大要点"，即"辨湿、热孰轻孰重""辨病位及病邪浅深层次""辨证候虚实变化"，据此立法用药方可百发百中。

1. 辨湿、热孰轻孰重　刘老总结，湿温病临床一般均有头痛恶寒，身重疼痛，舌白不渴，苔白腻而厚或兼黄腻，脉弦细而濡，以及面色淡黄，胸闷不饥，午后身热等症。若湿邪偏重，则症见：恶寒发热，自感热甚，但触其皮肤，并不甚热，甚至足冷，面色黄而色滞，困顿寡欲，头目胀痛昏重、如蒙如裹，汗出黏冷，四肢倦怠酸痛、身重难以转侧，胸闷脘痞、气塞腹胀，或呕恶，口淡（甜）多涎，渴不引饮、或渴欲热饮、或竟不渴，舌苔白腻、或白滑而厚、或黄白相兼（白多黄少），脉濡而缓，大便溏而不爽、或水泻、或滞下，小便浑浊不清。湿偏盛者可转化为寒湿，亦可逐渐化热演变为热偏盛。

若热邪偏重，则症见：恶寒不著，发热明显、甚或壮热，汗出热臭，面垢微红，烦躁难安，头眩而痛、或抽掣而痛，胸腹灼热胀满、常兼疼痛、按之灼手，嘈杂似饥而不欲食，口秽喷人，口苦，口渴不欲饮、或烦渴喜凉饮、或饮后不舒，大便不爽、甚至胶秘、或下利垢腻，小便短赤，舌边尖红赤、苔白少黄多、或黄腻而厚、或黄燥欠润，脉濡数或滑数。热偏盛者，湿邪易于化燥，湿热燥化则可深传营血。

2. 辨病位及病邪浅深层次　由于湿热之邪弥漫三焦，蒙上流下，故临证之时也应辨明湿热病邪偏踞三焦何部。若偏于上焦者，多见恶寒发热、头昏胀痛、胸部痞闷，或因湿热酿痰而蒙蔽心包，轻者神志淡漠、重者昏蒙谵语。若邪盘踞中焦者，则见脘腹胀满、恶心呕吐、便溏不爽、知饥不食、四肢倦怠。若偏于下焦者，多有小便不利、或小便不通而兼热蒸头胀、或大便不通、腹满、或下利黏垢。

湿温与其他温病一样，亦有卫气营血浅深层次之分，但由于湿热病邪发病有"内外合邪"的特点，故本病初起之时，往往表现为卫气同病，湿邪偏盛。待表解而邪气完全进入气分，此时湿与热邪蕴结蒸腾，胶合难解，以致病邪常久久稽留于气分。若湿温在气不解，势必深入营分和血分，多见壮热、神昏、谵语、心烦不眠、或直视发痉、或撮空理线、或烦躁厥逆、舌质光红、或绛而干、或舌紫、甚或发疹发斑、衄血下血。湿温若见上述症状，每多危殆。

3. 辨证候虚实变化　刘老指出，湿温病整个病程各个阶段大多以邪实为主，但也有实证转化为虚证的情况发生，如湿热化燥、化火损伤阴液，或湿邪损伤阳气而致湿胜阳微，或热盛动血而气随血脱等。刘老告诫，实转虚之变证发生，预示着病情将至危重，故临证之时应详察细辨、提早防范。然而，预防变证出现的关键，在于对其发生的提早预警，这就要求医家应注意观察患者面色、神态、气息、舌脉象变化，从中发现征兆、把握先机，进而将其解决于萌芽之中。古代先贤医家对辨别证候虚实变化十分重视，提出过许多真知灼见。如温病大师叶桂对此曾言："且吾吴湿邪害人最广，如面色白者，须要顾其阳气，湿胜则阳微也，法应清凉，然到十分之六七，即不可过于寒凉，恐成功反弃，何以故耶？湿热一去，阳亦衰微也……舌黄或浊，须要有地之黄，若光滑者，乃无形湿热中有虚象。"叶氏所讲，即是如何从面色和舌苔表现，来辨别湿温"由实转虚"或"实中伏虚"之征。

湿温病系湿热之邪，胶结为患，病情复杂，薛己谓之："热得湿而愈炽，湿得热而愈横。湿热两分，其病轻而缓；湿热两合，其病重而速。"因此，对于湿温病治疗，历代医家均颇感棘手，汪廷珍对此感叹："盖湿温一证，半阴半阳，其氤氲黏腻，不似伤寒之一表即解，温热之一清即愈。施治之法，万绪千端，无容一毫执著。"湿温虽病情错综复杂、变证多多、治疗不易，但前辈先贤并未畏难袖手，而是不懈探索积累了大量有益经验。如吴瑭言："徒清热则湿不退，徒祛湿则热愈炽"，认为唯将祛湿与清热二法合而为一，既祛其湿，又清其热，务使湿热分解，互不相搏，使湿去热孤、热去湿孤，分而治之则易于消解。叶桂云："湿胜则阳微也……热病救阴犹易，通阳最难。救阴不在血，而在津与汗；通阳不在温，而在利小便。"《温热论笺正》亦道："通利小便，使三焦弥漫之湿得达膀胱以去，而阴霾湿浊之气既消，则热邪自透，阳气得通矣。"这些论述真乃字字珠玑，实属经验之谈，刘老对此继承发挥，提出治疗湿温的重要原则是"湿淫于内，治以苦热，佐以酸淡"，而"通阳利湿"为其重要治法。

刘老采撷百家、撮其奥旨并结合自身实践，对湿温病治疗揣摩有得。刘老经验，本病初起，微恶寒，后但热不寒、头痛无汗、舌白，宜以清宣温化[1]法加豆卷主之。若入气分，头痛身重、胸闷不饥、午后身热、口不渴或渴不引饮、脉濡细，则方选三仁汤[2]主之。

湿偏重者，以化湿为主，清热为辅。如湿热弥漫上下，浊邪蒙蔽中焦，宜加减正气散[3]主之。如邪犯手太阴肺经而致喘促，须千金苇茎汤[4]加杏仁、滑石主之。如湿热蕴于经络，寒战热炽、骨节烦疼、舌色灰滞、面目萎黄，择宣痹汤[5]主之。如湿郁经脉，身热身痛、汗多自利、胸腹白㾏，选薏苡竹叶散[6]。

---

〔1〕清宣温化法（《时病论》）：连翘、杏仁、瓜蒌壳、陈皮、茯苓、半夏、甘草、佩兰叶、荷叶。
〔2〕三仁汤（《温病条辨》）：杏仁、滑石、白通草、白蔻仁、竹叶、厚朴、生薏仁、半夏。
〔3〕加减正气散（《温病条辨》）：藿香梗、厚朴、杏仁、茯苓皮、广陈皮、神曲、麦芽、茵陈、大腹皮。
〔4〕千金苇茎汤加杏仁滑石方（《温病条辨》）：苇茎、薏苡仁、桃仁、冬瓜仁、滑石、杏仁。
〔5〕宣痹汤（《温病条辨》）卷二：防己、杏仁、滑石、连翘、山栀子、薏苡仁、半夏、晚蚕砂、赤小豆皮。
〔6〕薏苡竹叶散（《温病条辨》）卷二：薏苡仁、竹叶、滑石、白蔻仁、连翘、茯苓、白通草。

热偏重的，以清热为主，渗湿为辅，但仍须注意辛开，使湿开而热得透，治宜三石汤[1]或苍术白虎汤[2]主之。若脉缓身痛、舌淡黄而滑、渴不多饮，黄芩滑石汤[3]主之。若入营入血，神昏谵语、甚或发痉，当用清营汤[4]或清宫汤[5]，兼服安宫牛黄丸[6]，紫雪[7]之类；若衄血狂躁，可用犀角地黄汤[8]；若久而伤阴，应用清络饮[9]以滋阴液。

刘老还常常强调，湿温病之病势虽缓，但变证多端，治疗总以"芳、清、渗、利"四字为要，切忌不可妄为汗下或投滋腻之品。否则，误用辛温发汗，则可致湿热之邪，借药力蒸腾而起，上蒙神窍；攻下太早，又徒伤中阳；孟投滋腻，则助湿热，使其锢结不解。吴瑭戒之："汗之则神昏耳聋，甚则目瞑不欲言；下之则洞泄；润之则病深不解。"假若病久有变，如湿热化燥，内结阳明，则非"下"不可；若伤损阴液，又不可不"润"。因此，刘老还要求弟子门生，临证之际应知常达变、随证施治，如此方不致误。

【典型病例】

虞某，女，38岁。

初诊：1958年5月7日。

主诉：发热、头痛8天，伴咳喘3天。

病史：患者8天前出现恶寒、身热不扬、头胀痛、身重疼痛、轻咳少痰。服治疗感冒中药，病未减轻。近3日，发热明显，咳嗽加重，气喘。就诊时见：发热午后为甚，体温38.7℃，头痛身痛，自汗，咳声重浊，痰黄，呼吸喘促，胸闷嗜睡，渴不喜饮，脘腹胀满，食欲不振，二便尚调，舌苔黄腻，脉濡数。

四诊分析：患者症见发热午后为甚、头痛身痛、渴不喜饮、胸闷、食欲不振，此均为"湿温"之主症。正如吴瑭所总结："头痛恶寒，身重疼痛，舌白不渴，脉弦细而濡，面色淡黄，胸闷不饥，午后身热，状若阴虚，病难速已，名曰湿温。"其头痛如裹，为湿阻气机、清阳不升所致；恶寒、身痛，则因湿为阴邪，阻遏卫阳，不得敷布而成；胸闷、脘腹胀满、食欲

[1] 三石汤（方见暑温）。
[2] 苍术白虎汤（方见暑温）。
[3] 黄芩滑石汤（《温病条辨》）：黄芩、滑石、茯苓皮、大腹皮、白蔻仁、通草、猪苓。
[4] 清营汤（方见风温）。
[5] 清宫汤（方见风温）。
[6] 安宫牛黄丸（方见风温）。
[7] 紫雪（方见暑温）。
[8] 犀角地黄汤（方见风温）。
[9] 清络饮（方见暑温）。

不振，乃是湿困脾土之象，即所谓"湿土之气同类相召，故湿热之邪，始虽外受，终归脾胃"。对于午后身热，吴瑭释之甚详，曰"湿为阴邪，阴邪自旺于阴分，故与阴虚，同一午后身热也。"此外，其咳声重浊、痰黄、气喘，则表明湿已化热，湿热壅肺，宣降失司，气机上逆。观其舌脉，舌苔黄腻，脉濡数，俱为湿热俱盛之象。据此分析，患者所得之病，当辨为肺热壅盛、湿浊郁闭之湿温。

中医诊断：湿温

西医诊断：流行性感冒合并肺炎

辨证：肺热壅盛，湿浊郁闭。

治法：清肺平喘，清热利湿，宣畅气机。

处方：麻杏石甘汤合三仁汤加减

石膏 18g（研细），生甘草 9g，杏仁 9g，麻黄 3g，白蔻仁 4.5g，川厚朴 6g，薏苡仁 12g，知母 9g，通草 4.5g，滑石 9g，柴胡 9g。

2 剂，日一剂，水煎服，另以局方至宝丹 1 粒化服。

二诊（1958 年 5 月 9 日）

前方连进 2 剂，发热减退，神志转清，气喘缓解，呼吸平稳，尚有低热，头痛头重，肢体酸楚，胸闷气短，咳嗽咳痰，恶心不欲饮食，大便溏，舌苔浊腻，两脉濡细。考虑患者肺热壅盛之发热、咳喘控制，但仍湿热胶结，弥漫三焦，故用三仁汤加减辛开苦降，清利三焦湿热。处方：姜半夏 12g，杏仁 9g，薏苡仁 12g，茯苓 9g，白蔻仁 6g，通草 4.5g，滑石 9g，川厚朴 6g，蚕砂 12g，白芷 9g，川芎 6g，黄连 3g。再进 2 剂。

三诊（1958 年 5 月 11 日）

服上药 2 剂后，寒热已除，四肢酸楚，脘腹胀闷，轻咳痰黄，气短微喘，舌苔白滑。原方加鲜芦根、桔梗、枇杷叶以宣肺止咳。

四诊（1958 年 5 月 14 日）

服上药 3 剂后，咳嗽减缓，仍脘腹闷胀，纳谷不香，大便溏，舌苔白腻，脉细无力。原方去宣肺止咳之品和清热燥湿之黄连，加焦三仙、枳实和胃醒脾。处方：老苏梗 12g，枳实 6g，姜半夏 12g，陈皮 9g，云苓 12g，蔻仁 6g，薏苡仁 12g，杏仁 9g，甘草 9g，川厚朴 6g，焦三仙各 18g，生姜 9g。再进 5 剂，食纳恢复正常，大便成形，周身清爽。

按语：此患儿所患为中医"湿温"。刘老辨治湿温，特别注意五点：其一是湿温虽可以三焦受累，但其病变中心在中焦，畅达中焦气机尤为重要。其二是湿温与其他温病一样，亦有卫气营血浅深层次之分，但由于湿热病邪发病有"内外合邪"的特点，故本病初起之时，往往表现为卫气同病。其三是湿热合邪为病，当分辨孰轻孰重及相互转化。其四是辨别虚实变化。

刘老告诫，湿温病整个病程各个阶段大多以邪实为主，但也有实证转化为虚证的情况发生，实转虚之变证发生，预示着病情将至危重。其五是湿温病之病势虽缓，但变证多端，治疗总以"芳、清、渗、利"四字为要，切记不可妄为汗下或投滋腻之品。

（五）温毒

温毒，多发于春季，为感受时令秽浊不正之气而发生的一类温热疾病。正如《温病合编》所谓："温毒即温疫之秽浊最重者也，中物物死，中人人伤……大率春夏之交为甚。"此类温病均表现出局部红肿疼痛，久则破溃糜烂，或迅速出现皮肤斑疹等临床症状。

温毒病名，首述于晋·王熙所著《伤寒序例》："阳脉洪数，阴脉实大者，更遇温热，变为温毒，温毒为病最重也。"王氏提出，温毒乃因冬时伏寒化热，又感温热之邪，伏热、时热同气相求，并发而成。其后，历代医家对温毒一病多有论述。如宋·朱肱详细描述了温毒发病的全身症状；宋·郭雍突出记述了温毒引发皮肤溃烂情况；清·熊松园则重点记载了温毒致局部红肿热痛特点。迫至清·吴瑭著《温病条辨》，首次将温毒作为独立的外感温病，列入九种温病之一，与风温、暑温等相提并论，并指出"温毒者，诸温夹毒，秽浊太甚也"。书中还对温毒症状表现加以规定："温毒，咽痛喉肿，耳前耳后肿，颊肿面正赤，或喉不痛，但外肿，甚则耳聋，俗名大头瘟、蝦蟆瘟者。"其后，清·雷丰总结前人认识，指出了温毒临床表现的多样性："然有因温毒而发斑、发疹、发颐、喉肿等，不可不知。"（《时病论》）刘老遍览诸家学说认为，前人对温毒临床特点的描述各不相同，乃是因为温毒并非为一种独立疾病，而是包含多种疾病在内的一类温热疾病。

刘老指出，温毒一类疾病，病情复杂，证候多样，它们不仅具有一般温热疾病的表现，如心烦热渴、咳嗽喉痛，甚则面目俱赤、耳聋呕逆、起卧不安、舌苔黄秽、脉多浮沉俱盛等临床特点，还兼有肿毒表现，如局部红肿热痛，甚则溃烂、或皮肤发斑疹等。刘老据此，将温毒归纳为以下四个类型：

1. 温毒发颐 耳前后焮肿，颊肿，面赤，咽痛或不痛，甚则耳聋，头面俱肿，连及颈项胸胁，头大如斗，眼不能开，恶寒发热，便秘口渴，头痛头胀，日甚一日，俗名大头瘟，状如虾蟆，亦称蝦蟆瘟。此病具有强烈的传染性、流行性，历史上屡有大规模暴发蔓延。如龚廷贤《万病回春》中记载："万历丙戌（注：1586年），余寓大梁，属瘟疫大作，士民多毙其症，闾巷相染，甚至灭门，其症头疼身痛、憎寒壮热、头面颈项赤肿、咽喉肿痛、昏愦，名曰大头瘟。"又有《叶拙斋笔记》载："蜀遭献忠之乱后，瘟疫流行，有大头瘟，头发肿赤，大几如斗……"

2. 温毒喉肿 咽喉肿痛，口鼻气臭，面红腮肿，甚则项外漫肿，喉中结塞，麻痹不仁，咳痰不出，痰壅而声如曳锯，汤水难咽，语言难出，名为喉痹。

3. 温毒发斑　症见心烦闷、身发热、皮肤发斑如锦纹。晋·葛洪《肘后方》载有温毒发斑病名，并指其临床特点为肌肤发出斑疹。

4. 温毒发疹　症见燥热无汗、皮肤隐见小红点、摸之不应指。

刘老强调：以上四证，发斑发疹，其色鲜红透发者为轻，紫黑隐黯者为重。发颐而见脉细弦数，喉痹而见唇青舌卷，均属毒邪内陷之征。若见神昏谵语，循衣摸床，则尤为险象。

对于温毒发病原因，古人归结于伏温、时热交并所致。刘老认为，这种认识并不全面。刘老提出，温毒发病病因有四：一者，由于冬令之时，气温过暖，人处其中，感受乖戾之气，伏藏体内，至春夏之交，更遇温热，诱发伏毒自内而出，表里皆热，酿为温毒；二者，风温、冬温治疗不当，误用辛温之剂，以致以火济火，亦能发为温毒。上述二因皆属温毒产生的外在因素。三者，由于人体自身少阴素虚，不能上济少阳，少阳升腾莫制，多易感染时气而发温毒；四者，小儿纯阳多火之体，阴未充长，也易感染时气而发温毒。此二者，为温毒发病的内在因素。

对于温毒诊断，刘老除强调要注意诊察温毒所特有的肿毒表现外，还十分注重对患者舌脉的观察。刘老体会，温毒一病，其脉象多表现为浮沉俱盛。若脉大而疾，则病脉相应而为顺；若脉细而小，则病脉不应而为逆。温毒舌苔多呈现秽腻之象，其中偏白滑者，为多湿，热象不甚；偏黄滑者，为湿热并重；舌质赤绛者，则为热甚；若舌焦黑而干，又为热极津枯之征，患者见此舌象，病多危重。

对于温热病的治疗，《内经》提出了"热淫于内，治以咸寒，佐以甘苦"的原则，此法一直为后世所宗。刘老指出，温毒为温热而兼秽浊之邪，对其治疗应在《内经》所拟原则之上，加以解毒逐秽之味。刘老经验，对于温毒发颐者，则在清热解毒逐秽基础上，兼用疏散之品，方选普济消毒饮[1]去升麻、柴胡主之，外用水仙膏[2]敷之。温毒喉痹者，则兼用宣解，宜外用玉钥匙[3]启气闭，配合内服清咽栀豉汤[4]或普济消毒饮。温毒发斑

---

[1] 普济消毒饮（《东垣试效方》）录自（《普济方》）：连翘、薄荷、马勃、牛蒡子、白僵蚕、玄参、板蓝根、苦桔梗、甘草、升麻、柴胡、黄芩、黄连、陈皮。

[2] 水仙膏（《温病条辨》卷一）：水仙花根，不拘多少，剥去老赤皮与须根，捣之敷肿处。中留一孔，以肌肤起小粟疮为度。

[3] 玉钥匙（《三因极一病证方论》卷十六）：焰硝、硼砂、冰片、白僵蚕。

[4] 清咽栀豉汤（《疫喉浅论》）：山栀子、香豆豉、金银花、薄荷、牛蒡子、甘草、犀牛角、白僵蚕、连翘、桔梗、马勃、蝉蜕、苇根、灯心草、竹叶。

者，宜解毒化斑，方选举斑汤[1]或化斑汤[2]主之；或发斑不透，宜犀角大青汤[3]、三黄石膏汤[4]主之；若热盛液亏，烦躁衄血，宜犀角地黄汤[5]。温毒发疹者，则宜透发，银翘散[6]去豆豉，加细生地、丹皮、大青叶、玄参主之。温毒初起者，宜升麻葛根汤[7]主之；若神昏谵语，则先予紫雪[8]、安宫牛黄丸[9]，继予清宫汤[10]。温毒后期，则宜益胃生津为治。

【典型病例】

李某，男，17岁。

初诊：1979年12月19日。

主诉：发热1个月。

病史：患者11月20日突然发热恶寒，体温高达40℃，伴有咳嗽，咽喉疼痛，流鼻涕，全身酸楚。5天后，全身出现红色斑疹，在当地医院诊断为"猩红热"，给予口服和注射多种抗生素后，皮疹逐渐消失，有脱屑，但发热不退，体温波动在37～40℃。就诊时见：发热，头痛，咽痛，咳嗽，痰少，小便黄涩，神疲，消瘦，面色白，体温37℃，躯干及手部皮肤片状糠屑样皮疹；舌红，舌苔薄黄，脉数。血常规：白细胞$15 \times 10^9/L$，中性粒细胞82%，淋巴细胞16%，嗜酸性粒细胞2%。尿常规：蛋白（＋＋），红细胞1～2个/HP，白细胞1～2个/HP，上皮细胞1～2个/HP。

四诊分析：患者发热一月不退，为邪热稽留不去之征；其头痛是热毒上扰清阳之象；咳嗽、咽痛则是邪热郁肺，肺失清肃之表现；神疲、消瘦乃发热日久，热盛伤阴耗气所致；躯干及手部皮肤红斑消退后，遗留大片糠屑，实为邪热耗损阴血，以致津枯血燥而成；小便黄涩，则为肺热下移膀胱之指征，舌红、苔薄黄、脉数，俱为郁热未尽之佐证。据此分析，患者所得之病，当辨为疫毒内蕴，热入膀胱，耗伤阴津之温毒。

中医诊断：温毒

---

〔1〕举斑汤（《温热暑疫全书》）：白芍、当归、炙山甲、柴胡、白芷、升麻、水姜。

〔2〕化斑汤（方见风温）。

〔3〕犀角大青汤（《医学心悟》）：犀角、大青叶、玄参、升麻、黄连、黄芩、黄柏、山栀子、甘草。

〔4〕三黄石膏汤（《医宗金鉴》）：石膏、黄芩、黄连、黄柏、麻黄、淡豆豉、山栀子、葱白。

〔5〕犀角地黄汤（方见风温）。

〔6〕银翘散（方见风温）。

〔7〕升麻葛根汤（《闫氏小儿方论》）：升麻、葛根、赤芍、甘草。

〔8〕紫雪（方见暑温）。

〔9〕安宫牛黄丸（方见风温）。

〔10〕清宫汤（方见风温）。

西医诊断：猩红热合并肾炎

辨证：疫毒内蕴，热入膀胱，耗伤阴津。

治法：清热解毒，凉营生津，佐以利水。

处方：凉营清气汤合导赤散加减

川连 3g，黄芩 9g，栀子 9g，生地 12g，丹皮 4.5g，茅根 18g，芦根 24g，玉竹 12g，连翘 12g，薄荷 4.5g，竹叶 9g，滑石 12g（包煎），通草 9g，生甘草 9g。

3 剂，日一剂，水煎服。

二诊（1979 年 12 月 21 日）

患者复诊时欣然告曰，月余之热竟 1 剂而愈，又服用 2 剂，精神好转，除咽喉疼痛，咳嗽以外，余无不适，恐其余热未尽，灰中仍有伏火，当击鼓再进，以防死灰复燃，嘱咐原方再服 5 剂。

三诊（1979 年 12 月 26 日）

患者自觉诸症全消，查尿检：尿蛋白（＋＋），血常规：白细胞 $15 \times 10^9/L$，中性粒细胞 82%，淋巴细胞 17%，嗜酸性粒细胞 1%。诊察仍形瘦，舌稍红，苔薄白，脉细。辨证属：水热互结，气阴两伤。方用猪苓汤加味，利水泄热，滋阴益气。处方：苇茎 24g，茅根 24g，石韦 24g，金银花 12g，连翘 12g，猪苓 12g，泽泻 12g，玉竹 12g，滑石 15g，生甘草 9g，白芍 9g，生地 12g，太子参 9g，阿胶 9g。水煎服，日一剂，7 剂。后本方共服用 20 余剂，血、尿化验均已正常，自感体健如初，为防止其反复，又嘱咐服六味地黄丸，以竟全功。

按语：刘老对于此患者，在运用中医传统望、闻、问、切等宏观诊察方法的同时，还结合西医血、尿常规等现代检验指标进行微观辨证。如患者热退之后，诸证随之而解，唯小便检查仍有蛋白，血常规检查白细胞、粒细胞增高，此均为湿热毒邪存在下焦的微观标志，结合其形瘦、脉细，辨知患者当属湿热毒邪、稽留下焦、伤损阴液之证。对于温病出现邪热伤阴之时，刘老告诫：此阶段治疗当切忌一味淡渗利水，以免继续耗泄，治疗应以清热滋阴，以助化源为法。此正如《温病条辨》所言："温病，小便不利者淡渗不可与也，忌五苓、八正辈。"此外，刘老治疗温热伤津之证，喜用大剂量白茅根、芦根配伍，以倍增生津清热之力，对猩红热合并肾炎的治疗尤为适合。

二、肺系病证

（一）肺痨

肺痨，是一种具有传染性的慢性虚弱性疾患，因其劳损在肺，名为肺痨。然而，痨疾日久常可辗转传变致五脏俱损、气血两败，故又名痨瘵。该病以咳嗽、咯血、潮热、盗汗、胸痛、消瘦为临床特征。

刘老总结肺痨发病，究其根源无外乎内、外两端。外为"痨虫"传染而得。痨虫侵袭肺脏，腐蚀肺叶，肺失清肃，肺气上逆而见咳嗽、咳痰、气喘、胸痛等症；若伤及肺中脉络，又可见咯血等症；痨虫致病最易伤阴动热，故而常见骨蒸潮热、盗汗等虚热表现。内在因素当责之机体正气亏虚。禀赋薄弱，或嗜欲无节，或居处污秽，或饮食不洁等，皆可耗伤人体正气，正气内虚则痨虫乘虚而入，侵蚀肺叶，发为肺痨。此时，若能及时补益，使体内正气转强，则可抗御痨虫进一步侵犯，使病变局限于肺而不累及他脏，徐徐调治可逐渐祛邪好转；若调养不及，正气日衰，则阻邪不能而祸及他脏，多脏受损，病变渐重。由此，刘老强调，正气强弱不仅是发病的关键，也是肺痨传变、转归的决定因素，此正所谓"正气存内、邪不可干"。对于肺痨治疗，刘老临床之时主张"分期论治"，即将其疾病发展过程划分为"初期""中期""末期"，并依据三期不同的证候特点、病情轻重，分别制定相应治法、选取适宜方药。

1. 刘老分期标准

（1）初期（轻型）：该期患者病情较轻，临床上往往仅有咳嗽、发热、食欲不振、周身倦怠等；病势稍进即干咳无痰、胸胁牵引作痛、午后发潮热、食欲减退、日渐消瘦、甚至痰中带血、或咯血。

（2）中期（重型）：该期患者病情较重，常见日晡热甚、咳而加喘、或时时咯血、盗汗、失眠、肌肉瘦削、精神委顿、又可呈现虚性兴奋。

（3）末期（极重型）：末期患者，病情危重，精神由衰惫转呈虚性亢奋状态，症见皮肤鱼鳞甲错、大肉尽脱、形销骨立、喘急咳嗽、声音嘶哑、脉细数而疾。

2. 刘老分期辨治

（1）初期：刘老对于初期阴虚内热证候较轻者，治以甘寒养阴之法，以使水旺气复，发热、咳嗽诸证得除，方选立效方[1]；若以暴咳喘促明显者，刘老给予款冬花汤[2]治疗；针对以潮热骨蒸为主者，方选秦艽鳖甲汤[3]与

---

[1] 立效方（《杂病源流犀烛》）：贝母、杏仁、款冬花、天冬、桔梗、五味子、葱白、瓜蒌仁、川椒。上药共为末，与猪肺同蒸，取汁服。
[2] 款冬花汤（《圣济总录》）卷六十五：款冬花、桑白皮、五味子、贝母、杏仁、知母、甘草。
[3] 秦艽鳖甲汤（《卫生宝鉴》）：秦艽、鳖甲、地骨皮、银柴胡、青蒿、知母、当归、乌梅肉。

之；盗汗者用生脉饮[1]加白芍、浮小麦、龙骨、牡蛎、稽豆衣、糯稻根；失眠甚者，用酸枣仁汤[2]主之。

（2）中期：刘老针对中期病情较重者，阴虚内热明显，甚则肺络受损而见咯血，治疗以滋阴退热、宁肺止血为大法，宜月华丸[3]或肺痨方[4]。

（3）末期：日久不愈，渐入危重。刘老据经典所云"久病多瘀""久病入络"之说，提出治疗此期患者不仅要补阴，还需注重活血化瘀，刘老谓之"补阴化瘀"法。临证之时，对久嗽肺痿者，给予人中白丸[5]；若伴肌肤甲错者，则配合大黄䗪虫丸[6]；若为瘀血咳嗽，舌上可见黑紫斑点者，则常以太平丸[7]治之。

（二）咳嗽

咳嗽是肺系疾患的一个常见证候，是由于六淫之邪侵袭肺系、或脏腑功能失调，内伤及肺，肺气不清，肺失宣肃，以致肺气上逆、冲击气道所成。古人还进一步将其细分为咳、嗽、咳嗽，无痰有声者为咳，无声有痰者为嗽，有痰有声者为咳嗽。但究之临床，多为痰声并见，很难将两者截然分开，故一般均以咳嗽统称。

刘老认为，导致咳嗽发生的原因极为复杂。肺为华盖，其脏娇嫩，外与皮毛相合，内与他脏相关，凡风、寒、暑、湿、燥、火之邪袭于外，肝、心、脾、肺、肾之病伤于内，都可内应于肺而致咳嗽。对此，古代医家多有论述，分类亦多以此为据，唯侧重点有所不同。刘老指出，除上述致病因素之外，尚有水气、瘀血等因素，亦可影响肺脏宣肃功能而诱发咳嗽。对于这些诱因，诸多医家少有论及，分类之时也多有疏漏。针对于此，刘老从临床实际出发，将咳嗽归纳为七大类，即"四时外感咳嗽""水咳""火咳""干咳""呷咳""瘀血咳""虚咳"。

1. 四时外感咳嗽　刘老指出，四时外感咳嗽不同于其他类型咳嗽，此型咳嗽夹有感冒症状。诊断之时应尤重脉象：脉浮缓者，感受风邪所致；

---

〔1〕 生脉散（方见暑温）。

〔2〕 酸枣仁汤（《金匮要略》）：酸枣仁、知母、川芎、茯苓、甘草。

〔3〕 月华丸（《医学心悟》）：天冬、麦冬、生地、熟地、山药、茯苓、菊花、沙参、阿胶、三七、桑叶、獭肝、百部、川贝。

〔4〕 肺痨方（经验方）：三七、姜炭、白茅根、白芍、丹皮、旱莲草、川贝、甜杏仁、紫菀、款冬花、白前、麦冬、甘草、玉竹、百合。

〔5〕 人中白丸（《杂病源流犀烛》）：生地、熟地、白芍、白术、当归、阿胶、鳖甲、羚羊角、青蒿子、人中白、百部。

〔6〕 大黄䗪虫丸（《金匮要略》）：大黄、干地黄、黄芩、桃仁、杏仁、虻虫、蛴螬、白芍、甘草、干漆、水蛭、䗪虫。

〔7〕 太平丸（《修月鲁般经》）引（《劳证十药神书》）：天冬、麦冬、知母、贝母、款冬花、杏仁、生地、黄连、当归、阿胶、蒲黄、京墨、桔梗、薄荷、麝香。

脉为虚象，是因暑邪伤津而成；脉象濡者，多见湿邪所困；脉见紧者，责之寒邪侵袭。

2. 水咳　刘老强调，诊断之时应分清病位及病邪性质。表水咳嗽，可见心下满、吐白沫痰、或下利、或小便不利、或短气不得卧；里水咳嗽，脉弦急、胸胁痛；寒水咳嗽，小腹积水、腹痛下利、重则肉瞤筋惕、脉象微弱。

3. 火咳　火咳临床表现为咳多痰少、或痰中带血，伴心烦、口渴引饮、面红赤、胸胁疼痛、便秘，脉见洪数或弦数、舌质红、甚生芒刺。

4. 干咳　干咳多因肺中郁热、伤津耗液、燥邪内生所致，"燥胜则干"，故症见干咳无痰、唇口干燥，脉细数、舌色红或有黄苔。

5. 呷咳　呷咳是以喉中有声、连绵不绝、如水鸡之鸣为其特异性表现，较之其他证型咳嗽，临床较易诊断。

6. 瘀血咳嗽　因瘀而咳，可见手掌之纹有红色、胸背时作刺痛，更有胸背皮肤干燥如鱼鳞甲错，脉多涩，舌或有紫色斑点。

7. 虚咳　虚咳包含了五脏虚损所致的咳嗽，主要有"肝咳""脾咳""肾咳""传尸劳咳"。肝咳表现为咳时多泪出、夜多不能独卧、口苦、脉虚弦；脾咳则以咳即喘息有声，甚则咯血为主要临床特征；肾咳症见咳即腰背引痛，从小腹逆上而咳，连续数十声，少停又咳，牵引两胁，涕泪皆出，甚即咳涎；传尸劳咳多见咳嗽上气，喘卧益甚，鼻口干燥，毛发焦枯，盗汗潮热，男多遗精，女多经枯血闭，脉数疾而虚。

临证之时，刘老依据上述不同类型咳嗽的病理特点，分别制定治疗大法，并选方择药进行针对性的治疗，临床疗效显著。

1. 四时外感咳嗽　刘老对于春日风咳，治以疏风宣肺、止咳化痰，方选止嗽散治之；对于夏日暑咳，治以祛暑利湿、止咳化痰，方用止嗽散[1]加六一散[2]主治；对于秋日湿咳，治以燥湿化痰、理气止咳，方选不换金正气散[3]主治；对于冬日寒咳，治以散寒祛邪、温肺止咳，方选六安煎[4]加细辛主治。

此外，刘老对于秋冬触寒即发之咳嗽者，习用六安煎、金水六安煎[5]两方，察其虚实壮老用之。若内热较甚者，又可于上方基础上增加知母、

---

[1] 止嗽散（《医学心悟》）：桔梗、荆芥、紫菀、百部、白前、甘草、陈皮（大枣）。

[2] 六一散（《伤寒直格》）：滑石、甘草。

[3] 不换金正气散（《太平惠民和剂局方》）：苍术、橘皮、半夏曲、厚朴、藿香、甘草、生姜、红糖（若感冒时气，可加香豆豉）。

[4] 六安煎（《景岳全书》）：陈皮、半夏、杏仁、甘草、白芥子、茯苓、生姜。

[5] 金水六安煎（《景岳全书》）：陈皮、半夏、杏仁、甘草、白芥子、茯苓、生姜、当归、熟地。

黄柏以清泻里热；若触怒咳嗽更甚者，则可配合延年半夏汤〔1〕治疗。

2. 水咳 对于伤寒太阳证罢，表不解，心下有水气而咳者，刘老遵仲景之法，治以解表蠲饮，止咳平喘，方选小青龙汤〔2〕治疗；对于里水胸胁积液者，治以攻逐水饮，方用十枣汤〔3〕主治；对于少阴寒水，则治以温阳利水，方用真武汤〔4〕主治。

3. 火咳 火咳缘火热为患所致，故刘老针对病机，以清肺泻热止咳为治疗大法，方选清肺饮〔5〕治疗。

4. 干咳 肺中郁热而致干咳，《内经》曰："火郁发之"，故刘老治以宣散郁热、润燥止咳，方用四物桔梗汤〔6〕开提之。

5. 呷咳 对其治疗，《金匮要略》早有载述："咳而上气，喉中水鸡声，射干麻黄汤〔7〕主之。"

6. 瘀血咳嗽 刘老治疗瘀血咳嗽，病情轻者，给予泻白散〔8〕加生地、丹皮、麦冬、桔梗治疗；病情较重者，则用桃仁、大黄、姜汁为丸久服，徐徐图之。若因仆损劳力伤肺，遇风寒则咳，或见咯血、色紫黑红者，刘老常选四物汤〔9〕为基础方去川芎加大黄、苏木为末，酒调服，其后，更服人参养荣汤〔10〕调理。

7. 虚咳 对于虚证咳嗽，属肝咳者，刘老常以小柴胡汤〔11〕加肉桂、橘红、苏子、前胡、香附主之；心咳者，则用桔梗汤〔12〕酌加麦冬、远志；脾咳者，用六君子汤〔13〕加枳壳、桔梗治之；肺咳者，以《千金》五味子汤〔14〕

---

〔1〕 延年半夏汤（《古今录验》）：半夏、吴茱萸、人参、柴胡、槟榔、桔梗、枳实、鳖甲、生姜。
〔2〕 小青龙汤（《伤寒论》）：麻黄、白芍、半夏、干姜、甘草、细辛、桂枝、五味子。
〔3〕 十枣汤（《伤寒论》）：芫花、甘遂、大戟、大枣。
〔4〕 真武汤（《伤寒论》）：茯苓、白芍、生姜、白术、附子。
〔5〕 清肺饮（《仁斋直指方论》）：前胡、荆芥、桑白皮、枳壳、知母、贝母、薄荷、赤茯苓、桔梗、苏叶、阿胶、杏仁、天冬、甘草、生姜、乌梅。
〔6〕 四物桔梗汤（《古今医统》）引《家抄方》：当归身、川芎、白芍、熟地、桔梗、炒黄柏、竹沥、姜汁。
〔7〕 射干麻黄汤（《金匮要略》）：射干、紫菀、款冬花、五味子、半夏、麻黄、生姜、细辛、大枣。
〔8〕 泻白散（《小儿药证直诀》）：炙桑白皮、地骨皮、甘草、粳米。
〔9〕 四物汤（《仙授理伤续断秘方》）：生地、当归、白芍、川芎。
〔10〕 人参养荣汤（《太平惠民和剂局方》）：人参、陈皮、黄芪、桂心、当归、白术、甘草、白芍、熟地黄、五味子、茯苓、远志、生姜、大枣。
〔11〕 小柴胡汤（方见疟疾）。
〔12〕 桔梗汤（《伤寒论》）：桔梗、甘草。
〔13〕 六君子汤（《医学正传》）：人参、白术、茯苓、半夏、甘草、陈皮、生姜、大枣。
〔14〕 《千金》五味子汤（《备急千金要方》）：五味子、桔梗、甘草、紫菀茸、续断、竹茹、桑白皮、生地、赤小豆。

去续断、地黄、赤小豆，加麦冬、玉竹、细辛治疗；肾咳者，选都气丸[1]加西洋参、麦冬为基本方；传尸劳咳，以月华丸[2]调治。

【典型病例】

薛某，男，60岁。

初诊：1993年6月25日。

主诉：反复咳嗽、咳痰3年，复发3个月，加重5天。

病史：患者近3年来反复出现咳嗽、咳痰，受凉加重，本次发作是3个月前因受凉致咳嗽，咳白色泡沫痰，间断服中西药（药名不详），病情时好时坏，近5天以来病情加重，故求治于刘老。现症见：咳嗽、咳痰阵发性加剧，尤以早晚甚，咳白色泡沫痰，量较多，但无痰中带血，无畏寒、发热，自感口干、口苦，时有恶心，睡眠正常，二便调，舌质红，苔薄黄，脉沉细。体检示：BP：170/105mmHg，双肺呼吸音粗，无干湿啰音，HR：78次/分，律齐，无杂音，第一心音低，双下肢轻度凹陷性水肿。外院胸透正常。

四诊分析：该患者为老年男性，元气已亏，加之久病，正气更虚，易为外邪侵袭，此次复发正是卫外失固、风寒外邪乘虚而入所致。风寒袭肺，肺失宣降，肺气上逆，冲击气道，而见咳嗽。望患者面黄浮胖，为脾虚有湿之象，刘老谓之"黄色主病虚与湿，脾弱萎黄望可知"。"脾为生痰之源、肺为储痰之器"，脾虚痰生，藏之于肺，随气上涌，故见咳痰、量多。细观其痰，色白呈泡沫样，刘老有云"痰白为寒、泡沫属风"，此为外受风寒之征。然患者无畏寒、但感发热，有云："有一分恶寒，便有一分表证。"可知风寒外邪已由表入里。咽红、口干、口苦，则为"太阳"传入"少阳"之佐证，《内经》曰"口苦、咽干，责之于肝。"《伤寒论》亦道"少阳之为病，口苦、咽干、目眩也。"又见其舌质红、苔薄黄，更为内热已生之佐证；其脉沉细，沉脉主里、细主虚损，再次表明正气亏虚、无力抗邪、病已入里。由此辨知，此病为虚人外感风寒表邪、入里化热所致之咳嗽，属本虚标实之证。

中医诊断：咳嗽

西医诊断：慢性支气管炎急性发作

辨证：风寒袭肺，入里化热。

治法：宣补肺气，清热化痰。

处方：杏苏散合小柴胡汤加减

---

[1] 都气丸（《张氏医通》）：熟地、山药、山萸肉、泽泻、云苓、丹皮、五味子。
[2] 月华丸（方见肺痨）。

苏子 10g，苏叶 10g，杏仁 10g，桔梗 10g，黄芩 10g，柴胡 12g，葶苈 24g，半夏 10g，太子参 12g，甘草 6g，川贝 6g，瓜蒌 10g。

5 剂，日一剂。

二诊（1993 年 7 月 1 日）

服上方后咳嗽好转，咳痰减少，口干、口苦症状消失。查体：精神好，舌质红，苔薄黄，脉沉细。BP：160/105mmHg。原方去柴胡、太子参、甘草，加前胡 10g，厚朴 10g，北沙参 12g，生石膏^(包煎)15g。5 剂，日一剂。

按语：此病例为慢性支气管炎急性发作，属中医"咳嗽"范畴。该患者为老年男性，加之久病，正气素亏，风寒之邪乘虚而犯，肺主皮毛，首当其冲，肺系受邪，失于宣肃，肺气上逆，而为咳嗽；正不胜邪，抵御无力，抗击不能，外邪紧逼，入里化热，更见发热、口干、口苦、舌红、苔黄；其脉沉细，为本虚标实之象。对其治疗，刘老把握"外感风寒、入里化热"之病机根本，治以宣肺解表、兼清里热之法，方选杏苏散合小柴胡汤加减治之。方用杏苏散宣散肺中之邪；小柴胡汤和解枢机、透邪外出；方中更佐太子参以扶助正气、驱邪外出，实为点睛之笔。二诊时，患者口干、口苦症状消失，但仍见咳嗽、咳痰。刘老考虑，该患者入里热邪已有外出之势，治当顺势而为、乘胜追击，故去小柴胡汤，增益清肺透热之品，如石膏、前胡等，力求"祛邪务尽"；酌加清热滋阴润肺之品，以复邪损之阴。全方祛邪扶正、标本兼顾，得获佳效。

（三）痰饮

痰饮，亦称淡饮、流饮，是指水液在体内运化输布失常，以致停积于人体某些部位的一类病证。

刘老对于痰饮一病自有独到见解。刘老认为，痰饮成因不外内、外两端，外因多为风寒外袭、感受湿热、饮水过量等；内因则以劳倦过度、饮食不节、房劳伤肾为主。刘老指出，上述内外因素互为影响，致使人体肺脾肾功能失调，三焦不利、气道闭塞，津液停积，此为痰饮化生之根源。临证之时，刘老将痰、饮区分论治，概括为痰证七型、饮证五型，并依据各型病理特点，或润、或清、或攻，依八法灵活处理。刘老具体辨治方法详介如下：

1. 痰证

（1）燥痰：刘老指出，燥痰症见痰少而黏，或咳出如米粒状，涩而难出，伴见咳嗽喉痛、咽干鼻燥，其脉滑数。对其治疗当以清、润为法，刘老常用燥痰汤[1]加减论治。

---

[1] 燥痰汤（《医宗金鉴》）：枯黄芩、旋覆花、海浮石、天冬、橘红、风化硝、枳壳、桔梗、贝母、瓜蒌霜。

（2）顽痰：刘老强调，顽痰多见于怪证，《证治汇补·胸膈门·癫狂》描述其症："若抚掌大笑，言出不伦，左顾右盼，如见鬼神，片时正性复明，深为赧悔，少顷态状如故者。"顽痰痰质坚结胶固，咳吐难出，脉见沉牢。对其治疗当以逐化老痰为法，刘老以控涎丹[1]主之。

（3）热痰：《杂病源流犀烛·痰饮源流》："热痰，即火痰也。"热痰症见脉洪面赤、烦热满闷、唇口干燥、其痰质地稠浊。对其治疗当以清热化痰为法，刘老多以二陈汤[2]加黄芩、黄连治疗。

（4）风痰：风痰症见脉弦面青、胸胁满闷、抽搐眩晕、四肢麻木或左瘫右痪、时有躁怒。对其治疗当以化痰息风为法，刘老惯用二陈汤加胆南星、白附子，或导痰汤[3]治疗。

（5）湿痰：湿痰名出《医学入门》，书中谓之："生于脾，多四肢倦怠，或腹痛、肿胀、泄泻，名曰湿痰。"其症见脉缓滑、肢体沉重而嗜卧、痰多易出、或痰涎清薄、腹胀食少、反胃呕吐。对其治疗当以燥湿化痰为法，刘老采用二陈汤加苍、白术，或白术丸[4]、六君子汤[5]治疗。

（6）脾虚不能摄涎：此型患者症见频吐痰涎、痰多泡沫，并伴见面色萎黄、困倦乏力、纳差腹满、大便溏薄、舌体胖大、边有齿痕、脉缓弱等。对其治疗自当健运脾胃、摄涎化痰为法，刘老选用六君子汤加益智仁主之。

（7）寒痰：该型症见脉沉、面色黧黑、足寒至膝、多胫膝酸软，其痰质稀而寒凉。对其治疗当以温化寒痰为法，刘老习用二陈汤加干姜、肉桂治疗，对于症状更重者，则采用胡椒理中丸[6]治之。

2. 饮证

（1）痰饮（狭义之痰饮）：仲景对其描述为："其人素盛今瘦，水走肠间，沥沥有声，谓之痰饮。"刘老认为，此饮留于肠胃，仲景总结了它的基本症状，临证用药遣方之时，还需结合兼证全面考虑，方可收到良效。对于兼见便燥者，刘老给予己椒苈黄丸[7]；对于便溏者，刘老以半夏泻心汤[8]治疗；对于呼气短者，刘老选用苓桂术甘汤[9]主之；对于吸气短者，

---

〔1〕 控涎丹（《三因极一病证方论》）：甘遂、大戟、白芥子。
〔2〕 二陈汤（方见霍乱）。
〔3〕 导痰汤（《校注妇人良方》）：半夏、胆南星、枳实、茯苓、橘红、甘草、生姜。
〔4〕 白术丸（《保命集》）：胆南星、半夏、白术（生姜汤送服）。
〔5〕 六君子汤（方见咳嗽）。
〔6〕 胡椒理中丸（《外台秘要》）引（《古今录验》）：款冬花、胡椒、甘草、荜拨、良姜、细辛、橘皮、干姜、白术。
〔7〕 己椒苈黄丸（《金匮要略》）：防己、川椒、葶苈、大黄。
〔8〕 半夏泻心汤（《伤寒论》）：半夏、干姜、黄芩、川连、人参、甘草、大枣。
〔9〕 苓桂术甘汤（《伤寒杂病论》）：茯苓、桂枝、白术、甘草。

刘老则用金匮肾气丸[1]补肾纳气。

（2）溢饮：此饮流行于体，多由脾失健运所致，故见饮流四肢，当汗出而不汗出、身体疼重、脉象浮紧或浮数。刘老对于溢饮伴见不汗出而烦躁者，给予大青龙汤治疗，即合仲景所谓："太阳中风，脉浮紧，发热恶寒，身疼痛，不汗出而烦躁者，大青龙汤[2]主之。"对于溢饮见表寒象者，则给予小青龙汤[3]，也是遵仲景所云："伤寒，表不解，心下有水气，干呕、发热而咳，或渴、或利、或噎、或小便不利、少腹满、或喘者，小青龙汤主之。"

（3）悬饮：此饮留于胁下，症见咳唾引痛、转侧不利、脉沉弦。刘老治疗以攻逐水饮为法，常以十枣汤[4]治之。

（4）支饮：此饮留于肺，症见喘而胸满、面肿不得卧，或目眩昏晕，脉见沉象。刘老对于支饮不得息者，惯用葶苈大枣泻肺汤[5]；对目眩头晕者，则遵《金匮要略》所云："心下有支饮，其人苦冒眩，泽泻汤[6]主之。"方以泽泻汤为基本方加减。

（5）伏饮：此饮留于膈间，膈上痰满，症见呕吐痰涎、咳嗽喘息。伏饮分虚证、实证。对于伏饮虚证，刘老用小半夏加茯苓汤[7]再加丁香治疗；对于实证则以神佑丸[8]主之。

刘老常要求弟子门生，对于痰饮治疗首当牢记辨证论治，不可拘泥一法；其次，对前人经验也应分析领悟、取其精华、为己所用。刘老认为，庞安常治痰，主于降气，以苏子降气汤[9]兼导痰汤各半剂治疗诸痰，及王海藏以五饮汤[10]、倍术丸[11]以治诸饮，实为经验之谈，理应重视，多多参悟。

【典型病例】

陆某，女，48岁。

---

〔1〕 金匮肾气丸（《金匮要略》）：熟地、山萸肉、山药、云苓、泽泻、丹皮、桂枝、炮附子。
〔2〕 大青龙汤（《伤寒论》）：麻黄、桂枝、甘草、杏仁、生姜、大枣、石膏。
〔3〕 小青龙汤（方见咳嗽）。
〔4〕 十枣汤（方见咳嗽）。
〔5〕 葶苈大枣泻肺汤（《伤寒论》）：葶苈子、大枣。
〔6〕 泽泻汤（《金匮要略》）：泽泻、白术。
〔7〕 小半夏加茯苓汤（《金匮要略》）：半夏、茯苓、生姜。
〔8〕 神佑丸（《儒门事亲》）：黑丑、大黄、芫花、大戟、甘遂、轻粉。
〔9〕 苏子降气汤（《太平惠民和剂局方》）：苏子、半夏、前胡、厚朴、陈皮、甘草、当归、沉香。
〔10〕 五饮汤（《医垒元戎》）：旋覆花、人参、陈皮、枳实、白术、厚朴、茯苓、半夏、泽泻、猪苓、前胡、桂心、白芍、甘草。
〔11〕 倍术丸（《外台秘要》）引《深师方》：白术、干姜、肉桂。

初诊：1978年7月12日。

主诉：低热3个月，胸痛3周。

病史：患者3个月前出现发热、畏寒、干咳少痰、纳食欠佳、口干喜饮等症状，自服抗生素和退烧药物后，体温呈低热，下午3点左右明显。近3周来气急加重，低热起伏不定，逐渐消瘦。就诊时症见：身热起伏，干咳少痰，胸膺作痛，呼吸、咳唾、转侧时疼痛加重，口干喜饮，气急，纳食不振，精神萎靡，舌边尖红，苔黄腻，脉滑数。体温37.4℃，呼吸24次/分。左胸呼吸活动减弱，语颤明显减低，叩诊浊音，呼吸音近乎消失，心浊音界右移，右胸未见异常体征。血红蛋白110g/L，红细胞3.52×10^{12}/L，白细胞5.7×10^9/L；胸片显示为左侧大量胸腔积液，液面位于第3肋水平，心脏及纵隔右移。

四诊分析：患者症见胸膺作痛，呼吸、咳唾、转侧时疼痛加重，气急，俱为悬饮之特征，结合现代医学检查亦证实其有胸腔积液。饮停胸胁，脉络受阻，气机不利，故见胸痛；咳唾、转侧、呼吸时，均牵引胸胁经脉，以致疼痛加剧；饮停于胸，上犯干肺，肺气下行受阻，则见气急而短。其身热起伏、口干喜饮、舌边尖红、苔黄腻、脉滑数，则为饮从热化之象。此外，饮阻阳郁，胸阳难展，又致患者精神萎靡，食欲不振，形体消瘦。据此辨析，该患者所得之病，乃为饮从热化、湿热互结、胸阳不振之悬饮。

中医诊断：悬饮

西医诊断：胸膜炎

辨证：饮从热化、湿热互结、胸阳不振。

治法：清热化饮，通阳散结。

处方：瓜蒌薤白半夏汤合小陷胸汤加味

瓜蒌12g，薤白9g，半夏9g，黄连3g，枳壳3g，茯苓9g，泽泻6g，贝母6g，杏仁6g。

5剂，日一剂，水煎服。

二诊（1978年7月17日）

上方连服5剂，气急、胸痛、胸闷明显好转。脉滑，苔薄黄。原方继服10剂。

三诊（1978年7月27日）

服10剂后，患者体温恢复正常，气急、胸痛、胸闷等症已基本消失，脉搏74次/分，呼吸19次/分，经胸透复查，胸腔积液继续吸收，液面在第6肋水平，后以原方加减2月余，胸腔积液全部吸收，随访多年未复发。

按语：胸膜炎依据其症状可归于"悬饮""胸痹""结胸"等病范畴。刘老于临床，对悬饮兼体质壮实者，常选用十枣汤治疗；有胸痹证者，常用瓜蒌薤白半夏汤治疗；小结胸证则喜用小陷胸汤治疗。本案患者体质偏弱，辨其病机为饮停于胸，久从热化，湿热互结，以致气机不利、胸阳不展、诱发诸症。刘老以瓜蒌薤白半夏汤合小陷胸汤治疗。用黄连、半夏、瓜蒌、贝母、杏仁等清化湿热；瓜蒌、薤白伍用通阳散结；枳壳行气，茯苓、泽泻利水，行气与利水同行，如开闸与通渠并用，停聚之水饮借此二者易除，病遂得愈。

（四）咯血

咯血又称嗽血，是指咳嗽有血而出，或纯血鲜红，或痰血相兼，或痰中带血。

刘老辨治咯血，首分外感、内伤。外感咯血，常伴见头痛、鼻塞、清涕、恶风寒、发热、无汗、体痛等表证。《症因脉治·嗽血论》就说："外感嗽血之症，身发寒热，喘促气逆，咳嗽不止，嗽痰带血。"内伤咯血，则兼见脏腑、阴阳、气血虚衰或偏盛的表现。如肝火旺所致咳嗽，则伴有面赤、头眩晕、唇干、口苦等证；阴虚火旺所致者，则伴午后潮热、消瘦、颊红、干嗽、手心发热、不思饮食等症。刘老从病因学角度将咯血分为外感、内伤两大类的基础上，再从病机学角度将咯血分为虚证、实证。如外感邪气、胃中积热，以及肝郁之火，均属实火、实证；阴虚火旺之火，则属虚火、虚证。其他如肾阴不足、心脾损伤均属虚证。据此随患者病因、病性之不同而分别用药。

1. 外感咯血

（1）风寒袭肺：风寒袭肺而致咯血者，症见恶寒、发热、头痛、鼻塞、咳嗽、咳痰、渐至咳嗽不已、痰中带血、脉浮或浮缓、苔薄白。刘老针对此型咯血者的病机特点，治以疏散风寒、肃肺止血之法，方用香苏饮[1]、金沸草散[2]治疗。

（2）风热犯肺：风热犯肺而致咯血者，症见初起恶寒、后但热不寒、咳嗽咳痰、痰黄夹血、血色鲜红、口渴、咽干痛、脉浮数、舌红苔薄黄。刘老针对此型咯血者的病机特点，治以疏风清热、凉血止血之法，方选银翘散加减治疗。

（3）风燥伤肺：风燥伤肺而致咯血者，症见身热、咳嗽、痰少难咳、痰中带血、咽干鼻燥、心烦、口渴喜饮、脉浮数、舌苔薄白而干。刘老针对此型咯血者的病机特点，治以清肺润燥、宁嗽止血之法，方用清燥救肺汤加减治疗。

---

[1] 香苏饮（方见伤风）。
[2] 金沸草散（《千金翼方》）：金沸草、麻黄、前胡、荆芥穗、甘草、半夏、赤芍、生姜、大枣。

2. 内伤咯血

(1) 实证

1) 肝火旺盛：因肝火炽热、上炎犯肺而致咯血发生者，症见烦躁易怒、头痛眩晕、胁肋胀痛、口苦咽干、面红目赤、咳嗽咳痰、痰中带血或咳吐纯血、血色鲜红、舌质红、苔薄黄、脉弦数。针对该型咯血者的病机特点，刘老治以平肝降逆、凉血止血为法，方用柴胡梅连散[1]治疗。

2) 肺气郁热：因肺气郁热、灼伤血络而致咯血者，症见咳嗽、咳黄痰、痰中带血、血色鲜红、口干、咽痛、身热、喘息、尿赤、便秘、舌红、苔薄黄、脉数。针对此咯血者的病机特点，刘老治以清肺降痰、泄热止血之法，方用泻白散[2]治疗。

3) 胃火上冒：对于胃中积热、上冒于肺、肺络损伤而致咯血者，症见咳嗽咳痰、痰中带血、唇干口臭、牙龈肿痛、消谷善饥、便秘尿赤、脉数、舌红苔黄。针对此型咯血者的病机特点，刘老治以降火平胃之法，方用犀角地黄汤[3]治疗。

(2) 虚证

1) 肾阴亏虚：肾水不足、虚火上炎而致咯血者，症见干咳少痰，痰中带血或反复咯血、口干咽燥、两颧潮红、午后潮热、盗汗，兼有耳鸣、腰膝酸软，舌体瘦、色红、苔少、脉细而数。针对此型咯血者的病机特点，刘老治以滋阴降火之法，方用滋阴降火汤[4]、月华丸[5]等治疗。

2) 心脾虚损：心脾虚损、气不摄血，而致咯血者，症见面色少华、神疲乏力、头晕目眩、耳鸣心悸、或咳或不咳、痰中带血或咳吐纯血、或兼见衄血、便血，舌质胖、色淡、脉虚而细。刘老针对此型咯血者病机特点，治以培补本元之法，方用归脾汤[6]治疗。

三、脾胃病证

(一) 胃痛

胃痛又称胃脘痛，是临床常见的一种疾病症状，常伴见嗳气泛酸、恶

---

[1] 柴胡梅连散（《金匮翼》）：柴胡、人参、黄芩、甘草、胡黄连、白芍、当归、乌梅。

[2] 泻白散（方见咳嗽）。

[3] 犀角地黄汤（方见风温）。

[4] 滋阴降火汤（《医宗金鉴》）：知母、黄柏、熟地黄、龟甲、麦冬、天冬、当归、白芍、甘草、缩砂仁。

[5] 月华丸（方见肺痨）。

[6] 归脾汤（《济生方》）：人参、黄芪、白术、当归、茯神、酸枣仁、远志、木香、龙眼肉、生姜、大枣。（当归、远志两味，补自《校注妇人良方》）。

心呕吐、食欲不振、面黄肌瘦、神疲乏力、便秘便溏等。胃脘痛，其疼痛部位在上、中、下三脘之间，有时痛连肋下，有时牵引胸腹。刘老强调，若疼痛位于脘以上，则为胸痛；位于脘以下，乃是腹痛，临证之时当细细鉴别，切莫混淆。

刘老精研各家学说，尊古不泥，提出自己独到见解，指出导致胃脘痛发生的病因虽多，但以停食、停饮、胃寒、胃热、气滞、血瘀、虫痓等居多；其病机不外虚、实、寒、热、气、血、痰、饮、食积、虫寄。据此，刘老进一步将胃痛归纳为十大证型，即虚痛、实痛、寒痛、热痛、气痛、血痛、饮痛、食痛、痰痛、虫痛。临床之时，按不同证型加以施治。如此则可使胃痛治疗有章可循、有法可依，方便后学之人领会掌握。

1. 虚痛　刘老总结，胃痛属虚者，症见胃痛隐隐、饥时作痛、得食缓解、喜揉按、脉见无力。偏阳虚者兼见泛吐酸水、喜咸恶甘、喜暖喜按、神疲乏力，甚则手足不温、大便溏薄、舌淡、脉软弱；偏阴虚者兼见口燥咽干、或口渴，不吐酸、喜甘恶咸、大便干燥、舌红少津、脉多细弦。

对于此型胃痛，偏阳虚者，刘老施以温中扶阳之法，选用六君子汤[1]合吴茱萸、干姜、黄连治疗；偏阴虚者，刘老则以滋养胃阴为法，选用归脾汤[2]或妙香散[3]治之。

2. 实痛　刘老指出，胃痛属实者，症见痛而拒按、脉象有力。若有积滞者，脉见沉滑；若痛处显肿者，为胃痈；若伴见寒热往来、皮肤甲错、脉象涩者，为有瘀血。

对于此型胃痛，刘老采用攻逐邪实、补益脾胃之法，选取刘老经验方厚朴丸[4]治疗。病属胃痈者，刘老惯用牡丹皮汤[5]以消痈排脓。病属瘀血所致者，可按血痛治疗，方选桃仁承气汤[6]，或血府逐瘀汤[7]亦可。

3. 寒痛　刘老归纳，胃痛属寒者，症见身凉畏寒、口和不渴、喜热饮、得温痛减，或见呕吐、苔薄白、脉细紧。若寒气客于胃肠，则猝然作痛；若为寒邪夹湿，则病患身体沉重。

---

[1] 六君子汤（方见咳嗽）。
[2] 归脾汤（方见咯血）。
[3] 妙香散（《太平惠民和剂局方》）：山药、白茯苓、茯神、远志、黄芪、人参、桔梗、甘草、木香、辰砂、麝香。
[4] 厚朴丸（刘老经验方）：陈皮、半夏、苍术、台参、麦芽、枳壳、神曲、青皮、厚朴。
[5] 牡丹皮汤（《外科大成》）：桃仁、芒硝、大黄、丹皮、瓜蒌。
[6] 桃仁承气汤（《伤寒论》）：桃仁、大黄、芒硝、桂枝、甘草。
[7] 血府逐瘀汤（《医林改错》）：桃仁、红花、当归、生地黄、川芎、赤芍、牛膝、桔梗、柴胡、枳壳、甘草。

对于此型患者，刘老以温中散寒为法，方选桂附理中汤〔1〕或温胃汤〔2〕治疗。

4. 热痛 刘老指明，胃痛属热者，症见胃脘灼痛、痛势急迫、身热口渴、呕酸嘈杂、喜冷畏热、烦躁易怒、苔多黄燥、脉弦或数。此病发生，或因久郁化火，或因过服热药而成。

对于此型患者，刘老以清胃泻热、理气止痛为法，方用金铃子散〔3〕为基本方以理气止痛，加用黄连、黄芩、山栀以苦寒清热，反佐姜汁以防凉遏冰伏。

5. 气痛 刘老强调，胃痛因气滞所致者，多因大怒或七情之伤而诱发，症见胃脘胀满、攻撑作痛，或脘痛连胁、按之较舒、嗳气频频、大便不畅、苔多薄白、脉象沉弦。

对于此型患者，刘老以疏肝理气、和胃止痛为法，选以香苏饮加延胡索治疗。此外，沉香降气汤〔4〕加沉香、川楝子，亦为刘老治疗气痛之常用方剂，临床疗效颇佳。

6. 血痛 胃痛因血瘀所致者，症见痛有定处、疼痛剧烈、痛如刀割、舌暗带紫、脉象艰涩。甚者可有积块，便黑而燥。

对于此型患者，刘老以活血化瘀、通络止痛为法，选以桃仁承气汤治疗，以消逐瘀血。

7. 饮痛 胃痛因停饮所致者，症见胃脘疼痛、痞满不舒、时吐清水、胃肠闻及水声，或口渴、但饮水即吐、食少脘胀、神疲乏力、面目浮肿、小便不利、胃冷便燥、苔白滑或白腻、脉弦。

对于此型患者，刘老以温化水饮为法，常选二陈汤〔5〕加白术，抑或胃苓汤〔6〕治疗，均可获以良效。

8. 食痛 胃痛因积食所致者，症见胃脘胀满而痛，其痛处有一条杠起、嗳腐吞酸，或呕吐不消化食物，吐后痛减，不思饮食，大便不爽，舌苔厚腻，脉象沉滑，甚者便燥、腹满痛拒按，脉象坚实。

对于此型患者，若因米面肉食所伤，刘老采用健脾消食之法，选用平

〔1〕 桂附理中汤（《证治宝鉴》）：肉桂、附子、台参、白术、干姜、甘草。
〔2〕 温胃汤（《脾胃论》）：白蔻、益智仁、砂仁、厚朴、甘草、干姜、姜黄、黄芪、陈皮、人参、泽泻。
〔3〕 金铃子散（《素问病机气宜保命集》）：金铃子、延胡索。
〔4〕 沉香降气汤（《太平惠民和剂局方》）：沉香、砂仁、甘草、香附。
〔5〕 二陈汤（方见霍乱）。
〔6〕 胃苓汤（《丹溪心法》）：苍术、厚朴、陈皮、甘草、泽泻、猪苓、白茯苓、白术、桂枝。

胃散[1]治疗，并于方中加焦三仙，以增消积之力；若因饮酒所伤，刘老多于前方基础之上，再辅用葛花，以增醒酒健脾之力；若积滞较重，脘腹胀满，疼痛难忍，拒按甚或手不可近者，刘老则常用木香槟榔丸[2]，以消积破满、行气止痛。

9. 痰痛　胃痛因痰所致者，症见胃痛胸闷、咳吐稠痰、舌苔白腻、脉象弦滑，甚者其痛攻走腰背、发厥呕逆之临床特点。

对于此型患者，若病情较急、并有欲吐之势者，刘老多因势利导，选以吐法治之，选瓜蒂散[3]服之，一吐痛除；若病情缓者，刘老喜用二陈汤燥湿化痰。

10. 虫痛　胃痛因虫所致者，症见脘腹疼痛，如钻如顶，时痛时缓，得食则痛，唇舌有白色小结节或面有虫斑，其脉或弦或紧、时大时小。甚者可见剧烈疼痛，四肢厥冷。

对于此型患者，当以驱虫为要。刘老多用乌梅丸[4]或芜荑散[5]。

【典型病例】

张某，女，59岁。

初诊：1993年3月16日。

主诉：反复胃脘部不适、反酸6年余，加重1个月。

病史：患者6年前无明显诱因出现上腹不适，有时隐痛，以凉痛为主，喜按，得温可以缓解，进食刺激食物后，腹部不适每逢春天加重，伴有反酸、不呃逆等症状，本次因入春季节改变而再次出现上腹部隐痛不适加重。现症见：胃脘部隐痛不适，纳食不香，食后痛减、时伴泛酸、喜暖喜按，少腹坠胀感，时有口苦，喜热饮，睡眠可，纳差，大便成形，一日一行，小便如常。舌体大，质淡红，苔薄白腻，脉沉细。

四诊分析：该患者疼痛部位在胃脘部，病属"胃痛"。胃痛一病，其病机不外虚、实、寒、热、气、血、痰、饮、食积、虫寄，四诊相参，可知根源。首望其神，该患者精神欠佳，神疲萎靡，属"少神"范畴，为"正气受伤，脏腑衰惫"之虚象。再望面色，面现黄白，白为气血不荣之候，主虚寒、失血、夺气、脱津等证，《内经》谓之"色脱者，色白，夭然不泽"；黄亦为脾虚，营血无以上荣之象，故面见黄白。由此可知，患者素体

---

　　[1] 平胃散（《太平惠民和剂局方》）：苍术、厚朴、陈皮、甘草。
　　[2] 木香槟榔丸（方见痢疾）。
　　[3] 瓜蒂散（《伤寒论》）：瓜蒂、赤小豆。
　　[4] 乌梅丸（《伤寒论》）：黄柏、黄连、桂枝、附子、细辛、当归、花椒、人参、乌梅、干姜。
　　[5] 芜荑散（《济生方》）：芜荑、雷丸、干漆。

脾胃虚弱，正气不足。其胃脘隐痛缠绵，为气血不足、失于濡养所致；喜暖喜按，则为脾胃虚寒之征，"寒得温则散，气得按而行"；泛吐清水，当责阳虚不运，水饮停聚；食后痛减，乃因得食则阳气来复；食少纳差，反应脾胃虚寒、失于运化；少腹坠胀，表明中气亏虚，升举无力。舌体大，质淡红，苔薄白腻，脉沉细，俱是脾胃虚弱、中阳不振之象。由此辨知，此病为患者久病，脾胃素虚，中阳衰惫，寒从内生，虚寒作痛所致。

中医诊断：胃痛

西医诊断：慢性胃炎

辨证：脾胃虚寒。

治法：温中健脾。

处方：自拟温中健脾方

白芍 10g，党参 10g，甘草 6g，木香 6g，厚朴 10g，半夏 9g，佩兰 9g，陈皮 6g，柴胡 9g，桂枝 3g，砂仁 6g，白术 9g，生姜 3 片，大枣 5 枚。

7 剂，日一剂，水煎服。

二诊（1993 年 3 月 22 日）

服上方后，反酸、胃脘不适均除，少腹坠胀、腹部怕冷亦缓解。精神好转，舌质淡红，苔薄白，脉弦稍细。以原方继服 7 剂。

按语：此病例为慢性胃炎，属中医"胃痛"范畴。刘老将胃痛归纳为十大证型，即虚痛、实痛、寒痛、热痛、气痛、血痛、饮痛、食痛、痰痛、虫痛。临床之时，则按不同证型加以施治。该患者为老年女性，病由脾胃素亏、中阳不振、胃失温养、虚寒作痛所致。对其治疗，刘老把握其"脾胃虚寒"之病机根本，治以温阳健脾之法，自拟温中健脾方治之。刘老遵"急则治标"原则，组方之中，内含芍药甘草汤，缓急止痛以治标。更遵"虚则补之、寒则温之"原则，选用党参、白术、大枣，补益脾胃；桂枝、生姜、砂仁，温中散寒；半夏、佩兰，化痰健脾；陈皮、木香、厚朴，通调气机；更佐柴胡，升举清阳。诸药合用，温补兼施、标本兼顾，共奏补益脾胃、温中散寒、缓急止痛之功效。二诊时，患者上腹不适、反酸等主要症状消失，但仍稍有少腹坠胀、腹部怕冷感。刘老分析，患者服药后，主症消除，表明药中病所，组方恰当。然此为久病，难以速决，当有攻有守，故效不更方，继服前方 7 剂。其后调整治疗近 2 周，诸症消失，效果显著。

（二）呕吐

呕吐又名吐逆，是指胃失和降，气逆于上，以致胃内食物或痰涎等上逆涌出的病证。古人谓：有声无物者，为"哕"（干呕）；有物无声者，为"吐"；有声有物者，为"呕"。由于临床之上，呕、吐常常兼见，很难截然分开，故合称为"呕吐"。

刘老指出：呕吐一病，总属胃气不和所致，胃气以下行为顺，若上逆则成呕吐。其中原因，或由中焦阳虚、浊阴上犯；或由食寒冷不洁之物，伤损胃阳；或由暴饮暴食，饮食停滞；或由久食辛辣，积热在中；抑或治疗失当，过服热药，胃火上冲；或由惊怒动肝，肝逆冲胃；或由外感淫邪等，均可导致呕吐。刘老鉴于呕吐病因繁多，常常告诫：临证之时，不可只知一味镇吐止呕，应当见病知源、见病治源，如此则病自愈、呕自止。

刘老依据呕吐发生的病因、临床证候特点，将呕吐归纳为七大证型加以施治，即"胃寒呕吐""胃热呕吐""痰饮呕吐""宿食呕吐""风邪干胃呕吐""气逆呕吐""胃虚呕吐"。

1. 胃寒呕吐　该型患者其病多在下脘。症见：喜热恶寒，四肢清冷，腹痛喜按，呕吐清水，口和不渴，脉沉迟或小而紧。刘老以温胃降逆为法，常用吴茱萸汤[1]或丁萸六君汤[2]治疗。

2. 胃热呕吐　该型患者其病多在上脘。症见：喜冷恶热，咽燥口渴，五心烦热，夜卧不宁，见食即吐，吐势急迫，味酸或苦，脉洪数或弦数，苔黄或黄腻。刘老治以清热降逆之法，惯用本事竹茹汤[3]治疗。

3. 痰饮呕吐　该型患者由于脾虚运化失司，停痰留饮于中脘。症见：呕吐涎沫，先渴后呕，食久乃吐，多无声，胸中闷闷不舒，脉滑而缓，舌苔白腻而滑。刘老以驱饮逐水降逆为治法，多选小半夏汤[4]、五苓散[5]加生姜，或二陈汤[6]治疗。

4. 宿食呕吐　该型患者多由暴饮暴食，或食用不洁之物而致。症见：胸腹胀满，嗳腐吞酸，中焦痞闷而痛，痛则呕吐，得食愈痛，按之亦痛，兀兀不得吐，得吐而后快，食久乃吐，臭如败卵，苔黄腻或垢腻，脉滑数。刘老治以和胃导滞之法，方择楂曲平胃散[7]治之。

5. 风邪干胃呕吐　该型患者多由内伤饮食、外感风寒所成。症见：憎寒壮热，头痛，胸闷腹胀，呕吐或兼下利，脉浮而洪，苔薄白。刘老治以

---

[1] 吴茱萸汤（方见霍乱）。
[2] 丁萸六君汤（《医宗金鉴》）：丁香、吴茱萸、生姜、人参、白术、白茯苓、甘草、陈皮、半夏。
[3] 本事竹茹汤（《普济本事方》）：干葛、甘草、半夏、竹茹、生姜、大枣。
[4] 小半夏汤（《金匮要略》）：半夏、生姜。
[5] 五苓散（《伤寒论》）：白茯苓、泽泻、桂枝、白术、猪苓、生姜。
[6] 二陈汤（方见霍乱）。
[7] 楂曲平胃散（《方剂学讲义》）上海中医学院：山楂、六神曲、苍术、厚朴、陈皮、甘草。

疏风和胃降逆之法，给予藿香正气散[1]治疗。

6. 气逆呕吐　该型患者多因七情内郁，木旺克土，以致胃气上逆，出现呕吐。症见：食格不纳，胸膈痞闷，痛连胁肋，嗳气不除，恶逆呕吐，脉弦，苔薄白。刘老治以平肝理气，选用旋覆代赭汤[2]治疗。

7. 胃虚呕吐　该型患者多因大病之后，脾胃虚损所致。症见：呕吐无常，吐出多为不消化之食物，胃脘不胀，胸膈不痛，外无寒热，内无燥渴，苔薄白，脉细沉或沉弱。刘老治以温胃理脾，方用丁香萸黄汤[3]治疗。

刘老十分重视呕吐患者的护理工作，认为护理是否恰当直接关系到患者的预后。刘老总结了护理本病四大要点。

（1）患者呕吐时，应轻拍背部，吐后用温开水漱口，取平卧位，用手轻轻按摩胃部，使气下行。

（2）如患者呕吐不止，面色苍白，四肢发冷，心慌汗出，脉细，乃虚脱之象，应急速救治。

（3）呕吐剧烈者，应暂停饮食，口服药物亦应少量多次，以免胃不受纳。

（4）呕吐患者的饮食宜流质或半流质，忌食生冷、油腻及一切刺激性物品。

（三）噎膈

噎膈，是饮食吞咽受阻或食入即吐的一种病证。噎指吞咽时梗噎不顺，膈指食物膈拒不入或食入即吐；"噎"可单独出现，亦可因病情逐渐深重发展可成"膈"；二者密不可分，故并称噎膈。此正如张石顽所言："噎之与膈，本同一气，膈证之始，靡不由噎而成。"刘老指出：此病多发于老年男子，其症初见水饮可行，食物难下，病甚者水饮亦不易下，且胃脘当心而痛；或进食后，停于咽喉胸膈之间，只在胃口之上，未曾入胃，即带痰涎而出，其脉象多为沉涩。

刘老精研各家，提出噎膈本属气血亏损，复因悲思忧怒、郁结不解、或由积劳、或因酒色、损伤脾肾，阴津涸竭以致胃脘枯槁而成。临床之上，刘老亦赞同张从正之见解，不对噎膈强加分型，治疗之时，始终着眼于脾肾二脏，标本同治，遣方用药以补益脾肾、益气养血、滋阴润燥为本，以降火消痰、开郁顺气为佐。

---

[1] 藿香正气散（方见霍乱）。
[2] 旋覆代赭汤（《伤寒论》）：旋覆花、代赭石、人参、半夏、甘草、生姜、大枣。
[3] 丁香萸黄汤经验方：生姜、陈皮、半夏、人参、吴茱萸、草豆蔻、黄芪、苍术、当归、升麻、柴胡、丁香、黄芩、甘草。

刘老针对体质虚弱、面色苍白、头发枯黄、肌肤干燥、神疲乏力、头晕耳鸣之气血俱亏者，在遵循上述治疗大法的基础上，侧重于补养气血，方用五福饮[1]、十全大补汤[2]治疗。

刘老对于不思饮食、脘腹痞闷、面白少华、倦怠乏力之脾虚者，则以健脾益气为要，方用四君子汤[3]治疗。若伴见泛吐涎沫者，可于前方中酌加陈皮、半夏以去痰湿；若痰黏不易咳吐者，可于方中增以竹沥、梨汁、藕汁等润化燥痰。

刘老对于吞咽梗涩而痛、饮食难下、形体消瘦、肌肤枯槁、口干咽燥、胸背灼痛、大便干结、舌红而干、上有裂纹、脉弦细数而呈现一派津亏血燥者，治疗重在补肾滋阴、润燥降火、启膈通便，方用五福饮加肉苁蓉，或五汁安中饮[4]。

刘老对于噎膈初期，气血尚未大伤，临床以标实为主的患者，在扶正基础之上，运用暂通之法。若病患以吞咽梗阻、胸膈痞满不利、脘腹胀满、大便艰涩、肌肤甲错为主，刘老惯用人参利膈丸[5]治疗；若病者以喉咽妨塞，食饮不下、痰多难咳、形体消瘦为主，刘老多用昆布丸[6]治疗。

附：反胃

反胃又称胃反，是以脘腹痞胀、宿食不化、朝食暮吐、暮食朝吐为主要临床表现的一种病症。

反胃一病以食物可入，良久复出，或朝食暮吐、暮食朝吐，宿谷不化，脉象沉弱或紧涩为临床特征；其与噎膈之水饮可行，食物难下，或食入即吐的表现存在明显差异，故临床之时可资鉴别。刘老指出，反胃、噎膈临床表现虽大不相同，但在病因病机方面却有相同之处，血液衰耗、胃脘枯槁为二者共同的病理基础。刘老阐释：反胃、噎膈二证，均本属气血亏损，复因七情内伤，郁结不解，或由劳累，或因酒色，更损脾肾，以致胃阴干涸所致。刘老概之为"槁在上者为噎膈，槁在下者为反胃。"此正如朱震亨所言："大概因血液俱耗，胃脘亦槁，在上近咽之下，水饮可行，食物难入，间或可食，入亦不多，名之曰噎。其槁在下，与胃为近，食虽可入，

---

[1] 五福饮（《景岳全书》）：人参、熟地、当归、甘草、白术。
[2] 十全大补汤（方见疟疾）。
[3] 四君子汤（《太平惠民和剂局方》）：人参、茯苓、甘草、白术。
[4] 五汁安中饮（《新增汤头歌诀》）引张任侯方：牛奶、韭菜汁、姜汁、藕汁、梨汁。
[5] 人参利膈丸（《卫生宝鉴》）：人参、当归、木香、槟榔、藿香、甘草、枳实、厚朴、大黄。
[6] 昆布丸（《太平圣惠方》）：昆布、麦冬、天冬、诃黎勒、木通、大黄、朴硝、郁李仁、桂心、百合、羚羊角、杏仁、紫苏子、射干、柴胡、陈皮、槟榔。

难尽入胃，良久复出，名之曰膈，亦曰翻胃。"此外，刘老还指出：命门火衰、脾胃虚冷亦是"反胃"发生的另一重要病机。刘老分析：脾肾损伤，则肾虚火衰，釜底无薪，脾胃虚冷，饮食入胃，停留不化，因而上逆，终至尽吐而出。《圣济总录·呕吐门》谓之："食久反出，是无火也"；《证治汇补·胸膈门·反胃》亦道："其为真火衰微，不能腐熟水谷则一也。"

临证之时，刘老对初发本病、正气尚强者，多先用顺气消痰之剂，如二陈汤[1]、平胃散[2]之类；对因血耗液枯所致者，则通用治噎之方；对因肾阳亏虚、脾胃虚寒、不能消谷所发本病者，则按以下原则，区别施治。

命门火衰甚者，刘老治以温阳补肾之法，方用金匮肾气丸[3]以温补肾中所藏之真火。

脾胃虚冷著者，刘老以健脾温中为法，方选附子理中汤治疗[4]。

胃气上逆明显者，刘老治以降逆和胃之方，择用旋覆代赭汤[5]、大半夏汤[6]治疗。

（四）泄泻

泄泻，是指大便次数增多，粪质或为水液、或为溏薄、或为完谷不化，可伴有腹痛，但不下痢脓血，亦无里急后重的一种病证。古人有将大便溏薄者称为泄，大便如水者称为泻，现在临床一般统称为泄泻。

刘老认为，在病因学方面，导致泄泻发生的因素可分为两大类：一则为外感六淫，一则为内伤饮食。刘老阐释，外邪致泄以寒、热、暑、湿较为常见，其中尤以湿邪为多，外湿侵袭，脾土受困，脾失健运，水谷混杂而下，可致腹泻或随时而作，或过时而作。饮食所致，或由暴饮暴食、或嗜食肥甘、或过食生冷、或误食不洁之物，均可损伤脾胃，运化失职，不能吸收水谷精华，反生湿浊，发生泄泻。诚如张介宾所说："饮食失节，起居不时，以致脾胃受伤，则水反为湿，谷反为滞，精华之气不能输化，乃致合污下降而泻痢作矣。"除此之外，如肝强制脾、命门火衰等，亦可引起泄泻。刘老总结，本病的发生和脾、肾关系最为密切，若脾病则运化失职、水谷不分而成泄泻；若肾阳不足（即命门火衰）亦必累及于脾，脾土不健，五谷不化，病发溏泄。

泄泻虽以大便稀溏、次数增多为临床特征，但由于致病原因和患者脏

---

[1] 二陈汤（方见霍乱）。
[2] 平胃散（方见胃脘痛）。
[3] 金匮肾气丸（方见痰饮）。
[4] 附子理中汤（《太平惠民和剂局方》）：人参、干姜、白术、甘草、制附子。
[5] 旋覆代赭汤（方见呕吐）。
[6] 大半夏汤（《金匮要略》）：半夏、人参、白蜜。

腑强弱不同，表现症状也并非一致。据此，刘老辨证分型，将泄泻分为食泻、湿泻、寒邪、热泻、暑泻、脾泄、肾泻七型。

1. 食泻　刘老指出，食泻，顾名思义起于伤食。其症见：嗳气腐臭，胸腹胀满，恶闻食气，腹痛即泻，泻后痛减，所下臭秽黏腻，粪色多黄，苔垢浊或厚腻，脉见滑象。

2. 湿泻　湿泻症见：体重胸闷，周身困倦，便泻清水，或大便呈泡沫样，小便不利，水走肠间辘辘有声，舌质淡，苔白腻，脉濡滑。

3. 寒泻　寒泻症见：周身怯寒，口多清水，腹痛绵绵而喜热熨，泻如鸭粪，澄澈清冷，或完谷不化，小便清利，舌苔薄白，脉迟缓。

4. 热泻　热泻多为暴发。其症见：形神烦躁畏热，口干思凉饮，泻下急迫，或泻而不爽，泻黄如糜，肛门如灼，小便色黄，或热涩刺痛，苔黄脉数。

5. 暑泻　暑泻多于炎暑季节发生。其症见：心烦口渴，小便热赤，多与热泻类似，但必面垢齿板燥，自汗脉虚。

6. 脾泻　脾泻症见：面色萎黄，四肢倦怠，胸腹胀满，不思饮食，泻势缓慢，迁延反复，完谷不化，舌淡苔白，脉细弱。

7. 肾泻　肾泻即五更泻，每发于黎明之际。其症见：或当脐作痛，痛连腰背，肠鸣即泻，泻后则安，并伴有阳痿遗精、腰膝酸软等症，舌淡苔白，脉象沉细。

刘老十分赞同景岳所提"泄泻之本，无不由于脾胃"的理论主张。刘老指出，脾胃受损不仅是泄泻发生的肇始环节，更是本病发展恶化的根源；换而言之，脾虚贯穿了泄泻发生发展的全过程。基于上述认识，刘老认为治疗泄泻应始终围绕健脾渗湿这一主线。但是，刘老告诫，健脾祛湿虽为大法，但临证之时还需随证变化，既守其常又达于变，方可进乎医之上乘；切莫以一成不变之法，应千变无定之证，否则生死反掌、凶危立见。刘老针对各型泄泻，所定治法、方药，具体如下：

1. 食泻　刘老治疗食泻，以消食导滞、健脾止泻为法。病情较轻者，方用保和丸[1]；病情较重者，方用枳实导滞丸[2]。

2. 湿泻　刘老治疗湿泻，以芳香化浊、健脾祛湿为法。方选胃苓汤[3]、藿香正气散[4]加减等。

---

〔1〕　保和丸（《丹溪心法》）：山楂、神曲、半夏、茯苓、陈皮、连翘、莱菔子。
〔2〕　枳实导滞丸（方见痢疾）。
〔3〕　胃苓汤（方见胃脘痛）。
〔4〕　藿香正气散（方见霍乱）。

3. 寒泻 刘老治疗寒泻，以温中健脾、驱寒止泻为法。方宜理中汤[1]、附子温中汤[2]治疗。

4. 热泻 刘老治疗热泻，以清热祛火、健脾止泻为法。方用葛根芩连汤[3]、黄芩汤治之。

5. 暑泻 刘老治疗暑泻，以解暑清热、健脾利湿为法。方选四味香薷饮[4]、桂苓甘露饮[5]治疗。

6. 脾泻 刘老治疗脾泻，以补脾升阳、祛湿止泻为法。方用参苓白术散[6]、补中益气汤[7]治之。

7. 肾泻 刘老治疗肾泻，以温补脾肾、固涩止泻为法。方宜四神丸[8]、脾肾双补丸治疗[9]。

【典型病例】

洪某，男，56 岁。

初诊：1980 年 6 月 24 日。

主诉：反复腹痛、泄泻 8 年。

病史：患者自诉腹痛、泄泻反复发作 8 年余，每次发作左上腹必然隐痛，或阵发性剧痛，痛必泄泻，一日数次，先后就诊于多家医院，皆诊断为"慢性结肠炎"，经治疗数年，但未见好转，故求诊于刘老。就诊时患者诉：腹痛泄泻，泻后痛减，一日数作，便下酸腐，胸闷，脘腹胀痛，胃痛减少，嗳腐吞酸，精神萎靡，舌质红，苔薄黄腻，脉滑数。

四诊分析：患者腹痛、泄泻 8 年，已成久泻之病。古人自古有"久病无火"之说，然患者舌质红、苔薄黄腻、脉滑数，为里热之征。患者久病，脏腑亏虚，脾虚失运，湿浊内盛，淤积化热，湿热阻滞肠道，故腹痛肠鸣、泻下急迫、大便酸腐；脾虚运化水谷失职，宿食不化，浊气上攻，以致胸闷、纳呆、脘腹胀满、嗳腐吞酸。精神萎靡，则是久病气虚、少神之象。

[1] 理中汤（方见霍乱）。
[2] 附子温中汤（《卫生宝鉴》）：附子、干姜、人参、白术、茯苓、白芍、厚朴、草豆蔻、陈皮、甘草。
[3] 葛根芩连汤（方见痢疾）。
[4] 四味香薷饮（《医学心悟》）：香薷、厚朴、扁豆、黄连。
[5] 桂苓甘露饮（《宣明论方》）：滑石、赤茯苓、泽泻、寒水石、石膏、甘草、白术、猪苓、肉桂。
[6] 参苓白术散（《太平惠民和剂局方》）：莲子肉、薏苡仁、缩砂仁、桔梗、白扁豆、白茯苓、人参、甘草、白术、山药。
[7] 补中益气汤（方见疟疾）。
[8] 四神丸（《证治准绳》）：补骨脂、五味子、肉豆蔻、吴茱萸。
[9] 脾肾双补丸（《类证治裁》）：人参、莲肉、山药、肉豆蔻、补骨脂、五味子、菟丝子、巴戟天、山萸肉、橘红、砂仁、车前子。

据此辨析，该患者所得之病，乃为湿热内阻、气血失和之腹泻。

中医诊断：腹泻

西医诊断：慢性结肠炎

辨证：湿热内阻，气血不和。

治法：清热利湿，调和气血。

处方：芍药汤加减

赤芍 9g，当归 9g，柴胡 9g，黄芩 9g，黄连 3g，肉桂 6g，槟榔 9g，木香 9g，砂仁 9g，五灵脂 9g^(包煎)，诃子 9g。

5 剂，日一剂，水煎服。

二诊（1980 年 6 月 30 日）

患者腹胀、腹痛减轻，大便成形，每日 1 次，食欲增强、舌淡红，苔薄黄腻，脉弦数。治法同前，上方化裁，服药 2 周泄泻未复发，诸症若失。

按语：对于腹泻一病，中医学认为暴泻属实，久泻属虚。昔贤更有"久泻无火"之说。如张介宾云："凡脾泄久泄证，大都与前治脾弱之法不相远。但新泻者可治标，久泻者不可治标，且久泻无火，多因脾肾之虚寒也。"及"肾为胃关，开窍于二阴，所以二便之开闭，皆肾脏之所主，今肾中阳气不足，则命门火衰……阴气盛极之时，则令人洞泄不止也。"刘老对此提出不同见解。刘老认为：诚然，久泻发生多由脾阳虚、肾火衰所致。如中阳素虚，或寒湿直中，脾阳运化失司，清阳之气不升，浊阴不降，精微物质不得上升，反而并趋大肠，以致泻下不止；肾阳不足，命门火微，不能蒸化所致，亦致久泻。然而，临床观察发现，久泻并非仅有"无火"一因，湿热内蕴也是久泻发生的常见病因。如该患者病久，却见舌红、苔黄、脉弦数、嗳腐吞酸、便下酸腐等里热征象，故不可拘泥于"久泻无火"之说而将其辨为虚寒之证。刘老强调，临床虽应重视理论，但亦应联系实际、辨证论治，切忌"死读书、读死书"。

（五）便秘

便秘即大便秘结不通，指排便间隔时间延长；或虽不延长，但排便困难，如厕而不能解，虽解也少，甚或便硬如块，状若羊矢。

刘老系统研究前人各家学术，并结合自身经验，提出己见。刘老总结，造成大便不通的原因很多，但扼要地说，可分为虚、实两端。并进一步解析，指出虚秘有气虚、血虚、阴虚、阳虚之别；实秘有属热盛、属气滞之异。

1. 实秘

（1）热秘：刘老指出，热秘即古称之阳结。其症见：大便干结、小便短赤、面赤身热、口臭口干，甚或口舌生疮、腹中胀满，舌红、苔黄燥，脉滑数。对于热秘者，刘老治以清热导滞、润肠通便之法，方选大黄饮子[1]或三黄枳术丸[2]用之。

（2）气秘：刘老指出，气秘发生的病机在于气机郁滞。其症见：大便秘结、欲便不得、嗳气频频、胁腹痞闷，甚则腹中胀痛、纳食量少，舌苔薄腻，脉弦。对于气秘，刘老治以顺气导滞，多选六磨汤[3]治疗。

2. 虚秘

（1）气虚便秘：刘老指出，气虚则大肠传导乏力，大便难于排出发为本病。其症见：虽有便意但临厕努挣乏力、大便难排、挣则汗出短气，便后疲乏，大便则不一定干硬，多兼见面白气怯、肢倦懒言，舌质淡嫩，苔白，脉细弱。刘老对于气虚便秘者，以补气健脾为法，习用黄芪汤[4]治疗。

（2）血虚便秘：刘老指出，此型患者多见于妇人产后血少或大病后气血未复之人。其症见：大便秘结，面色无华，头晕目眩，心悸健忘，唇舌淡白，脉细。刘老对于血虚便秘者，以补血润下为法，常用益血润肠丸[5]治疗。

（3）阴虚便秘：刘老指出，此型患者多见于年老而阴津干枯之人。其症见：大便干结、状若羊矢，形体消瘦，或见颧红，五心烦热，眩晕耳鸣，心悸怔忡，腰膝酸软，舌红少苔，脉细数。刘老针对阴虚便秘者，治以滋阴润燥之剂，方用六味地黄丸[6]加麻仁、枸杞、当归、蜂蜜之类。

（4）阳虚便秘（寒秘）：刘老指出，阳虚便秘（冷秘）即是阴结，是因肾阳虚弱、阴寒内盛所致。其症见：大便艰涩，排出困难，小便清长，面色青白，四肢不温，喜热畏冷，腹不痛而喜按，或腰背酸冷，舌淡苔白，脉沉迟而涩。刘老治疗寒秘，惯用半硫丸[7]，以扶阳降浊。

（六）痞证

痞证，是指无形水火之气，留于胸膈，以致患者自感心下痞硬，胸膈满闷、但触之无形、按之不痛的一种病症。刘老指出，从外表上看，痞满之处没有膨隆高起，这可与胀满之腹部胀大之形相鉴别；此外，痞满患处用手按之濡软不坚，亦无疼痛之感，此一特征可与结胸之硬满疼痛、手不

---

〔1〕大黄饮子（《太平圣惠方》）卷五十八：杏仁、枳壳、焦栀子、生地、人参、黄芩、升麻、甘草、大黄。
〔2〕三黄枳术丸（《保婴撮要》）：黄芩、黄连、大黄、白术、枳实。
〔3〕六磨汤（《世医得效方》）：槟榔、沉香、木香、乌药、大黄、枳壳。
〔4〕黄芪汤（《金匮翼》）：黄芪、麻仁、白蜜、陈皮。
〔5〕益血润肠丸（《证治准绳·类方》）：熟地、杏仁、麻仁、枳壳、橘红、阿胶、肉苁蓉、苏子、荆芥、当归、乌梅。
〔6〕六味地黄丸（《小儿药证直诀》）：熟地、山药、山萸肉、茯苓、泽泻、丹皮。
〔7〕半硫丸（《扁鹊心书》）：半夏、硫黄、生姜。

可近相鉴别。

刘老汇集前贤的论述和经验，并结合自身实践体会，对痞满的辨证论治作出了系统总结。刘老指出，导致痞闷发生的病因很多，常见如胃不和、脾湿、伤暑、食郁、虚寒、痰、气、恼怒等所致；其病因繁多又致临床证候繁杂，初学之人难以辨治。针对于此，刘老在前人辨证分型的基础上，重新划分、区别施治，使其更加契合临床实际，便于掌握应用。刘老归纳，痞证一病应首分虚、实两类，其中实证可再分八型：即热痞、寒痞、食痞、水痞、湿痞、痰痞、气郁作痞、血瘀作痞；虚证可再分两型，即脾虚不运致痞、胃虚夹饮致痞。

1. 实证

（1）热痞：刘老治疗此型病患，遵仲景之法，习用泻心汤诸方治疗。若症见心下痞满、心烦口渴、小便色赤、大便燥结、舌红苔黄、脉象洪数，给予大黄黄连泻心汤[1]；大便秘甚者，酌加大黄通腑泻热；兼有恶寒汗出者，则改以附子泻心汤[2]治之。若因误下而症见心下痞满、呕吐者，刘老惯用半夏泻心汤[3]治疗。对于伤寒解后，胃中不和、心下痞满、干噫食臭、心下有水气、腹中雷鸣下利者，刘老施以生姜泻心汤[4]。若因虚热客气上逆致痞者，刘老选以甘草泻心汤[5]用之。

（2）寒痞：刘老指出，寒痞发生是由于感受寒凉所致，其症见：心下痞满、身凉畏寒、口唇青淡、口和不渴、喜热饮、苔薄白、脉细紧。刘老治以辛温散结，方选枳实理中汤[6]或丁香透膈汤[7]。

（3）食痞：顾名思义，多因饮食不节，过饮过食而致。症见：胸下痞闷、嗳腐吞酸、舌苔厚腻、脉象多沉或脉沉而滑。刘老以消导为法，方用枳术丸[8]、左金丸[9]。对有欲吐之势者，刘老因势利导采用吐法，给予二陈汤[10]，服后探吐；对于伤食偏久，腹痛胀满有欲下之势者，刘老顺势而

---

〔1〕 大黄黄连泻心汤（《伤寒论》）：大黄、黄连、黄芩。

〔2〕 附子泻心汤（《伤寒论》）：大黄、黄连、黄芩、炮附子。

〔3〕 半夏泻心汤（方见痰饮）。

〔4〕 生姜泻心汤（《伤寒论》）：生姜、黄连、黄芩、甘草、党参、干姜、半夏、大枣。

〔5〕 甘草泻心汤（《伤寒论》）：甘草、黄连、黄芩、干姜、党参、半夏、大枣。

〔6〕 枳实理中汤（《一盘珠》）：白茯苓、人参、白术、干姜、甘草、木香、枳实。

〔7〕 丁香透膈汤（《医统》）：白术、香附、砂仁、人参、丁香、麦芽、木香、肉蔻、白蔻、青皮、沉香、姜朴、藿香、陈皮、甘草、半夏、神曲、草果、生姜、大枣。

〔8〕 枳术丸（《脾胃论》）引张元素方：枳壳、白术。

〔9〕 左金丸（《丹溪心法》）：黄连、吴茱萸。

〔10〕 二陈汤（方见霍乱）。

为用微下之法，选用槟榔丸[1]或煮黄丸[2]；若因食后感受风寒之气，或过食生冷之物而致痞闷者，刘老则选温中化滞之剂施治，或用二陈汤加砂仁、紫苏、藿香，或用平胃散[3]加藿香、草蔻、山楂、神曲、麦芽等。

（4）水痞：水痞之心下痞满，若使用泻心汤治疗则病情加重，症见：痞满不解，反而口干作渴，甚至烦躁不安，小便不利。刘老见此，惯用五苓散[4]以利水消痞。

（5）湿痞：湿痞发生，为体内湿浊之气过胜所致。该型患者除感心下痞闷之外，尚症见四肢乏力、周身困重、口中黏腻、不渴、小便短少、恶阴雨，舌体胖大、边有齿痕，苔白厚腻，脉缓或滑。刘老以温化湿浊为法，方选胃苓汤[5]治疗。

（6）痰痞：痰痞是因痰气阻于膈间，以致上下之气不得畅通所致。其症见：胸膈满闷，或见干呕，痰多，苔腻，脉滑。刘老以化痰理气为治法，选用二陈汤加枳实、砂仁治疗。刘老强调，形体肥胖之人，若见心下痞闷，多为痰热作祟，适宜二陈汤加芩、连，或小陷胸汤[6]治疗。

（7）气郁致痞：气郁致痞，皆因七情内伤、气机不畅所致。症见：胸膈满胀，嗳气频频，脉象弦涩，或有间歇。刘老常施以理气解郁之方，如四七汤、五膈宽中散[7]等。若兼见多痰，则易导痰汤[8]加木香；若兼有气短，则换橘皮枳实生姜汤[9]。

（8）血瘀致痞：血瘀阻滞气机，亦可导致痞满。其症见：患者口中有血腥之气，或痰中带血，舌质紫暗，脉象涩滞。刘老多以疏气活血为法，选以红花、丹皮、降香、香附、桔梗、山楂之类药物治疗；严重者，再加大黄、桃仁泥、韭汁。

2. 虚证

（1）脾虚不运致痞：此型患者症见体质虚弱，神疲乏力、面色无华、食少懒言、过时不饥、大便溏少，舌体偏瘦，脉象濡弱。若因年老脏腑虚

---

〔1〕槟榔丸（《兰室秘藏》）：槟榔、木香、人参、陈皮、炙甘草。
〔2〕煮黄丸（《素问病机气宜保命集》）：雄黄、巴豆。
〔3〕平胃散（方见胃痛）。
〔4〕五苓散（方见呕吐）。
〔5〕胃苓汤（方见胃痛）。
〔6〕小陷胸汤（《伤寒论》）：黄连、半夏、瓜蒌。
〔7〕五膈宽中散（《太平惠民和剂局方》）：白蔻、甘草、木香、厚朴、砂仁、丁香、青皮、陈皮、香附。
〔8〕导痰汤（方见痰饮）。
〔9〕橘皮枳实生姜汤（《金匮要略》）：橘皮、枳实、生姜。

衰以致消化迟缓者，刘老多用资生丸[1]；若为大病之后元气未复所致者，刘老大补元气，给予补中益气汤[2]服用；若为内伤误下而成者，刘老喜用经验方益气消痞汤[3]治疗。

（2）胃虚夹饮致痞：此多因伤寒经汗、吐、下之法，表邪得解，胃气受损而成。症见：胸下痞硬，呃逆频作，嗳气连连。刘老以降气和胃为治法，方用仲景旋覆代赭汤[4]治疗。

【典型病例】

童某，男，36岁。

初诊：1974年11月13日。

主诉：胸中痞闷伴灼热疼痛3天。

病史：患者平日嗜好烟酒，3天前因食热辣食物，即感：食管阻塞，伴见灼热疼痛、恶心欲吐，胸中痞闷、恼怒，坐卧不安，咳痰黄稠，口黏腻，食欲欠佳，睡眠差，小便可，大便不爽，舌质红，苔黄腻，脉弦滑。于某医院诊断为"食管炎"。

四诊分析：患者平日嗜好烟酒，故素有痰饮内停。此次又进热辣饮食，助添热邪，痰热相搏，阻滞气机，以致窒塞痞满。痰热结于胸膈，则见胸中痞闷而灼热疼痛；痰热内扰，心神不宁，又致胸中懊恼、坐卧不安、睡眠不宁；痰热上犯于肺，出现咳痰黄稠；口中黏腻、食欲欠佳则是湿热困脾之象；大便黏腻、便后不爽，乃湿热下注之征；舌质红、苔黄腻、脉弦滑，俱为痰热内盛之表现。据此辨析，该患者所得之病，乃痰热互结之痞证。

中医诊断：痞证

西医诊断：食管炎

辨证：痰热互结。

治法：宽胸除痞，清热化痰。

处方：小陷胸汤合栀子豉汤加味

瓜蒌20g，半夏12g，黄连9g，栀子9g，豆豉10g(后下)，贝母9g。

7剂，日一剂，水煎服。

二诊（1974年11月20日）

---

[1] 资生丸（《先醒斋医学广笔记》）：白术、橘皮、山楂、白茯苓、人参、白蔻、桔梗、扁豆、黄连、莲肉、麦芽、山药、芡实、薏苡仁、泽泻、藿香、炙甘草。

[2] 补中益气汤（方见疟疾）。

[3] 益气消痞汤（刘老经验方）：人参、白术、当归、赤芍、升麻、柴胡、陈皮、枳壳。

[4] 旋覆代赭汤（方见呕吐）。

服药 7 剂，胸中痞闷灼热感减轻，食欲转佳，夜寐能安，呕恶不作，情绪好转。守方继用，胸中痞闷灼热疼痛基本消失后停药，饮食如常，诸症消失。

按语：刘老指出，痞证成因多端，然与饮食关系最为密切。《素问·太阴阳明论》云："饮食不节，起居不时者，阴受之……阴受之则入五脏……入五脏则䐜满闭塞。"本案患者，即是食用热辣之品所致。刘老紧扣痰热互结之病机关键，选择小陷胸汤荡涤胸中积热痰阻，合栀子豉汤宣热以除胸膈之烦，于此，正中病所；又因患者痰多黄稠，故伍以贝母清热化痰兼滋阴液。全方组成简洁，有的放矢，直中病所，疗效显著。

四、肝胆病证

(一) 积聚

积聚，是指正气亏虚，脏腑失和，气滞、血瘀、痰浊、食积蕴结腹中，腹内结块，或胀或痛的一类病证。历代文献中的癥瘕、癖以及伏梁、肥气、息贲等疾病，皆属积聚范畴。刘老指出，积、聚在病理性质、证候特点存在不同之处：积者，成于五脏，属阴，故发有常处，推之不移，不离本部，多属血病，其脉多沉着附骨；聚者，成于六腑，属阳，发之无根，忽聚忽散，推之则移，多属气病，其脉多浮动带结。之所以将积、聚并称，乃是由于其病常常先因气而聚，日久血瘀成积，两者关联密切而不能截然分开故也。

刘老认为积聚发生，是由于机体正气亏虚，又受邪侵，正邪相争，正不胜邪，邪气盘踞，脏腑失和，以致气滞、血瘀、痰浊、邪毒蕴结，最终结滞成块而成。刘老强调"正气亏虚"为积聚发病的内在基础，正如《杂病源流犀烛·积聚癥瘕痃癖痞源流》所说："壮盛之人，必无积聚。必其人正气不足，邪气留着，而后患此。"其次，"七情内乱、气滞血瘀""酒食内伤、滋生痰浊""六淫外干、踞而不去""跌打损伤、瘀血留着"，则是引起积聚的主要原因。刘老依据积聚诱发病因不同，更将积聚分为以下四型：

1. 因痰型 刘老指出，该型积聚多因饮酒过度，或嗜食肥甘厚味、煎炙油炸之品，以致脾胃受损，湿浊内停，聚而成痰，阻滞气机、血脉，气、血、痰互相搏结，引发积聚。此外，寒邪、湿热等多种外邪稽留不去，久则使受病脏腑失和、气血运行不畅，痰浊内生，蕴结成块，《诸病源候论·积聚病诸候》曰："诸脏受邪，初未能成积聚，留滞不去，乃成积聚。"因痰而致之积聚，其临床特点为：咽门至胃脘，常感觉狭窄如线，胸膈胀满，痰涎黏稠，咳吐不出，头晕目眩，腹中累累成块，但按之绵软，舌体胖大，苔腻，脉弦。

2. 因食型　刘老指出，该型积聚多因饮食不节、暴饮暴食，食滞胃肠，损伤脾胃，食积不化，湿痰内生，痰食交阻，结成积块。因食而致之积聚，其临床特点为：腹部有块，按之不痛，或有时大痛，便通或矢气，则聚消痛减，便秘，纳呆，舌体胖大，苔白厚腻，脉象弦滑。

3. 因气型　刘老指出，该型积聚多因情志为病，以致肝气不舒，脾气郁结，气机阻滞，血行不畅，经隧不利，脉络瘀阻，日积月累，凝结成块。此正如《济生方·积聚论治》所谓："忧、思、喜、怒之气，人之所不能无者，过则伤乎五脏，逆于四时，传克不行，乃留结而为五积。"尤怡更明确说："凡忧思郁怒，久不解者，多成此疾。"因气而致之积聚，其临床特点为：脘腹胀满刺痛，聚则痛甚，散则痛止，或有或无，流散不定；甚或昏迷痰塞，牙紧似中风而身冷无汗，舌质淡或色暗，苔薄白，脉弦。

4. 因血型　刘老指出，该型患者或因情志抑郁、气滞血瘀，或因痰食交阻、血行不畅，或因打仆堕跌、瘀血不散，或因妇女月经失常、产后失调，以致瘀血留停等，均可导致血瘀结块，促成积聚之发生。因血而致之积聚，其临床特点为：痛处着而不移，手不可近或身多刺痛，舌上有瘀点，肌肤干燥，甚至甲错，面目黧黑，胸腹胁间，每见苦闷，脉象涩滞。

对于积聚，攻邪和扶正为其治疗两大基本法则，但如何把握攻补时机、攻补分寸则是治疗成败之关键。刘老体会：一则，邪实而正气未虚之时，宜用攻法，攻其积聚后，又须补法善后，培补脾胃，以防脾胃虚弱而生他变；二则，久病正气已衰之时，宜以培补扶正为主，或一攻三补，或五补一攻，须严格掌握攻补比例，要点在于攻邪而不伤正，养正而不助邪，如此方可达到治疗积聚之目的。具体分型论治如下：

1. 因痰型　刘老对于因于痰而致积聚者，攻法多用控涎丹[1]，化痰使用竹沥化痰丸[2]治疗。

2. 因食型　刘老对于因于食而致积聚者，攻法用秘方化滞丸[3]，和法则选保和丸[4]治疗。

3. 因气型　刘老对于因于气而致积聚者，多用吐法，若调气则选用大七气汤[5]治之。

---

〔1〕控涎丹（方见痰饮）。
〔2〕竹沥化痰丸（《万病回春》）：白术、苍术、红白葵花、白芍、南星、半夏、红花、桃仁、杏仁、陈皮、枳实、白芥子、竹沥、姜汁。
〔3〕秘方化滞丸（《丹溪心法附余》）：巴豆、三棱、莪术、青皮、陈皮、黄连、半夏曲、木香、丁香、乌梅、米醋。
〔4〕保和丸（方见伤食）。
〔5〕大七气汤（《重订严氏济生方》）：三棱、莪术、青皮、陈皮、藿香叶、桔梗、肉桂、益智仁、香附、甘草、生姜、大枣。

4. 因血型 刘老对于因于血而致积聚者,攻法用桃仁煎[1],或化癥回生丹[2]。对于年深日久之癥瘕痼疾,则用耆婆万病丸[3]缓攻取效。

【典型病例】

徐某,女,69岁。

初诊:1989年3月11日。

主诉:咳嗽、胸痛,伴形体消瘦1年余。

病史:患者于1988年因咳嗽、咯血,经某医院查痰脱落细胞及胸片,确诊为:慢性支气管炎、肺气肿、右上肺癌,并行右上肺癌切除术,术后病理诊断为肺泡癌。因患者年高体弱,加之手术创伤大,不能继续耐受化疗、放疗。住院期间经中医治疗,病情无明显好转,仍咳嗽、咳痰、胸痛、食欲减退、睡眠不佳、卧床不起,故请刘老会诊。就诊时见:患者形体消瘦,精神萎靡,面色晦黯,语声低微,舌质淡,舌苔白而微黄,脉沉细无力。

四诊分析:患者年老体弱,正气不足,卫外失固,六淫外邪乘虚入肺,以致肺气郁闭,宣降失常,气机不利,聚津为痰,痰凝气滞,日久形成肺部积块。患者年老久病,加之手术,正气衰极,脏腑俱弱。气血亏虚,神失所养,故面色晦黯、精神萎靡、睡眠欠佳;邪聚于肺,伤损肺脏,肺失清肃,伴见咳嗽、咳痰、胸痛;邪损肺气,肺脏衰弱,又致语声低微;脾胃虚弱、运化失司、气血乏源、肌肉失充,则食欲减退、形体消瘦、卧床不起。舌质淡、苔白而微黄、脉细无力,乃一派虚弱之象。据此辨析,患者病为气血两虚、虚实夹杂、肺失肃降之肺积。

中医诊断:肺积

西医诊断:右上肺癌

辨证:气血两虚、虚实夹杂、肺失肃降。

治法:益气养血,清肺化痰。

处方:生黄芪18g,当归9g,太子参12g,北沙参21g,白芍9g,苇茎24g,半夏9g,枳壳9g,黄芩9g,川贝母6g,甘草6g,白花蛇舌草21g,

---

[1] 桃仁煎(《千金方》):桃仁、大黄、朴硝、虻虫。

[2] 化癥回生丹(《温病条辨》):人参、安南桂、两头尖、麝香、片子姜黄、公丁香、川椒炭、虻虫、京三棱、蒲黄炭、藏红花、苏木、桃仁、苏子霜、五灵脂、降真香、干漆、当归尾、没药、白芍、杏仁、香附米、吴茱萸、延胡索、水蛭、阿魏、小茴香炭、川芎、乳香、高良姜、艾炭、益母膏、熟地黄、鳖甲胶、大黄。

[3] 耆婆万病丸(《千金要方》):牛黄、麝香、犀角、桑白皮、赤茯苓、干姜、桂心、当归、川芎、赤芍药、甘遂、黄芩、蜀椒、细辛、桔梗、巴豆、前胡、紫菀、蒲黄、葶苈、防风、人参、朱砂、雄黄、黄连、大戟、禹余粮、芫花、蜈蚣、石蜥蜴、芫青。

全瓜蒌 15g，柴胡 9g，茯苓 12g。

15 剂，日一剂，水煎服。

制乳香面 30g，没药面 30g，混合后，每日 2g，分 2 次以上方冲服。

二诊（1989 年 4 月 12 日）

服药 30 剂后，咳嗽、咳痰、胸痛明显好转，食欲转佳，精神好转，能下地行走。连续服药 90 剂后，咳嗽、咳痰、胸痛症状完全消失，生活能自理，能独自来门诊就诊，声音洪亮，精神转佳，食欲正常，体重增加。同年 7 月，复查胸片及胸部 CT 等检查未发现转移病灶，追踪观察 4 年，健康状况良好。

按语：《济生方·积聚论治》云："息贲之状，在右胁下，大如覆杯，喘息奔溢是为肺积，诊其脉浮而毛，其色白，其病气逆，背痛少气，喜忘目瞑，肤寒，皮中时痛，或如虮喙，或如针刺。"故肺癌属中医"肺积"范畴。刘老指出，肺积一证，主因正气虚损，阴阳失调，外邪乘虚袭肺，肺气闭郁，聚津成痰，痰凝气滞，久则肺部形成有形之积块。对此治疗，刘老标本兼顾，补攻并施，以扶助正气为主，辅以化痰解毒，少佐消癥散结之品。方中太子参、黄芪、云苓、当归、甘草益气养血，治其本虚；黄芩、半夏、苇茎、川贝母、白芍、北沙参宣肺祛痰、滋阴止咳，治其标实；柴胡、白芍、枳壳疏肝理脾，有助培补后天；瓜蒌、白花蛇舌草、乳香、没药解毒软坚，利于消癥散结。如此组方，扶正不助邪，祛邪不伤正，双管齐下，疗效显著。

（二）臌胀

臌胀，是由于腹部胀大，腹皮坚满，其形似鼓，因而命名。究其发病原因，刘老责之为：外感六淫，内伤七情，或饮食不节，或劳役过度（包括房劳），使脾土受伤，肾阴亏损，心肺之阳不能下降，肝肾之阴不能上升，以致阴阳升降失常，亦即体内气血不能正常运行，湿热相搏，因成本病。

刘老指出，臌胀有气臌、水臌、肤胀、单腹胀等之分，包括范围甚广。其中，凡因阴阳升降失常，而致气郁不行者，多成气臌；因水道不能通调者，多成水臌；因血行阻碍，瘀血内积者，多成血臌；因外邪客于皮肤孙络之间，则成肤胀，肤胀病久，亦能变为气臌；因脾虚过甚，病久则发展成单腹胀。上述五型虽均以腹部胀大为主症，但因病因病机有所差异，故临床特点、治则治法亦有不同。刘老总结：

1. 气臌　气臌发生是由于气滞而成，中空无物，气壅而臌。其症见：胸腹胀满不适，四肢消瘦，青筋显露，肤色苍黄，四肢消瘦，伴有气逆、嗳气等证，脉多见右关沉涩有力。

刘老认为，气臌一证的病机关键在于脾虚，脾土不健则气机不行，水湿不化。因此，刘老治疗该型臌胀，是以健脾行气为主，佐以利水化湿，方用桂术汤[1]、木香分气汤[2]、木香散[3]治之。

2. 水臌 水臌是因脾肾阳虚，脾阳虚不能运化水湿，肾阳虚气化不及，以致水道失于通调，寒水停聚而成。其症见：神疲怯寒，面色萎黄，目窠上微肿，如新卧起状，其颈脉动，时咳，阴股间寒，足胫浮肿，腹部胀满，其水已成，以手按腹，随手而起，肠鸣，喘息，小便不利，舌质淡、体胖嫩边有齿痕，脉沉细或弦大重按无力。

刘老指出，水臌虽属邪实，但正气已虚，故治疗当紧扣其脾肾阳虚这一病机核心，以温脾补肾为正治之法。方用实脾饮[4]、五皮饮[5]、补中治湿汤[6]等治之。刘老补充，对于虚不受补者，治当随攻随补，或半补半攻，切切不能对其本虚一面视而不见，一味专恃攻法，此为水臌治疗之大忌。刘老此见正合《丹溪心法附余》所说："古人治病之夹虚，有先攻而后补者，有先补而后攻者，有攻补兼施者，何尝一于攻也。"

3. 血臌 血臌发生，或因跌闪而瘀血不散，或因忧郁而结血不行，或因风邪而蓄血不散，留在腹中，"血不利则为水"，致成本证。其症见：面色黯黑，唇色紫褐，胁满小腹胀，中实有物，按之不陷而硬，腹有青筋怒张，身有红点赤缕，烦躁漱水，四肢肿，小便赤，大便黑，舌紫暗或有瘀斑，脉多左关沉涩有力。

刘老治疗此型臌胀，以行血、通气、消瘀、止胀为法，血去则胀自消。刘老常以大黄䗪虫丸[7]或当归活血散[8]，攻逐瘀血；然后继以四物汤[9]补血或四君子汤[10]补气，善加调理。

4. 肤胀 肤胀是因阳气不足，寒气客于皮肤之间所致。其症见：全身

---

〔1〕 桂术汤（《仁斋直指方》）：桂枝、白术、麻黄、细辛、甘草、枳壳、干姜。

〔2〕 木香分气汤（《奇效良方》）：木香、猪苓、泽泻、赤茯苓、半夏、枳壳、槟榔、灯心草、苏子。

〔3〕 木香散（《证治准绳》）：木香、青皮、白术、姜黄、草豆蔻、阿魏、荜澄茄。

〔4〕 实脾饮（散）（《重订严氏济生方》）：厚朴、白术、木瓜、木香、草果仁、大腹子、附子、白茯苓、干姜、甘草、生姜、大枣。

〔5〕 五皮饮（散）（《华氏中藏经》）：生姜皮、桑白皮、陈橘皮、大腹皮、茯苓皮。

〔6〕 补中治湿汤（《东医宝鉴》）卷六引《医林》：人参、白术、苍术、陈皮、赤茯苓、麦冬、木通、当归、黄芩、厚朴、升麻。

〔7〕 大黄䗪虫丸（方见肺痿）。

〔8〕 当归活血散（《准绳·类方》）：川芎、归尾、赤芍、生地、桃仁、延胡索、红花、香附、丹皮、青皮、莪术、三棱。

〔9〕 四物汤（方见咳嗽）。

〔10〕 四君子汤（方见噎膈）。

肿胀，腹大，皮厚。此正如《灵枢·水胀》所言："肤胀者，寒气客于皮肤之间，腹大，身尽肿，皮厚，按其腹，窅而不起，腹色不变，此其候也。"

对于此型臌胀治疗，刘老治以扶正祛寒、理气化浊为法，方用祛寒建中汤[1]治疗。

5. 单腹胀 单腹胀为脾脏虚极，运化失常，清阳不升，浊阴不降，水谷之精微不能洒陈五脏六腑，水湿之浊阴不能转输排泄，清浊相混，壅塞而成。其症见：单腹肿胀，四肢及面目反瘦，小便不利，或上气作喘，或阴囊肿大。

刘老治疗此型臌胀，赞同丹溪"单臌胀乃脾虚之甚，正气虚而不能运化，浊气滞塞其中，今扶助正气，使之自然健运，邪无所留而胀消"的观点，抓住单腹胀其本为脾土衰微、其标为水湿壅塞之主要病机，以健运脾气为治疗关键，不再分利水湿，以防犯虚虚之戒，而致土衰水泛，俾脾气一振，水湿自化。刘老常以单腹胀方[2]为基础方，加减治疗。

【典型病例】

何某，女，66岁。

初诊：1973年6月14日。

主诉：腹胀2个月。

病史：患者自觉腹胀已有2个月，其症逐日加重，伴形体渐瘦、疲乏无力、面浮肢肿、食欲减退、泛恶不吐、两胁痞硬、嗳气不舒、小便短少、大便秘结等，于某医院就诊，诊断为：肝硬化腹水，并予保肝、利水之法治疗，然效果不佳，故求治于刘老。就诊时见：腹胀，形体消瘦，疲乏无力，面浮肢肿，食欲减退，泛恶不吐，两胁痞满，嗳气不舒，小便短少，大便秘结，舌质淡红，苔薄白，脉迟细；肝大可触及，腹部移动性浊音阳性；肝功能异常；麝香草酚浊度试验7U；硫酸锌浊度试验14U；白蛋白2.8g%，球蛋白3g%；凡登白试验间接反应阳性。

四诊分析：患者形体消瘦，疲乏无力，食欲减退，乃一派脾虚之象。脾居中焦，为运化水湿之枢机，脾虚运化失职，转输失灵，水湿不能泄利，以致腹部胀满；脾虚气血不足，肌体失充，见形体消瘦，神疲乏力；水湿停聚，脾土受困，故食欲减退，时时泛恶；湿阻气机，升降失常，肝失条达，络气痹阻，则两胁痞硬，嗳气不舒；气滞湿阻，枢机不利，传导失司，又致小便短少、大便秘结；水湿泛滥肌肤，故见面浮肢肿。舌质淡、苔薄

---

[1] 祛寒建中汤（《医醇賸义》）：当归，白芍，茯苓，白术，附子，广皮，厚朴，枳壳，白蔻，木香，大枣，生姜。

[2] 单腹胀方（刘老经验方）：党参，苍术，白术，茯苓，泽泻，陈皮，桑皮，神曲，大腹皮，草豆蔻。

白、脉沉细，俱为里虚证之表现。据此辨析，患者病为脾虚湿困之臌胀。

中医诊断：臌胀

西医诊断：肝硬化腹水

辨证：脾虚湿困。

治法：补脾益气、运化水湿。

处方：单腹胀方

党参 24g，苍术 9g，白术 12g，茯苓 12g，泽泻 9g，陈皮 9g，桑白皮 9g，神曲 9g，大腹皮 9g，草豆蔻 3g。

10 剂，日一剂，水浓煎服。

二诊（1973 年 7 月 4 日）

服药 20 剂后，腹水消，腹胀除。后以平胃散合四君子汤调理 30 余剂而痊愈。

按语："臌胀"被古人列为"风、痨、臌、膈"四大难证之一，现多见于"肝硬化腹水"。其病机主要为肝、脾、肾三脏功能失调，水、气、血郁积搏结体内。刘老指出，臌胀多为虚实夹杂之证，既有水湿之实，又有脾土之虚。故治疗宜标本兼顾，但关键在于健运脾气，而不在分利水湿；脾气一振，水湿自化。此案患者，虽苦于胀急，但刘老并未予以通利之药以图一快，是因破气活血、攻下逐水诸法，最伤脾胃，用之不当不仅腹胀不能消除，反而伤耗正气而犯虚虚之戒。刘老遵此原则，治疗以健脾扶正为主，辅以通利水湿，补伐兼施，切中病机，方获良效。

（三）腹痛

腹痛，是指发生在胃脘以下，耻骨毛际以上部位的疼痛而言。刘老指出，辨别是否病属腹痛，其辨证要点在于：首辨疼痛部位、次辨疼痛症状、再次辨疼痛发生时间。辨疼痛部位：痛在胃之下，脐之四旁，毛际之上，名曰腹痛；若痛在胁肋，则为胁痛；痛在脐上，则为胃脘痛，此二证均不属腹痛范围。辨疼痛症状：若男子少腹痛，但牵掣睾丸，女子患瘕聚，脐旁杠起，此均属疝痛范畴；若猝然腹痛，欲吐不吐，欲泄不泄，烦渴面垢，则为干霍乱，俗称"绞肠痧"；若少腹肿痛，坚满拒按，小便自利，则为肠痈。辨疼痛发生时间：若女子月经来潮之前后发生腹部疼痛，病为痛经；若小儿饥时腹痛明显，且唇内有斑点，甚或大便排出虫体，病为虫积痛。

刘老依据自身实践体会，结合前人经验，认为虽然导致腹痛的病因较多，但细细分析则可归为四类。一则饮食所致：饮食不节，或饥饱损伤，或饱时强食，或临卧多食，以致食滞不化；多食生冷，而致寒食凝滞；恣食膏粱辛辣，导致里热内结。二则起居不慎：衣着失时，感受外邪。三则七情内伤：忧思郁怒，气机不畅。四则体质虚弱：年老多病，或劳累过甚，以致中气薄弱。对于腹痛辨治，刘老提出了"首分虚实""再辨证型"的原则，认为只有虚实明辨，方可确保施治方向准确，避免虚虚实实之误。刘老辨别腹痛虚实，重在区分疼痛久暂、疼痛性质、疼痛缓解方式。刘老总结，虚证多为久痛，痛无固定位置，得食稍舒，痛时喜按；实证多见暴痛，痛剧时腹部发硬，部位固定不移，胀满畏食，痛而拒按。辨明虚实两端，刘老再将实证分为"寒凝痛""积热痛""气郁痛""食积痛""血瘀痛"五型；虚证仅有"虚寒痛"一型。

1. 实证

（1）寒凝痛：该型患者，腹痛较剧，得温稍止，得寒更甚，身无热，四肢冷，小便清利，大便不通，唇口发青，舌青苔白，脉沉紧或迟。刘老针对其寒实内结、阳气痞塞之病机特点，治以温中调气为法，方选小建中汤[1]治之。

（2）积热痛：该型患者，腹痛时作时止，喜冷怕热，身热腹热，烦躁不寐，大便秘结，小便短赤，唇口干燥，舌红，苔黄脉象弦数有力。刘老针对其热积于内、腑气不通之病机特点，治以清热理气为法，选用统旨清中汤[2]或厚朴三物汤[3]治疗。

（3）气郁痛：该型患者，腹痛兼见胀满不舒、攻窜不定，疼痛可牵及心背部，矢气则痛减、气闭则痛甚，情绪烦闷时胀痛加剧，若服行气之品则病减、若服补气之药则愈补愈痛，其脉多沉。刘老针对其气机郁滞、升降失司的病机特点，以理气止痛为法，方用逍遥散[4]或新定吴茱萸汤[5]以收气顺痛止之功。

（4）食积痛：该型患者多饮食不节或暴饮暴食，症见：脘腹胀满疼痛，拒按，嗳腐吞酸，厌食呕恶，痛甚欲便，便后痛减，舌苔厚腻，脉弦或沉滑。刘老针对其食积不化、壅滞胃肠的病机特点，治以消食理气为法，选用保和汤[6]治疗。

---

[1] 小建中汤（《伤寒论》）：芍药、桂枝、甘草、生姜、大枣、饴糖。

[2] 统旨清中汤（《医学统旨》）：黄连、山栀、陈皮、茯苓、半夏、草蔻仁、甘草、生姜。

[3] 厚朴三物汤（《金匮要略》）：厚朴、枳实、大黄。

[4] 逍遥散（《太平惠民和剂局方》）：柴胡、当归、白芍、白术、白茯苓、甘草、生姜、薄荷。

[5] 新定吴茱萸汤（《金匮翼》）：人参、吴茱萸、川连、茯苓、半夏、木瓜、生姜。

[6] 保和汤（《医学心悟》）：麦芽、山楂、莱菔子、厚朴、香附、甘草、连翘、陈皮。

（5）血瘀痛：该型患者，腹部积块疼痛，或痛无积块，痛如针刺，疼痛不移，舌质青紫，脉象涩滞。刘老针对其瘀血阻滞、阻碍气机、不通而痛的病机特点，治以活血理气为法，方选少腹逐瘀汤[1]治疗。

2. 虚证

虚寒痛：该型患者多为年老体虚或久病缠身之人，平素多有神疲、畏寒、气短、乏力等症。病时腹痛绵绵不休、喜暖喜按、按之痛减、纳食量少、面白无华、舌淡苔白、脉细软无力。刘老针对其中阳不足、失于推动、气机阻滞之病机特点，治以温阳补虚、调畅气机为法，方择附子理中汤[2]。

【典型病例】

李某，男，34 岁。

初诊：1978 年 8 月 3 日。

主诉：右上腹疼痛 5 年，加重 2 天。

病史：患者患有慢性胆囊炎合并胆结石 5 年，常因情志郁怒或饮食不节而诱发。2 天前，因生气再次发作，右上腹绞痛难忍，痛彻胁背，于当地医院就诊，查：白细胞 $16 \times 10^9/L$；B 超示：慢性胆囊炎合并胆结石急性发作，经抗生素及止痛药治疗，腹痛未减，故前来就诊。就诊时见：恶寒发热，痛苦面容，不断呻吟，右上腹疼痛，口苦，嗳气频频，不欲饮食，厌油腻，大便干燥，舌质红，苔微黄而腻，脉弦滑数。

四诊分析：患者平素常因情志郁怒，诱发腹痛。此次发作，亦是生气以致肝气郁结所致。情志不畅，肝失条达，疏泄不利，气阻络痹而致腹痛、放射胁背；肝气横逆，侵犯脾胃，则嗳气频频、不欲饮食、厌食油腻；肝气不舒，胆失降泄，胆汁上逆，而见口苦，舌质红，苔微黄而腻，脉弦滑数，则是湿热内盛之象。据此辨析，患者病为肝胆气郁、湿热内蕴之腹痛。

中医诊断：腹痛

西医诊断：慢性胆囊炎急性发作，胆石症

辨证：肝胆气郁，湿热内蕴。

治法：疏肝理气，清化湿热。

处方：四逆散合黄芩汤加减

柴胡 12g，白芍 9g，黄芩 9g，虎杖 9g，郁金 6g，延胡索 9g，香附 9g，木香 10g，金钱草 12g，川楝子 6g，大黄 9g，甘草 6g。

7 剂，日一剂，水浓煎服。

---

[1] 少腹逐瘀汤（《医林改错》）：小茴香、干姜、延胡索、当归、川芎、官桂、赤芍、蒲黄、五灵脂、没药。

[2] 附子理中汤（方见反胃）。

二诊（1978 年 8 月 10 日）

药进 7 剂，大便得通，腹部绞痛缓解，复查体温及白细胞正常。之后以原方加减治疗半个月，诸症消失，复查 B 超未见胆石显影。停药观察，随访半年未见复发。

按语：胆为六腑之一，"六腑以通为用"，病则肝胆疏泄失常，影响脾胃升降之机，形成湿、热、滞、瘀诸证；不通则痛，故治疗当以"通降"为法。本案刘老守此大法，治以疏利肝胆、清化湿热之剂，方选四逆散合黄芩汤化裁组成。方中柴胡、川楝子、郁金、木香疏肝解郁；白芍养血柔肝；黄芩、大黄清热祛湿；虎杖解毒利胆；延胡索行气止痛；金钱草利胆排石；芍药、甘草缓急止痛。二方相伍，疏肝利胆、清热利湿，疗效显著。

（四）疝气

疝气，是指睾丸连少腹不定时肿痛的一种病症。此外，单独在睾丸或独在少腹偏于一边者，亦属疝病之范畴。刘老指出，疝为筋病，专属足厥阴肝经受病，多由湿热引起，盖大劳则火起于筋，大怒则火起于肝，火郁之久，湿气便盛，浊气凝聚，并入血隧，流于厥阴肝经而发病。

刘老临证之时，常依据患者某些特殊表现，首辨虚实、寒热、在气、在血。并进一步加以总结：疝因热则缓纵不收，因寒则上引作痛，因湿则肿胀下坠。湿热者，热而不欲按；寒积者，寒而喜按摩。睾丸偏胀而左右互移者，属气分；积年发痛，不胀大且不移动者，属血分。大痛者为实，不痛者为虚。其次，刘老再依据患者整体情况辨证分型。

1. 冲疝　少腹痛引睾丸，气上冲心，不得二便。《素问·骨空论》谓之："督脉者，起于少腹以下骨中央，女子入系廷孔，其孔，溺孔之端也，其络循阴器，合篡间，绕篡后……此生病，从少腹上冲心而痛，不得前后，为冲疝。"

2. 厥疝　又为寒疝，是由于寒气积于腹中上逆所致，其症见：阴囊肿硬发冷，睾丸痛引少腹，逆气冲胃，恶心作吐，手足厥冷，喜暖畏寒，苔白，脉大而虚。《济生方·诸疝论治》描述："厥疝则心痛（按：指胃脘部痛），足冷，食已则吐。"

3. 癥疝　又称疝瘕，由于腹中气郁结块为病。其症见：少腹之气不伸，左右癥块作痛，脉沉细而滑或紧急而滑。巢元方《诸病源候论·疝病诸候·疝瘕候》云："疝者，痛也；瘕者，假也……其病腹内急痛，腰背相引痛，亦引小腹痛，脉沉细而滑者，曰疝瘕；紧急而滑者，曰疝瘕。"

4. 狐疝　由于肝气失于疏泄所致，其症见：阴囊一侧肿大，时上时下，如有物状，卧则入腹，立则出腹入囊，似狐之昼则出穴、夜则入穴，胀痛俱作。《儒门事亲》释之："狐疝，其状如瓦，卧则入小腹，行立则出小腹入囊中。狐则昼出穴而溺，夜则入穴而不溺，此疝出入，上下往来，正与狐相类也。"

5. 癀疝　少腹痛引睾丸，横骨两端约纹中，状如黄瓜，内有脓血。

6. 㿉疝　㿉疝亦为水疝，其症见：阴囊水肿，状若水晶，少腹痛引睾丸，小便不通，舌苔薄腻，脉弦。《医宗金鉴》有云："少腹痛引睾丸，小便不通者，为㿉疝也。"

7. 癫疝　少腹不痛，阴囊肿大顽硬。

对于疝气的治疗，刘老总结为治疝四法，即温经、散寒、行气、除湿，临证之时根据患者具体情况，或独用一法，或多法联用。

1. 冲疝　刘老治疗冲疝，如气上冲心、二便不通，则用木香散[1]治之；若痛上攻脐而悸者，方用夺命汤[2]。

2. 厥疝　厥疝（寒疝），脐下冷疼，刘老治之以温经散寒、理气止痛为法，方用当归四逆汤[3]或当归温疝汤[4]。

3. 瘕疝　刘老治疗瘕疝，以温阳行气、散结消肿为法，方用乌头栀子汤[5]加橘核、桃仁、吴茱萸。

4. 狐疝　刘老对于时上时下之狐疝患者，以疏肝理气为治疗原则，方用茴香楝实丸[6]或蜘蛛散[7]治疗。

5. 癀疝　刘老治疗癀疝，多喜用桃仁、延胡索、甘草、茯苓、白术、枳实、山楂、橘核、荔枝核煎服，以行气除湿、活血止痛。

6. 㿉疝　刘老对于㿉疝患者，是以温阳化气、利水消肿为法，方用茴楝五苓散[8]治疗。

7. 癫疝　刘老针对癫疝阴囊肿大顽硬特点，以行气活血、软坚散结为原则，方用橘核丸[9]治疗。

---

[1] 木香散（《太平圣惠方》）卷四十八：木香、陈皮、良姜、干姜、诃子皮、赤芍、枳壳、草豆蔻、川芎、黑牵牛、赤茯苓。

[2] 夺命汤（《医宗金鉴》）：吴茱萸、肉桂、泽泻、白茯苓。

[3] 当归四逆汤（《卫生宝鉴》）：当归、附子、肉桂、茴香、白芍、柴胡、延胡索、川楝子、茯苓、泽泻。

[4] 当归温疝汤（《医宗金鉴》）：当归、白芍、附子、肉桂、延胡索、小茴香、川楝子、泽泻、吴茱萸、白茯苓。

[5] 乌头栀子汤（《杏苑》）：川乌、栀子。

[6] 茴香楝实丸（《黄帝素问宣明论方》）：川楝肉、小茴香、马兰花、芫花、石茱萸、陈皮。

[7] 蜘蛛散（《金匮要略》）：蜘蛛、桂枝。

[8] 茴楝五苓散（《医宗金鉴》）：小茴香、川楝子、茯苓、白术、泽泻、桂枝、猪苓、葱、盐。

[9] 橘核丸（《重订严氏济生方》）：橘核、海藻、昆布、海带、川楝子、桃仁、厚朴、木通、枳实、延胡索、桂心、木香。

刘老治疗上述诸疝，除用各型主方之外，还喜用景岳之三层茴香丸[1]配合使用。此外，对于湿热盛之疝痛患者，刘老则多用十味苍柏散[2]治疗。

五、心脑病证

(一) 中风

中风，又名"卒中"，多由忧思郁怒、饮食不节、恣酒纵欲等原因，以致机体阴阳失调、脏腑气偏、气血错乱而发病。临床以猝然昏倒、不省人事、痰涎壅盛、口眼㖞斜、半身不遂等为主要表现。古人因其起病急骤、变化迅速，与自然界善行而数变之风邪相似，故名之为中风。

对于中风治疗，刘老提倡"分期论治"原则。临证之时依据患者发病时间、病情轻重、证候特点等，将中风分为三期，即"中风先兆期""中风发作期""中风后期"。

1. 中风先兆期　中风未发之前，多有先兆症状，古代医家对此已有认识。如元·朱震亨云："眩晕者，中风之渐也"；明·张三锡言："中风症，必有先兆。中年人但觉大拇指作麻木或不仁，或手足少力，或肌肉微掣，三年内必有暴病。"刘老总结，中风在发作之前常有以下先兆，如全身不适、头重足轻、头目眩晕、精神易兴奋、多痰、健忘、言语不利、手指手臂有麻木不仁之感等。刘老强调，此时医者若能迅速辨别，早期治疗，则可抢占先机，避免中风发生。

中风先兆期治疗，刘老以治心、肝、肾为主，制定清热宁心、平肝息风、潜纳镇坠、舒筋活络、调和气血诸法。对于肝阳偏盛者，刘老治用天麻钩藤汤、泻心汤[3]。对于心肾两虚者，刘老选以天王补心丹[4]、首乌延寿丹[5]；若兼见胸痹心痛者，则配以瓜蒌薤白半夏汤[6]治疗；若兼见心动悸、脉结代者，则辅用炙甘草汤[7]。妇女冲任不调者，刘老多选二仙汤[8]

---

〔1〕三层茴香丸（《景岳全书》）转录《良方》）：第一层：舶上茴香、川楝子、北沙参、广木香；第二层：第一层加荜拨、槟榔；第三层：第二层加茯苓、炮附子。

〔2〕十味苍柏散（《医学入门》）：苍术、黄柏、香附、青皮、益智仁、甘草、小茴香、延胡索、桃仁、附子。

〔3〕泻心汤（方见吐血）。

〔4〕天王补心丹（《摄生秘剖》）：生地、人参、丹参、玄参、白茯苓、五味子、远志、桔梗、当归身、天门冬、麦门冬、柏子仁、酸枣仁、朱砂。

〔5〕首乌延寿丹（《世补斋医书》）：首乌、牛膝、菟丝子、女贞子、豨莶草、桑叶、金银藤、杜仲、旱莲草、黑芝麻、桑椹。

〔6〕瓜蒌薤白半夏汤（《金匮要略》）：瓜蒌实、薤白、半夏、白酒。

〔7〕炙甘草汤（方见肺痿）。

〔8〕二仙汤（《妇产科学》）：仙茅、仙灵脾、巴戟天、知母、当归、黄柏。

治疗。

2.中风发作期 中风发作期，以猝然昏仆，不省人事、口眼㖞斜，半身不遂为主要症状。病情轻者，可仅现眩晕及短暂性意识丧失；重者则意识完全丧失、呼吸深长、发鼾声、甚至很快死亡。刘老依据临床症状不同，又将发作期患者分为三种类型加以论治：

（1）闭证：病人神昏不语，痰涎壅盛，两手握固，牙关紧急，面赤气粗，或二便闭塞，脉象多实，舌苔或黄腻，或黄燥，或焦黑起芒刺。

（2）脱证：病人不省人事，口开手撒，汗出如珠，二便失禁，肢体厥冷，脉象多沉迟细弱或虚大无根，苔白薄嫩。

（3）兼表证：病人中风症状较轻，兼有恶寒发热，或有汗，或无汗，脉浮缓或脉浮紧。

刘老强调，中风发作时应当进行急救，脱证者固脱，闭证者开闭，兼表证者以疏表为主。固脱，刘老采用参附汤[1]、三生饮[2]；开闭，刘老惯用开关散[3]、苏合香丸[4]、牛黄清心丸[5]以开窍，涤痰汤[6]、礞石滚痰丸[7]以豁痰，三化汤[8]以通便；疏表，刘老多使用小续命汤[9]、大秦艽汤[10]治疗。

3.中风后期 中风后期，是指中风发生经过一定时间治疗后，患者意识逐渐恢复，而呈现口眼㖞斜、半身不遂、言语障碍及排便功能障碍等症状。

对于此期中风患者，刘老治以养营舒筋、调和气血、培补肝肾之法，方药多选用补阳还五汤[11]、活络丹[12]等治疗。

---

[1] 参附汤（《正体类要》）：人参、附子。
[2] 三生饮（《太平惠民和剂局方》）：生南星、生川乌、生附子、木香（按：如气虚卒中者加人参）。
[3] 开关散（《医宗金鉴》）：乌梅肉、冰片、生南星。
[4] 苏合香丸（方见癫狂痫）。
[5] 牛黄清心丸（《续医说》）：牛黄、黄芩、羚羊角、麝香、龙脑、犀角、雄黄、蒲黄。
[6] 涤痰汤（《济生方》）：半夏、胆星、橘红、枳实、茯苓、人参、菖蒲、竹茹、甘草、生姜、大枣。
[7] 礞石滚痰丸（方见癫狂痫）。
[8] 三化汤（《素问病机气宜保命集》）：厚朴、大黄、枳实、羌活。
[9] 小续命汤（《备急千金要方》）：麻黄、桂枝、防风、防己、杏仁、黄芩、人参、甘草、大枣、川芎、白芍、附子、生姜。
[10] 大秦艽汤（《素问病机气宜保命集》）：秦艽、甘草、川芎、当归、白芍、细辛、羌活、防风、黄芩、石膏、白芷、白术、生地、熟地、白茯苓、独活。
[11] 补阳还五汤（《医林改错》）：黄芪、当归、赤芍、地龙、川芎、红花、桃仁。
[12] 活络丹（方见腰痛）。

中风患者多存在神志意识、肢体功能障碍，护理是否得当对其预后尤显重要。刘老要求，当患者出现中风先兆之时，即应适当休息，避免疲劳，并须调理饮食，忌烟、酒及一切辛辣刺激性食品。此外，尤应忌恼怒气愤并节制房事，以保持情绪平和稳定。对于已发生中风的患者，则应注意昏迷期的护理，如吸痰、吸氧、导尿、防止褥疮等。对于中风后期的患者，刘老主张加强肢体的康复训练，以促进患者肢体功能的恢复，提高其生活质量。此外，刘老对于中风患者十分注意观察其脉象变化。刘老指出，对于中风发作期患者，若脉象出现沉迟或结代之脉，则多为病情转危之兆；对于中风后期患者，脉见骤然弦紧而数，则多有复中可能，临床之上需多多留心诊察。

附：类中风

类中风为形厥气不厥，其临床表现虽与中风相似，亦有猝然昏倒、不省人事，但并不伴见口眼㖞斜、半身不遂等症，且其意识丧失持续时间较为短暂。类中风诱发病因可归结于虚、气、食、寒、火、湿、暑、中恶诸方面。临床依据其病因、证候特点，将其分为八型辨治。

1. 虚中 患者平素思虑劳心，或房劳过度，以致突然意识不清，面色苍白，脉象数弱，则为虚中。刘老治疗，多选生脉饮[1]、补中益气汤[2]为基本方加减化裁。

2. 气中 患者若因暴怒气逆，以致忽然意识不清，牙关紧急，手足厥冷，则为气中。对于形气充实者，刘老治用木香调气饮[3]；对于形气衰弱者，刘老方用八味顺气散[4]。

3. 食中 患者若因醉饱过度，或者恼怒，以致饮食填塞胸中，胃气不行，猝然昏迷者，则为食中。刘老据"其在上者，引而越之"之旨，急用吐法，方选瓜蒂散[5]。

4. 寒中 患者若暴中于寒，猝然口鼻气冷、手足厥冷，或脘腹疼痛、下利清谷，或身体强硬口噤不语、四肢战摇，则为寒中。刘老因病机为寒邪直中于里，故以温中散寒为法，方用附子理中汤[6]治之。

5. 火中 患者若平素情绪急躁，七情过急，胸膈闷热，忽然昏迷或便

---

〔1〕 生脉散（方见暑温）。
〔2〕 补中益气汤（方见疟疾）。
〔3〕 木香调气饮（《医宗必读》）：白豆蔻、丁香、檀香、木香、藿香、炙甘草、砂仁。
〔4〕 八味顺气散（《奇效良方》）：人参、茯苓、白术、甘草、乌药、白芷、青皮、陈皮。
〔5〕 瓜蒂散（方见胃脘痛）。
〔6〕 附子理中汤（方见噎膈）。

燥谵妄，则为火中。刘老以清透胸膈郁热为法，使用凉膈散[1]治疗。

6. 暑中 患者若因烈日曝晒，以致壮热自汗，神志昏愦，则为阳暑；若因乘凉广厦，以致无汗恶寒，壮热身痛，则为阴暑。对于阳暑，刘老治用白虎汤为基本方，若湿偏重者加苍术，气虚甚者增人参；对于阴暑，刘老多以二香汤[2]治之。

7. 湿中 患者或嗜食肥甘，或醇酒乳酪，则湿从内受；或山岚瘴气久雨阴晦，或远行涉水，坐卧湿地，则湿从外受；湿生痰，痰生热，热生风。故出现头身重痛、神志昏冒、大便溏泄或皮肤浮肿症状，则为湿中。治疗湿中，刘老以驱湿为法，方用羌活除湿汤[3]。

8. 中恶 患者若感受秽浊之气而致猝然神昏、错语妄言、面唇发黑，则为中恶。刘老治疗中恶，先用苏合香丸以芳香开窍、行气化浊，继用木香调气饮、平胃散[4]调理善后。

【典型病例】

张某，男，57岁。

初诊：2008年8月28日。

主诉：头晕反复发作2个月。

病史：患者2个月前无明显诱因突然发生头晕，先觉天旋地转，而后视物模糊。于2008年7月在某医院诊断为"右枕叶大面积梗死"，给予静脉滴注活血化瘀药物治疗后，头晕好转。现头晕又发作，故来我院就诊。现头晕，头痛，视物模糊，偶有饮水呛咳，双下肢乏力，纳可，眠可，二便调，舌淡红，苔薄黄，脉弦细。既往高血压病史2年。听诊心率78次/分，律齐，A2＞P2，二尖瓣听诊区可闻及2/6收缩期杂音；双下肢肌力Ⅳ级。

四诊分析：患者为老年男性，久有疾病，"久病多虚"，气血素亏，气行无力，血行不畅，以致脉络瘀阻；又年老久病，脏腑虚弱，中气亏虚，脾失健运，痰浊内生；痰瘀互结，痹阻经络，发为中风。气虚血瘀，清窍失养，则头晕目眩；痰瘀痹阻，脑络不通，不通则痛，故头痛时作；痰瘀阻滞，血脉不畅，肢体失濡，以致下肢无力；痰瘀搏结，阻于咽喉，可使饮水呛咳，舌质淡、苔薄黄、脉弦细，俱为气虚血亏之象。据此辨析，患

---

〔1〕 凉膈散（《太平惠民和剂局方》）：连翘、大黄、芒硝、生甘草、栀子、黄芩、薄荷、竹叶。

〔2〕 二香汤（《伤寒全生集》）：大腹皮、白芷、紫苏、茯苓、半夏曲、白术、陈皮、厚朴、桔梗、藿香、甘草、生姜、大枣、香薷、白扁豆。

〔3〕 羌活除湿汤（《医方集解》）：羌活、藁本、升麻、柴胡、防风、苍术。

〔4〕 平胃散（方见胃脘痛）。

者病为气虚血亏、瘀血阻络之中风。

中医诊断：中风中经络

西医诊断：脑梗死恢复期

辨证：气虚血亏、瘀血阻络。

治法：益气活血，化瘀通络。

处方：补阳还五汤合防己地黄汤加减

生黄芪 30g，川芎 15g，红花 10g，水蛭 9g，地龙 12g，赤芍 15g，白芍 15g，石菖蒲 12g，防风 15g，防己 15g，生甘草 6g，杭菊花 18g，生地 15g。

14 剂，日一剂，水浓煎服。

二诊（2008 年 9 月 21 日）

患者服药后头晕、头痛较前减轻，现仍视物模糊，饮水呛咳，双下肢乏力，舌淡红、苔薄黄、脉弦细。处方：上方加天麻 10g，葛根 15g。水煎服，日 1 剂，共 14 剂。

三诊（2008 年 9 月 26 日）

患者服药后头晕、头痛、双下肢乏力均有减轻，仍有视物不清，偶有饮水呛咳，舌淡红、苔薄黄、脉弦细。处方：生黄芪 18g，当归 15g，生地 15g，赤芍 15g，白芍 15g，川芎 15g，生甘草 6g，红花 10g，防风 15g，茯苓 15g，地龙 15g，生龙骨 30g，生牡蛎 30g，水蛭 9g。水煎服，日 1 剂，共 14 剂。

四诊（2008 年 10 月 14 日）

头晕、头痛明显减轻，偶尔发作，视物模糊减轻，乏力续减，纳可，眠可，二便调，舌淡红，苔薄黄，脉弦细。处方：炙首乌 15g，桑寄生 15g，生地 15g，生黄芪 30g，赤芍 15g，白芍 15g，当归 15g，地龙 15g，川芎 15g，杭菊花 18g，路路通 15g，天麻 12g，石菖蒲 12g，水蛭 10g。水煎服，日 1 剂，共 14 剂。

五诊（2008 年 10 月 26 日）

患者服药 50 剂后，头晕、头痛症状基本消失，饮水呛咳明显减轻，视物仍不甚清楚，颈部不适，纳可，眠可，二便调，舌淡暗，苔薄黄，脉弦细。处方：生黄芪 30g，红花 10g，生地 30g，地龙 15g，川芎 15g，当归 15g，赤芍 15g，白芍 15g，水蛭 10g，丹参 30g，天麻 12g，葛根 15g，生甘草 6g。水煎服，日 1 剂，共 14 剂。

六诊（2008 年 12 月 30 日）

患者头晕、头痛症状已基本消失，颈部不适与饮水呛咳消失，无乏力，视物较前清楚，纳可，眠可，二便调，舌淡红，苔薄白，脉弦细。处方：生黄芪 30g，红花 10g，生地 30g，地龙 15g，川芎 15g，当归 15g，赤芍 15g，白芍 15g，水蛭 10g，丹参 30g，天麻 12g，葛根 15g，生甘草 6g。水煎服，日1剂，共14剂。

按语：此案患者为气虚血亏、瘀血阻络之中风中经络，治宜益气活血、化瘀通络。刘老方用补阳还五汤益气活血、化瘀通络，合防己地黄汤祛风通络、凉血育阴。方中更加水蛭逐恶血、瘀血，通经活络；天麻、菊花清泄上扰之风阳；菖蒲祛痰利窍；葛根善达诸阳又能凉散。服药后气血得补，痰瘀得化，清阳得以上荣脑络，故头晕、头痛减轻。首诊初见疗效，二诊仍应用补阳还五汤去防己、地黄、菖蒲等药防其损伤正气，加用龙骨、牡蛎，龙骨禀纯阳之气，牡蛎得纯阴之气。龙骨与牡蛎并用，交通上下内外之阴阳，而使上下内外之络通畅，气血运行。余诊仍在原方的基础上加减辨治，终使气血通畅，痰去络通而诸症缓解。

（二）眩晕

眩晕不是一个独立的疾病，而是由许多原因所引起的一种症状。眩，从目从玄，玄者，黑也，本义指眼前发黑，即眼花而言；晕者，运也，运转之意，其指如坐舟船，站立不稳，两者兼有统称眩晕。因此，眩晕的主要临床表现就是头昏眼花、视物旋转、时时欲倒，甚则恶心呕吐。正如《证治心得》所定义："眩者视物皆黑，晕者视物皆转，二者兼有，方名眩晕。"

刘老综合历代医家论述，结合近代认识，指出头为天象，诸阳会焉，若清则灵，若杂则钝。故凡外感六淫，内伤七情，以及伤食、伤酒、房劳、金疮、吐衄、妇人经产崩漏、伤寒失治误治、年老体衰，均可导致清阳不升，眩晕发作。其病因如此繁杂，但总细细分析无外正虚、邪实两个方面：正虚为年老体衰、久病缠绵、劳累过度、内伤七情等，导致脏腑、气血亏虚；邪实则包括外感六淫、内生五邪。据此，刘老将眩晕归纳为五型，即"外感眩晕""肝病眩晕""痰饮眩晕""肾亏眩晕""气血虚亏眩晕"。

1. 外感眩晕 刘老指出，外感眩晕除有头晕目眩之主症外，必兼外感之脉证。感风，则脉浮、汗出、项强不仁；感寒，则脉浮紧、无汗、紧挛掣痛；感暑，则脉洪大而虚，自汗烦闷；感湿，则脉濡细、头重不起。

刘老治疗该型眩晕，主张以祛病邪为主，邪去则正安。祛风，刘老治用局方消风散[1]、本事川芎散[2]；散寒，治以不换金正气散[3]加川芎、白

[1] 局方消风散（《太平惠民和剂局方》）：人参、防风、茯苓、川芎、羌活、白僵蚕、蝉蜕、藿香、荆芥、厚朴、陈皮、甘草。
[2] 本事川芎散（《本事》）卷二引庞先生方：山茱萸、山药、甘菊花、人参、小川芎、茯神。
[3] 不换金正气散（方见咳嗽）。

芷、白芍，或三五七散[1]；消暑，方用黄连香薷饮[2]、十味香薷饮[3]；除湿，给予羌活胜湿汤[4]及羌活除湿汤[5]。

2. 肝病眩晕　刘老指出，凡肝气、肝阳、肝风、肝火均可兼一定程度的眩晕，并兼有情绪郁闷、易激动、恶热、面赤、耳鸣、肢麻、筋挛等症。其舌质红、无苔，脉象必弦。

刘老治疗该型眩晕，以疏肝解郁、养阴润燥、凉血清热、镇肝息风为主，方用丹栀逍遥散[6]、天麻钩藤饮[7]、龙胆泻肝汤[8]治疗。

3. 痰饮眩晕　该型患者多体胖面白，眩晕而见头重如蒙、神倦肢困、胸闷吐涎、心下悸、口干、食少多寐、脉滑或濡数不扬。

刘老治疗以健脾除湿为主，方用二陈汤[9]、半夏白术天麻汤[10]治疗。若兼有热邪者，则需加黄芩、胆南星、天竺黄、竹沥、姜汁。

4. 肾亏眩晕　该型除眩晕主症外，多兼无梦遗滑、阳痿早泄、腰腿酸软、面色憔悴、不耐劳倦、耳鸣、发落、齿摇、尺脉无力或虚大而芤。若命门火衰，则更兼面色白或黧黑、形寒肢冷、嗜热恶寒、舌淡嫩、脉象沉迟细弱；若兼有面颊红赤，则为命门火衰，浮阳上越之象。

刘老治疗遵"虚则补之"为法。肾阴虚者，给以六味地黄丸[11]，肾阳虚者，则用金匮肾气丸[12]；肾气虚而不能摄纳者，选用黑锡丹[13]治疗。

5. 气血虚亏眩晕　刘老总结，凡病人禀素体质虚弱，或劳倦过度，或病后未复，或老年体衰发生眩晕，都是气虚眩晕；凡金疮、吐衄、经产崩漏、便血所致眩晕，均为血虚眩晕。气血虚亏眩晕症见：眩晕，动则加剧，

---

〔1〕三五七散（《校注妇人良方》）：天雄、细辛、薯蓣、防风、山茱萸、干姜。

〔2〕黄连香薷饮（《增订叶评伤暑全书》）：香薷、厚朴、扁豆、黄连。

〔3〕十味香薷饮（《奇效良方》）：香薷、厚朴、扁豆、白茯苓、甘草、木瓜、人参、黄芪、陈皮、白术。

〔4〕羌活胜湿汤（《内外伤辨惑论》）：羌活、独活、川芎、甘草、藁本、防风、蔓荆子。

〔5〕羌活除湿汤（方见类中风）。

〔6〕丹栀逍遥散（《内科摘要》）：丹皮、栀子、柴胡、当归、白芍、白术、白茯苓、炙甘草、薄荷、生姜。

〔7〕天麻钩藤饮（《杂病证治新义》）：天麻、钩藤、石决明、山栀子、黄芩、川牛膝、杜仲、益母草、桑寄生、夜交藤、朱茯神。

〔8〕龙胆泻肝汤（《医方集解》）：龙胆草、黄芩、栀子、泽泻、木通、车前子、当归、生地黄、柴胡、生甘草。

〔9〕二陈汤（方见霍乱）。

〔10〕半夏白术天麻汤（与《医学心悟》所载，同名方异）（《脾胃论》）：半夏、麦芽、白术、神曲、人参、黄芪、陈皮、苍术、白茯苓、泽泻、天麻、干姜、黄柏。

〔11〕六味地黄丸（方见便秘）。

〔12〕金匮肾气丸（方见痰饮）。

〔13〕黑锡丹（方见哮喘）。

劳累即发，神疲懒言，气短声低，面白少华，或见萎黄，心悸失眠，纳减体倦，舌淡、苔少或厚、质胖嫩，脉细或虚大。此外，刘老提醒，胖人多痰多气虚，瘦人多火多阴虚，所以注意病人体质的胖瘦对本病的诊断，亦有一定帮助。

刘老治疗此型眩晕，气脱者用独参汤[1]，气虚者用补中益气汤[2]；血脱者用当归补血汤，血虚者用人参养荣汤[3]；气血俱虚者用十全大补汤[4]。

【典型病例】

高某，女，52 岁。

初诊：2009 年 2 月 24 日。

主诉：头晕、双下肢无力反复发作 6 年。

病史：患者 6 年前出现头晕，测血压 160/90mmHg，口服富马酸比索洛尔片 5mg，每日 1 次，血压控制尚可，因服药后出现皮肤瘙痒，故时停时服。就诊时见：头晕，头胀，耳鸣，双下肢乏力、酸软，无明显咳嗽，咽部有痰，口苦，纳可，眠差多梦，二便调，舌质红，苔薄黄，脉弦细。

四诊分析：患者头晕而胀、口苦、失眠、脉弦，此为肝阳上亢之象。肝阳上亢，上冒巅顶，故见头晕、头胀；木火偏盛，热蒸胆汁，而致口苦；火扰心神，心神不安，则失眠多梦。患者兼见耳鸣、双下肢乏力，酸软，乃是一派肾水亏虚之征。肾开窍于耳，肾水虚少，耳失濡养，故时时耳鸣；肾主骨生髓，肾亏则筋骨无力，肢体酸软。舌质红，苔薄黄，脉弦细，俱为阴虚阳亢之象。据此辨析，患者为肾水亏于下，肝阳亢于上，水不涵木，上实下虚之眩晕。

中医诊断：眩晕

西医诊断：脑梗死恢复期

辨证：水不涵木，肝阳上亢。

治法：平肝潜阳，滋水涵木。

处方：天麻钩藤饮加减

天麻 10g，钩藤 15g，防风 15g，蝉衣 9g，草决明 30g，石决明 30g，栀子 10g，杜仲 15g，桑寄生 15g，夏枯草 15g，牛膝 15g，葛根 15g，酸枣仁 15g，炙远志 6g，茯神 15g。

7 剂，日一剂，水浓煎服。

---

[1] 独参汤：人参一味大量。
[2] 补中益气汤（方见疟疾）。
[3] 人参养荣汤（方见咳嗽）。
[4] 十全大补汤（方见疟疾）。

二诊（2009年3月4日）

服前方后，患者觉头晕、头胀好转，口苦消失，双下肢乏力减轻，仍有耳鸣，睡眠好转，每天可睡7个小时左右，舌质红，苔薄黄，脉弦细。处方：天麻10g，钩藤15g，防风15g，黄芩10g，草决明30g，石决明30g，栀子10g，杜仲15g，桑寄生15g，夏枯草15g，牛膝15g，葛根15g，酸枣仁15g，炙远志6g，茯神15g，柏子仁30g。7剂。煎服法同前。

三诊（2009年3月11日）

服前方后，患者觉头晕、头胀、耳鸣、双下肢无力减轻，睡眠好转，现感口干，舌质红，苔薄黄，脉弦细。处方：太子参15g，川芎9g，天麻10g，石菖蒲10g，炒枣仁15g，炙远志15g，生甘草6g，麦冬10g，香附12g，茯神12g，杜仲12g，钩藤15g。7剂。服法同前。

四诊（2009年3月18日）

患者服用上方后，自觉已无明显头晕、头胀，耳鸣、双下肢乏力明显好转，口干减轻，睡眠正常，大便偏干，舌质红，苔白偏腻，脉弦。处方：天麻10g，半夏9g，白术15g，茯苓15g，酸枣仁15g，生甘草6g，石菖蒲9g，炙远志9g，生龙骨30g，生牡蛎30g，龟甲10g，火麻仁15g，党参15g。7剂。服法同前。随访未复发。

按语：此案患者为水不涵木、肝阳上亢之眩晕，治宜平肝潜阳，滋水涵木。刘老治用天麻钩藤饮加减化裁，方中天麻、钩藤平肝息风，生石决明、草决明平肝潜阳；又以栀子、黄芩清热泻火，肝经之热不致上扰；寄生、杜仲补益肾水、滋水涵木，使肝阳得以潜藏，不再浮越；枣仁、茯神、远志养血安神定志，以解失眠多梦之症；牛膝引药下行，与寄生、杜仲配伍以助补肝肾、强筋骨之力；防风、蝉衣、葛根外散风邪；夏枯草清泻肝胆。二诊，患者眩晕改善，内风渐弱，故减风药蝉衣；加黄芩、柏子仁，以增清热养神之力。三诊，酌加太子参补养肺气，麦冬滋养肺阴；香附、川芎以通经气；菖蒲化痰开窍；诸药相合，佐金平木。四诊，肝火得降，脾虚之象渐起，故本诊以健脾和胃、化痰安神为法，方药以半夏白术天麻汤加减为主。

（三）不寐

不寐即失眠，古籍称之为"不得眠""目不瞑""不得卧""不夜瞑"等，是指经常不能入睡或睡而不实的一种证候。临床中，不寐可单独出现，也可与心悸、健忘、眩晕等他症并见。

刘老认为，不寐原因很多，七情内伤、年老久病、饮食不节等均可导致，但如细细分析归纳，其不外虚、实两类。

1. 属虚者

(1) 营血亏虚：久病年老、劳心过度以及禀赋不足之人多营血不足，血虚则心失所养，神不守舍，或惊惕恐惧、或有所系恋、或多妄思，以致终夜不眠，或忽睡忽醒。正如《景岳全书·不寐》所云："无邪而不寐者，必营气之不足也，营主血，血虚则无以养心，心虚则神不守舍。"

(2) 心虚胆怯：刘老指出，心胆气虚是导致不寐发生的重要因素之一。心胆气虚，一则为体质虚弱，心胆素虚，故遇事易惊、夜睡不酣、乱梦纷扰、虚烦不得眠，正如《杂病源流犀烛·不寐多寐源流》中所说："有心胆俱怯，触事易惊，梦多不详，虚烦不寐。"二则为暴受惊骇，渐致胆虚心怯，神魂不宁，恐惧不安，以致夜不安寐。

(3) 病后虚弱：大病之后，一则气血虚亏，心神不宁，可致失眠。正如《古今医统大全》所言："病后及妇人产后不得眠者，此皆血气虚而心脾二脏不足。"二则肾阴耗伤，肾水不能上奉于心，阴虚则志不宁，心火盛则神不安，心肾失交，形成不寐。正如徐东皋所谓："有因肾水不足，真阴不生，而心火独亢，不得眠者。"沈金鳌亦语："真阴亏损，孤阳漂浮者，水亏火旺，火主乎动，气不得宁，故亦不寐。"

2. 属实者

(1) 食积胃肠：饮食不节，宿食停滞，或肠中有燥屎，胃气失和，升降失常，可致睡卧不安，而成不寐。《素问·逆调论》中"胃不和则卧不安"，正是论述此因。

(2) 痰壅热扰：或因饮食、或因情志，脾胃受损，水湿停积，酿生痰浊，久而生热，扰动心神，形成不寐。《景岳全书》引徐如皋语："痰火扰乱，心神不宁，思虑过伤，火炽痰郁，而致不眠者多矣。"

(3) 心肺有火：刘老指出，心火素盛，稍有怫郁，热扰神明，神不守舍，可致失眠；肺热内蕴，肺金侮火，亦可转为心火，而致躁扰不安，夜不得眠，或方卧即大声鼾睡，少顷就醒。

刘老强调，由于不寐病因繁多、虚实不同，故临证之时必须把握各型不寐之证候特点，明晰其病机所在，方可成竹在胸，用药精准，直捣病之本源；否则懵懵懂懂，辨证不清，动手便错，反致慌张。刘老辨证经验：

1. 脉诊 脉见软、微、弱、涩、散者为虚，见洪数者为热，见滑者为痰，若关脉见滑者主食主风。

2. 舌诊 舌苔垢腻者，主胃中积滞。若浊且黄燥，则为热滞；浊苔擦之不去者，主邪实。

3. 证候 血虚失眠者，多伴见心悸、气短、面色白而无华、无苔，脉微细。心胆虚怯者，症见胆怯心慌、睡眠不安易惊醒。病后体虚失眠者，常伴有消瘦、盗汗等症。失眠而心下胀满、嗳气呕逆不思饮食者，主胃中有积滞而胃气不和。痰火壅盛者，面红目赤，便结，溲黄赤。心肺积热者，更见心烦急躁、咳嗽等症。

刘老治疗不寐，遵《内经》之"补其不足，泻其有余，调其虚实，以通其道而去其邪"为治疗大法。因此，刘老对血虚者，治以补血，给予归脾汤[1]；心胆俱虚者，治以安神定志，方用酸枣仁汤[2]；大病之后，气血亏虚者，仍选归脾汤治疗；而阴虚火旺者，则方用竹叶石膏汤[3]；痰壅热扰者，治以清化痰热，方用温胆汤[4]；胃不和卧不安者，半夏秫米汤[5]，或保和汤[6]治之；心肺有火不眠者，用牛黄清心丸[7]，或加味养心汤[8]治疗。此外，刘老强调，不寐并非独立病种，而是由病引起的一种证候，故无论治疗何种不寐，一定要治其本证，方可收效。

【典型病例】

马某，男，59岁。

初诊：1960年3月18日。

主诉：失眠6年，加重1年。

病史：患者素体强健，但因思虑劳倦不能安寐已经6年有余，经中西医多方治疗，效果不显。近1年来，病情加重。平时自觉头晕、情绪急躁、胸闷、食欲亢进、呃逆吞酸、口苦目眩，舌淡青、苔薄黄，脉滑数。血压160/110mmHg。

四诊分析：患者平素情绪急躁，肝郁化火，扰动心神，神魂不安，难以入眠；肝火旺盛，循经上炎，扰动清窍，故自觉头晕、目眩；木火旺盛，蒸腾胆汁，则感口苦；肝火犯胃，胃中郁热，失于和降，则食欲亢进，呃逆吞酸；肝克脾土，运化失司，水湿内停，聚而成痰，痰热搏结，阻滞气机，血行不畅导致胸闷。舌淡青，为内有瘀阻之象；苔薄黄、脉滑数，则是痰热蕴结之征。据此辨析，患者为肝郁化火、痰瘀阻滞之不寐。

中医诊断：不寐

西医诊断：失眠、高血压病

辨证：肝郁化火，痰瘀阻滞。

---

[1] 归脾汤（方见胃脘痛）。
[2] 酸枣仁汤（方见肺痨）。
[3] 竹叶石膏汤（方见暑温）。
[4] 温胆汤（《三因极一病证方论》）：制半夏、枳实、竹茹、橘皮、甘草、茯苓。
[5] 半夏秫米汤（《灵枢》）：半夏、秫米。
[6] 保和汤（方见腹痛）。
[7] 牛黄清心丸（方见中风）。
[8] 加味养心汤（《杂病源流犀烛》）：茯苓、茯神、黄芪、半夏、当归、川芎、炙甘草、柏子仁、远志、肉桂、人参、酸枣仁、五味子、羚羊角、犀角、生姜、大枣。

治法：清肝泻火，化痰祛瘀。

处方：温胆汤加减

栀子 9g，黄芩 3g，胆南星 3g，竹茹 9g，远志 3g，半夏 9g，丹参 9g，赤芍 9g，桃仁 9g，陈皮 9g，菖蒲 9g

7 剂，日一剂，水浓煎服。

二诊（1960 年 3 月 25 日）

睡眠大有好转，情绪平和，但有腹胀，大便难解，舌脉同前，上方加香附 9g、厚朴 3g，7 剂。

三诊（1960 年 4 月 1 日）

精神振作，腹胀亦减，情绪日趋稳定，夜寐安稳。

按语：《景岳全书》对不寐之病因病机进行了较为详细的分析，指出："痰火扰乱，心神不宁，思虑过伤，火炽痰郁，而致不眠者多矣。"本案之不寐兼见头晕，情绪急躁诸症，故辨之为"肝郁化火、痰瘀阻滞"。刘老对此选用温胆汤加减治疗。方中黄芩、栀子、胆南星清泻肝火；竹茹、半夏、陈皮化痰理气；丹参、赤芍、桃仁通利血脉；菖蒲、远志安神开窍，诸药相伍，共奏清火化痰、宁心安眠之功效。二诊，患者自感腹胀，故增香附、厚朴理气消胀。

（四）癫狂痫

癫、狂、痫三者均属精神失常疾患。癫，指精神抑郁，意志衰退，沉默少动，语无伦次，喜怒不常，且无暴躁行为者；狂，指情绪偏激，意向亢奋，思维散乱，喧扰不宁，甚则打人毁物者；痫，指突然昏倒，意识丧失，口吐涎沫，四肢抽搐，口中发出猪羊般叫声，移时即醒，屡次发作者。

刘老认为，癫、狂、痫的病因归结有三。一则为七情内伤：或思虑不遂、或悲喜交加、或恼怒惊恐，损伤脏腑，以致脏腑功能失调，阴阳失于平秘而发为三病。刘老指出，肝肾受损易发狂，心肺受病易发癫、痫。二则为风痰热：风极生热，热极生痰，痰热客于心膈之间，则风热相搏，痰火搏结，蒙蔽心窍，神志随乱，以致或癫、或狂、或痫发生。三则为先天因素：癫、狂的发生还与先天禀赋密切相关，若禀赋充足，体格强盛，阴平阳秘，虽受七情刺激，也只是短暂的情志失畅，断不致癫狂发生；反之，先天不足，禀赋素虚，肾气不足，复因惊骇悲恐，意志不遂等七情内伤，则每可引起阴阳失调而发病。此外，痫病发生更与先天禀赋有关。《内经》即指出痫为"胎病"，是由于胎儿在母腹中时，其母遭受大惊所致。《慎斋遗书·羊癫风》也云："羊癫风，系先天元阴之不足，以致肝邪克土伤心故也。"明确提出了其发病与先天因素有关，是由于肝肾阴血不足、心肝之气易于受损，以致肝气逆乱、神不守舍，而致昏仆、抽搐。

刘老指出，三证同属精神情志疾病，自秦汉至金元时期，往往癫、狂、痫同时并称，混而不清，尤其是癫与痫始终未能明确区分，直至明代王肯堂之《证治准绳》才将三证截然分开。临床中，三者常可兼杂变化，当需仔细鉴别。刘老从意识、语声、行为三方面，总结了癫、狂、痫三证临床表现特点，诊断之时可资鉴别。

1. 癫证

（1）意识：意志衰退，神思恍惚，郁郁不乐，甚则精神痴呆。

（2）语声：平日多言，癫则沉默；平时不言，癫则呻吟，或默默不语，或语无伦次。

（3）行为：或歌或笑，或悲或泣，或裸形露体，昼夜游走，秽洁不知，羞耻不识，寐而不宁。

2. 狂证

（1）意识：意向亢奋，自高自负，喜忘，善怒。

（2）语声：与人言不常见之事。

（3）行为：猖狂暴怒，骂詈不避亲疏，其则登高而歌，弃衣而走，逾垣上屋，非力所能者亦能做到，多怒不卧。

3. 痫证

（1）意识：发作前有如常人，发作时意识丧失，昏不知人。

（2）语声：发作时口中可发出六畜之声。

（3）行为：未发作时行为正常。发作时眩仆倒地，甚者瘛疭，两目上视，或口眼㖞斜，牙关紧闭，口吐白沫，少顷即醒。发作后，起居饮食仍如常人，但周身无力，数日始复原。刘老强调，脉大而滑者，其病轻；脉细而急者，其病重。初起病轻者，数月一发；后若加重者，则发作变频，一日或数日一发。

刘老治疗癫、狂、痫三病，要求抓准病机之本，直捣病源：痰胜者化痰，火盛者清火，风盛者祛风，气郁者理气解郁。

1. 癫、痫　刘老针对癫、痫二病，风胜为病，方用生铁落饮[1]或妙香散[2]以息风邪；痰胜为病，方用控涎丹、甘遂散[3]以除痰浊；火盛致病，

---

〔1〕生铁落饮（《医学心悟》）：天冬、麦冬、贝母、胆星、橘红、远志肉、石菖蒲、连翘、茯苓、茯神、玄参、钩藤、丹参、辰砂、生铁落。

〔2〕妙香丸（《苏沈良方》）：朱砂、牛黄、巴豆霜、金箔、黄蜡、冰片、麝香、轻粉。

〔3〕甘遂散（《杂病源流犀烛》）：甘遂、朱砂、猪心。

则用龙胆泻肝汤[1]、牛黄清心丸[2]清热泻火；气郁致病，则用苏合香丸[3]、白金丸[4]疏理气机。

2. 狂证 刘老治疗狂证亦遵上法：风胜者祛风，外风刘老喜用防风通圣散[5]，内风多用防己地黄汤[6]；痰盛者祛痰，方选礞石滚痰丸[7]；火盛则泻火，给以三黄泻心汤[8]；气血郁结则理气活血，给予桃仁承气汤[9]、七气汤治疗[10]。

【典型病例】

李某，女，12 岁。

初诊：1992 年 12 月 24 日。

主诉：四肢抽搐、牙关紧闭反复发作 1 年。

病史：近 1 年来，患儿常突发四肢抽搐、牙关紧闭、口吐白沫等症，无明显诱因及病后如常，就诊于当地医院，诊断为：癫痫。经用抗癫痫药物治疗，病情未愈。近几天，患儿发作次数突然增加，症状较前严重，发病时神志不清、双目直视，虽可自行缓解，然病后常觉头晕、乏力难忍，故前来就诊。就诊时见：面色少华，神疲懒言，气粗，纳可，眠差，二便调，舌淡，苔薄白，脉弦细。

四诊分析：患儿发作时见神志不清、双目直视、四肢抽搐、牙关紧闭、口吐白沫，此为癫痫发作的典型症状，乃风痰作祟所致。风痰上逆，蒙蔽清阳，则见头晕、头痛；内风夹痰横窜，气血逆乱于胸中，心神失守，以致神志不清、不省人事、呼吸气粗；双目直视、牙关紧闭、四肢抽搐则是内风窜扰筋脉所成；面色少华、神疲懒言，为久病损耗气血，气血不足，失于荣养之象；气血亏虚，神失所养，加之内邪扰动，心神不宁，而见夜寐难安；舌淡、苔薄白、脉弦细，俱为虚证表现。据此分析，患者所患为气机逆乱、风痰痹阻之痫病。

中医诊断：痫病

---

〔1〕 龙胆泻肝汤（方见眩晕）。

〔2〕 牛黄清心丸（方见中风）。

〔3〕 苏合香丸（《太平惠民和剂局方》）：白术、木香、乌犀屑、香附子、朱砂、诃黎勒、白檀香、安息香、沉香、麝香、丁香、荜茇、龙脑、苏合香油、熏陆香。

〔4〕 白金丸（《普济本事方》）：白矾、郁金、薄荷。

〔5〕 防风通圣散（《宣明论方》）：防风、荆芥、连翘、麻黄、薄荷、川芎、当归、白芍、白术、山栀、大黄、芒硝、石膏、黄芩、桔梗、甘草、滑石。

〔6〕 防己地黄汤（《金匮要略》）：防己、防风、桂枝、甘草、地黄。

〔7〕 礞石滚痰丸（《丹溪心法》）：清礞石、大黄、黄芩、沉香。

〔8〕 泻心汤（《金匮要略》）：大黄、黄芩、黄连。

〔9〕 桃仁承气汤（方见胃痛）。

〔10〕 七气汤（《太平惠民和剂局方》）：半夏、厚朴、茯苓、紫苏、生姜、大枣。

西医诊断：癫痫

辨证：气机逆乱，风痰痹阻。

治法：调和气机，化痰息风，安神定痫。

处方：柴胡加龙骨牡蛎汤加减

柴胡 12g，黄芩 8g，半夏 10g，党参 8g，甘草 6g，生姜 3 片，大枣 10 枚，桂枝 8g，白芍 8g，生龙牡各 20g$^{(先煎)}$，蝉衣 4g，僵蚕 8g，远志 5g，郁金 6g，枳壳 8g。

5 剂，日一剂，水浓煎服。

二诊（1992 年 12 月 30 日）

患者服药 5 剂后，痫病未再发作，面色好转。其后继续用原方加减调理月余，病情稳定，发作次数较单用西药明显减少。

按语：癫痫之形成，多由惊恐、先天因素、脑部外伤，或患他病之后，造成脏腑功能失调、气机逆乱、风阳内动、痰浊阻滞所致。刘老认为，癫痫病脏腑气机逆乱是其始因，风、火、痰上扰则是其结果，本病痉、昏、痰并见，发病来去迅速，符合肝气逆乱、肝风夹痰等特点，故治疗应以疏泄肝气郁滞、化痰息风定痫并举。柴胡加龙骨牡蛎汤具有疏肝泻热、镇静安神等作用，故刘老喜用此方加减治疗精神、情志类疾病和相关发作性疾病。对于本案患儿，因其久病已有气血不足之象，故刘老去方中大黄、铅丹等泻下之品，以防伤正。此外，刘老特别指出，白芍对于挛急性症状，如本病之四肢抽搐、牙关紧闭等，实有良效，临证之时当留意用之。

（五）胸痹

胸痹，是指因人体阳气、阴血虚少，阴寒、痰浊、瘀血留聚，引起心阳不展，心脉不通，以致出现胸部闷痛，甚至胸痛彻背、短气、喘息不得卧为主的一种病证。其轻者为胸痹，重者为心痛。

刘老结合自己多年的临床经验，对胸痹病因、病机提出独到见解，并凝炼治疗三法"补肾""通阳""祛邪"，创制冠心爽合剂，临床施用，疗效显著。

1. 病因病机

（1）辨因析理，肇始于肾：刘老指出，胸痹患者多为中老年人，此与人体自身衰老、脏腑衰弱、气血阴阳亏虚密切相关。唐代孙思邈《备急千金要方》曾云："人年五十以上，阳气日衰，损与日增，心力减退。"刘老进一步指出，人体衰老发生、发展的过程，正是肾元始亏、匮乏、衰微的过程，二者亦步亦趋，《素问·上古天真论》对其详述："……五八，肾气衰，发堕齿槁……七八，肝气衰，筋不能动，天癸竭，精少，肾脏衰，形体皆极；八八则齿发去，"《素问·阴阳应象大论》亦云："年四十，而阴气自半也，起居衰矣。"肾虚伴随衰老、衰老伴随本病，且胸痹心痛的发病年龄与中医学肾元始衰的时间相吻合。以此推之，年老肾虚是胸痹发生的始动因素。据此，刘老提出，胸痹的发生，首当责之于年老正气亏虚，其中尤以肾元匮乏为要，为本病发生肇始之因。

（2）推求病机，肾匮为根：人体衰老，肾元匮乏，心失资助，阴阳俱虚，功能失常，发为本病；肾虚日渐，痰瘀丛生，加重发展，终成顽症。刘老认为，年老肾虚不仅为本病发生的始动环节，更是其发展恶化的根本原由。

1）心肾相关，肾病及心：五脏之中，心肾相通，关系密切。心肾以经络维系，上下联络，相互交通。《灵枢·经脉》对其描绘曰："肾足少阴之脉……其直者，从肾上贯肝膈，入肺中……其支者，从肺出络心，注胸中。"结构上的紧密联系，决定了生理上相互依存、病理上相互影响。生理上，肾是先天之本，内藏元阳育有真阴，赵献可《医贯》称之："五脏之真，惟肾为根。"虞抟《医学正传》喻之："其四脏之于肾，犹枝叶之出于根也"，其他脏腑赖其资助。肾乃心脏生化之主，心主血脉、主神志的功能均赖肾之阴阳精气的濡润温养，方可维持正常，心对于肾的依赖更为明显。《素问·五脏生成》谓之："心之合脉也，其荣色也，其主肾也。"病理上，肾病常常祸及于心，如《素问·脏气法时论》所言肾虚胸痛："肾病者……虚则心中痛。"《景岳全书》更明确提出"心本乎肾，所以上不宁者，未有不由乎下；心气虚者，未有不因乎精。"肾阳不足，心阳失助，鼓动无力，血行瘀滞，脉络痹阻，胸痛发作；肾阴亏虚，心阴失滋，心火偏亢，耗伤阴血，心脉不荣，脉道失润，塞涩作痛。

2）肾元亏虚，痰瘀丛生：刘老强调，胸痹心痛虽以正虚为本、肾虚为根，但痰浊、血瘀、阴寒诸邪对疾病的发展转归亦有一定影响，临床不容忽视。然而，诸邪产生与机体肾虚亦是密不可分。若肾阳亏虚，一则心失温煦，阳不胜阴，阴寒内盛，寒性收引，则心脉挛急，发为胸痹心痛，《太平圣惠方·论胸痹诸方》释之："夫寒气客于五脏六腑，因虚而发，上冲于胸间，则为胸痹。"二则，气化失司，运化失常，聚湿成痰，停聚心脉，阻滞气机，发为胸痹。若肾精虚损，生髓不能，血无所生。《证治汇补》云："心血一虚，神气失守，神去则舍空，空则郁而停痰，痰居心位。"易阻心脉，而发胸痹。《素问·脉要精微论》亦曰："脉者血之府……涩则心痛。"若肾中元气为人体原动力，若元气不足，诸气必虚，推动无力，血行不畅，而成血瘀之患，《医林改错》析之："元气既虚，必不能达于血管，血管无气，必停留而瘀。"

2. 治则治法　本虚是胸痹发病的根本原因，邪实是疾病发展转归的重要因素。刘老根据"虚则补之、实则泻之"之旨，确立"补肾""通阳""祛邪"为胸痹心痛治疗三法，临床之时，辨证施用。

（1）治疗三法，补肾为主：《素问·标本病传论》曰："病发而有余，本而标之，先治其本，后治其标；病发而不足，标而本之，先治其标，后治其本。"冠心病属本虚标实之证，以脏腑虚衰（肾虚、心虚）为本，寒凝、瘀血、痰浊、气滞为标，治疗当先补其正虚，后散其邪实。因此，刘老三法之中首重补肾，强调"欲养心阴，必滋肾阴；欲温心阳、必助肾阳"，"五脏之阴非此不能滋、五脏之阳非此不能发。"治疗之时多从肾入手，以肾为本，根据肾之阴阳偏衰，分别治以温肾阳、滋心阴之法，通过补肾可平衡阴阳，使心肾互济，诸邪不生，控制胸痹发作。

（2）胸痹阳微，以通为补：《金匮要略·胸痹心痛短气病脉证治》论述胸痹心痛病机为："夫脉当取太过不及，阳微阴弦，即胸痹而痛，所以然者，责其极虚也。"其中"阳微"即上焦阳气亏虚，阳虚当补。但刘老认为，阳气以通为用，走而不守，内通脏腑，外达肌腠，上行清窍，下走浊窍，旁达四末，无所不至。只要保证阳气能够"运行不息、贯通无阻"，即可使心阳通畅，血脉充盈，通而不痛。故此，刘老提出"阳无取乎补，宣而通之"及"以通为顺""以通为补"的观点，临证之时常应用"宣痹通阳"之法，以恢复心之自然功能，即达"补"心目的。

（3）标本兼顾，佐以祛邪：《素问·举痛论》道："心痹者、脉不通"，"心脉痹阻"是胸痹心痛的病机特点，多因痰浊、血瘀、气滞所致。刘老告诫，胸痹虽应首重补虚，但治疗之时，还应标本兼顾，佐以化痰、活血、理气等祛邪之法。化痰祛浊可使心阳得展、血脉得通、心痛得止；理气活血可致气机通畅、血行无阻、血脉得养、胸痹得解，遵此治疗，常可事半功倍，迅速见效。

3. 遣方用药

（1）精于配伍，妙用药对：刘老治疗冠心病，积累了丰富的用药经验，尤其重视药物配伍后的相互协同作用，形成固定的药对，临床处方常双药并书，效力倍增。

1）补肾对药：刘老常用生晒参配伍生地以益肾培元。《本草汇言》谓生晒参："气壮而不辛，所以能固气；惟其味甘而纯正，所以能补血。"此为培元补气第一要药。生地黄，甘寒质润，《本草经疏》赞其："补肾家之要药，益阴血之上品。"二者相伍，一阳一阴，一动一静，使阳生阴长、气血充和，胸痹自除。

2）通阳对药：瓜蒌、薤白源于仲景瓜蒌薤白白酒汤。刘老体会，瓜蒌性甘苦寒，功善开胸涤痰，但单独使用易伤上焦阳气，配伍薤白，辛温通阳，宣通上焦阳气，二者相合，宣通而不伤正。

3）化瘀对药：刘老活血化瘀多用丹参、三七配伍使用。丹参功善活血化瘀，兼有凉血消肿止痛，养血安神之效，具"化瘀而不伤正"之特点；三七止血、化瘀、消肿、止痛，有"止血而不留瘀"之特性，二者相配，相辅相成，可使活血化瘀、通络止痛之功效大增。

（2）方随法立，组创新方：刘老在前人治疗胸痹的基础上，结合个人经验，创制冠心爽合剂，用于治疗肾阴亏虚、心阳瘀阻型冠心病，疗效显著。方中制何首乌为君，补肾精、滋肝血、精血互化、心脉得养；瓜蒌开胸涤痰，薤白通阳散结，二者合用为臣，痰去结散，胸阳得展；佐以三七，活血化瘀、血脉畅通。四药合用，共奏滋肾活血、通阳化浊之功。

临证之时，刘老针对患者自身情况，在冠心爽合剂[1]的基础上灵活变化，加减用之，务求契合病机。若年老久病，肾亏严重，无力化生精气者，刘老常增以桑椹、桑寄生、太子参，以补肾填精、益气养心；若胸阳不展者，刘老辅以枳实通痹消滞，黄酒走窜血脉、扶阳宣通，以助瓜蒌、薤白畅达胸中阳气之功效；若瘀血显著者，刘老选用川芎、当归、丹参，与三七伍用，活血养血，祛瘀而不伤正；若痰浊壅盛，胸中憋闷明显者，刘老则遵仲景之说，即"胸痹，胸中气塞，短气，茯苓杏仁甘草汤[2]主之"，合用茯苓、杏仁，从而配合瓜蒌以祛胸中之痰；若胸痛剧烈者，刘老多用细辛、蒲黄、姜黄，辛散寒邪、行气导滞、畅通血脉，共奏止痛之效；若伴见心中悸动、惴惴不安者，刘老取法仲景所言"其人叉手自冒心，心下悸，欲得按者，桂枝甘草汤[3]主之"，加以桂枝、甘草，辛温扶阳、通血脉、止悸动。

附：胸胁痛

胸胁痛是两个不同部位的疼痛症状，但在临床和诊断上，多难截然分开，胸痛往往连及两胁，而两胁痛亦多连及胸中，故除胸痹一病之外，则统称为胸胁痛。究其发病诱因，刘老指出：凡饮食不节，风冷相干，以及悲哀气结，忧思恼怒，肝气郁结，劳役举重，房色过度，或扭闪挫伤，跌仆堕坠，瘀血相搏，痰积流注等，均为胸胁痛致病之因。临证之时，刘老依据其发病部位，将其分为胸痛、胁痛、胸胁俱痛三类，分别加以辨证治疗。

---

〔1〕 冠心爽合剂（刘老自拟方）：全瓜蒌 15g、薤白 12g、何首乌 12g、三七粉 3g（冲服）。
〔2〕 茯苓杏仁甘草汤《金匮要略》：茯苓、杏仁、甘草。
〔3〕 桂枝甘草汤《金匮要略》：桂枝、甘草。

1. 胸痛　刘老归纳，该类患者如属胸中大寒者，常欲踏其胸上；未发病以前，但欲饮热。如属肝虚者，两臂不举，舌本燥，善太息，不能转侧，食则吐而汗出，以及气血郁滞，痰饮阻塞。治疗方面，刘老对于胸中大寒兼腹中痛甚上冲者，依据《金匮要略》所云："心胸中大寒痛，呕不能饮食，腹中寒，上冲皮起，出见有头足，上下痛而不可触近，大建中汤主之。"治以温中，给予大建中汤[1]；对于肝虚所致者，给予补肝散[2]；气郁所致者，给予越鞠丸[3]，血郁者增以郁金；痰饮盛者，给予加味二陈汤[4]、加味控涎丹[5]。

2. 胁痛　刘老总结，该类患者中如属肝郁者，常表现为两胁骨痛、筋脉拘急、腰脚重滞。属肝虚者，胁下筋急，不得叹息，目昏不明，爪枯色青，遇劳即甚。属肝火者，两胁下痛，引少腹，善怒，烦渴，便涩，脉弦急数实，口苦而酸。属瘀血者，昼轻夜重，或午后发热，其人喘逆，脉涩。属痰饮者，咳嗽气急，引胁作痛，脉沉滑。属食积者，痛若锥刺，手不可近。属伤寒少阳证者，则口苦目眩，胁痛，脉弦。治疗方面，刘老对于肝郁者，给予加味逍遥散[6]、左金丸[7]；左痛甚者，宜柴胡疏肝散[8]；右痛甚者，宜推气散[9]。肝虚者，给予补肝散。肝火者，给予龙胆泻肝汤[10]、当归芦荟丸[11]。瘀血者，给予复元活血汤[12]。伤寒胁痛，给予小柴胡汤[13]。痰饮者，给予加味二陈汤。

3. 胸胁俱痛　刘老指出，此类患者多属房劳过度、肾气虚弱，羸怯之人，表现为胸胁间隐隐作痛。治疗方面，刘老针对其肝、肾、脾、肺俱虚

[1] 大建中汤（《金匮要略》）：蜀椒、干姜、人参、胶饴。
[2] 补肝散（《证治准绳·类方》）卷四引滑氏方补肝散：山萸肉、当归、五味子、山药、黄芪、川芎、木瓜、熟地黄、白术、独活、酸枣仁。
[3] 越鞠丸（《丹溪心法》）：苍术、香附、川芎、神曲、栀子。
[4] 加味二陈汤（《杂病源流犀烛》）：半夏、陈皮、茯苓、甘草、柴胡、青皮、白芥子、乌药。
[5] 加味控涎丹（《杂病源流犀烛》）：甘遂、大戟、白芥子、南星、川芎、苍术。
[6] 加味逍遥散（《杂病源流犀烛》）：当归、白芍、茯苓、白术、柴胡、人参、甘草、丹皮、山栀子、乳香、没药、生姜、大枣。
[7] 左金丸（方见痞闷）。
[8] 柴胡疏肝散（《景岳全书》）：陈皮、柴胡、川芎、香附、枳壳、芍药、甘草。
[9] 推气散（《重订严氏济生方》）：片姜黄、枳壳、桂心、甘草。
[10] 龙胆泻肝汤（方见眩晕）。
[11] 当归龙荟丸（《外科发挥》）：当归、龙胆草、栀子、黄连、黄芩、大黄、青黛、芦荟、木香、麝香、青皮、柴胡。
[12] 复元活血汤（《医学发明》）：柴胡、瓜蒌根、当归、红花、甘草、穿山甲、大黄、桃仁。
[13] 小柴胡汤（方见疟疾）。

的病机关键，给予七味地黄汤[1]、归芍地黄汤治疗[2]。

【典型病例】

李某，女，79 岁。

初诊：2009 年 3 月 24 日。

主诉：胸闷、憋气反复发作 6 年，加重 5 天。

病史：患者近 6 年来胸闷憋气反复发作，在我院门诊坚持治疗，病情时好时坏；5 天前胸闷憋气加重，在当地社区门诊治疗，病情未见好转，故来我院门诊求诊。就诊时症见：胸闷痛，憋气，乏力，口干，头晕，纳差，眠差，二便正常。查体：面色晦黯，听诊双肺呼吸音粗，未闻及干湿性啰音，心率：73 次/分，律齐，A2＞P2，各瓣膜听诊区未闻及病理性杂音，舌质暗红，舌苔薄黄腻，脉弦细。既往有高血压病、脑梗死病史 6 年。

四诊分析：患者当胸闷痛，憋气不畅反复发作，此为胸痹之病的临床表现。患者面色晦黯，周身乏力，乃一派气虚血瘀之象，此乃年老久病所致。患者为老年女性，体弱久病，耗伤正气，气虚无力行血运津，以致痰浊瘀血内生，痰瘀阻滞气机，胸中大气不行，故胸闷痛、憋气不舒。痰瘀阻滞血脉，加之久病气血又亏，清窍失充，心神失养，肢体失濡，而见头晕、眠差、周身乏力；痰浊中阻，津液难以上承，则有口干之感；舌质暗红，舌苔薄黄腻，为内阻痰瘀之象；脉象弦细，则是气血亏虚之征。据此分析，患者所患为气血两虚、痰瘀内阻之胸痹。

中医诊断：胸痹

西医诊断：冠心病心绞痛

辨证：气血两虚、痰瘀内阻。

治法：益气养血，祛痰化瘀。

处方：瓜蒌薤白白酒汤和茯苓杏仁甘草汤加减

北沙参 15g，麦冬 10g，枣仁 10g，五味子 9g，炙甘草 10g，全瓜蒌 15g，薤白 12g，神曲 10g，川芎 6g，丹参 6g，石菖蒲 10g，天麻 10g，杏仁 9g，茯苓 12g，炙远志 6g，生地 12g。

10 剂，日一剂，水浓煎服。

二诊（2009 年 3 月 31 日）

患者服药后胸闷、气短减轻，发作频率减少，下午偶有发作，头晕乏力亦减。上方加红景天 20g，炒谷芽 10g，炒麦芽 10g。每日 1 剂，连服

---

[1] 七味地黄汤（《摄生秘剖》）：熟地、山萸肉、山药、茯苓、丹皮、泽泻、肉桂。

[2] 归芍地黄汤（《症因脉治》）：熟地、山萸肉、山药、茯苓、丹皮、泽泻、当归、白芍。

7天。

三诊（2009年4月14日）

患者服药后，胸闷、憋气基本消失，头晕乏力明显减轻，近日因感冒，咳嗽、咳痰阵作，痰量不多，色微黄。纳、眠、二便尚可。舌暗红，苔薄黄稍腻，脉弦细沉。患者此次因不慎感冒，治疗宜宣肺化痰，方拟三拗汤加减。处方：川贝10g，黄芩10g，炙麻黄6g，苇茎30g，半夏9g，陈皮9g，生黄芪18g，全瓜蒌10g，薤白12g，甘草6g，杏仁9g，茯苓15g，枣仁10g。每天1剂，水煎服，连服14天。

四诊（2009年4月28日）

患者服药后，无明显咳嗽，无痰；胸闷、憋气、头晕均有好转，近日血压不稳，故来复诊。治疗宜益气健脾、化痰浊。方拟四君子汤合二陈汤加减。处方：党参20g，白术15g，茯苓15g，炙甘草9g，陈皮9g，麦冬10g，川芎9g，神曲10g，瓜蒌12g，薤白9g，半夏9g，炒麦芽10g，炒谷芽10g。每天1剂，水煎服，连服7天。患者胸闷、憋气明显减轻，已经无明显不适。

按语：本例患者为冠心病心绞痛，高血压，脑梗死。老年女性，体弱久病，病情复杂。《黄帝内经》曰："年四十，而阴气自半也"。刘老认为冠心病之基本病机乃本虚标实，治疗当标本同治。就本案而言，根据患者临床表现，刘老认为气血两虚是本，痰瘀互阻是标。其病位主要在心，但与脾肾也有一定的关系。本病的治疗原则应先治其标、后治其本；必要时可根据虚实标本的主次，兼顾同治。祛邪治标常以活血化瘀、辛温通阳、泄浊豁痰为主；扶正固本常用温养补气、益气养血、滋阴益肾为法。方中瓜蒌开胸中痰结；半夏化痰降逆；薤白辛温通阳、豁痰下气；生地、五味子养血清热；北沙参、麦冬益气滋阴；茯苓、枣仁安养心神；共奏标本兼治之效。

（六）头痛

头痛，是指凡外感或内伤引起的以头痛为主症的病证。刘老强调，头痛并非独立病种，而是一种临床常见的症状，可出现于多种急慢性疾病之中。

刘老认为，头痛病因虽有内、外两端，但在诸多致病因素之中，外因尤以"风邪"最为重要，内因则以"肾损"最为关键。刘老指出，六淫之中，风性轻扬，升发走上，头处至高之处，故外感头痛以风邪所致者最为多见，此正所谓"伤于风者，上先受之"（《素问·太阴阳明论》）。且风为百病之长，多夹他邪为患。若风夹于寒，则寒凝脉涩，头痛而恶寒战栗；若风夹于热，则上犯清空，头痛而身热烦躁；若风夹于湿，则上蒙清窍，头痛而困重。内伤头痛，多因于肾。身体过度疲劳及欲念所伤，肾先受损，致阴分亏虚，水不涵木，肝阳上越，或血虚肝旺，气虚胃火上冲等，均可生眩晕、头痛等症。刘老进一步指出，头痛证是以头部疼痛不适为主要临床特点，区分外感、内伤的关键在于疼痛的性质、疼痛的时间、疼痛的伴随症状，临证之时需当慎察。

刘老总结：外感头痛，病在表，病程较短，来得快去得也快；疼痛性质多呈持续性，没有间断，并多伴有其他症状。如因风痛者，抽掣恶风；因热痛者，烦心恶热；因湿痛者，头重而天阴转甚；因燥痛者，唇干咽燥；因寒痛者，绌急而恶寒战栗。此外，外感头痛证多属实，脉象多浮，待表证解后，头痛可自然解除。内伤头痛，病在里（脏腑），病程较长，缠绵日久；其疼痛呈间断性，有时疼，有时不疼，或疼痛有一定的时间，如午后、夜间或疲劳后疼甚。内伤头痛多属虚证，脉象沉弦或细或滑。由于原因不同，所兼有的症状也不一样。如由血虚生风而致者，常伴头晕、眼花或见光则痛，昼轻夜重，或有心悸少眠；气虚头痛，则伴有气短、乏力、懒言；肾水亏所致头痛，则常伴有耳鸣，甚则有火热上冲巅顶之感；肾阳虚所致头痛，则头痛不可忍，手足冷，面色白，甚至阳痿；因痰湿内壅所致头痛，常伴眩晕、痰多；湿阻中焦，清阳不升。浊阴不降所致头痛，则伴恶心、呕吐；胃火上冲之头痛，则多有口渴饮冷兼证。

据此，刘老更将外感头痛分为"风寒头痛""风热头痛""风燥头痛""风湿头痛""风火头痛"共五型；将内伤头痛分为"血虚头痛""气虚头痛""阴虚头痛""阳虚头痛""痰浊头痛""湿壅头痛""胃火头痛"共七型。

1. 外感头痛

（1）风寒头痛：此型头痛，是因风寒之邪外袭所致。其症见：头痛连及项背，恶风畏寒，得温痛减，舌淡苔白，脉浮或浮紧。刘老治以辛温疏风散寒为法，方用川芎茶调散[1]治疗。

（2）风热头痛：此型头痛，是因风热之邪侵袭，上扰清窍所致。其症见：头痛而胀，面红身热，口渴喜饮，大便不畅，小便黄赤，舌质红、苔黄，脉浮数。刘老治以祛风清热、辛凉清散为法，方用银翘散[2]。

（3）风燥头痛：此型头痛，是因风燥相合，伤损阴液所致。其症见：头痛，唇干、咽燥，肌肤干涩，大便干结，舌干少苔，脉浮涩。刘老治以祛风润燥、苦泄润导为法，方选麻子仁丸[3]加味。

---

[1] 川芎茶调散（《太平惠民和剂局方》）：川芎、荆芥、白芷、羌活、甘草、细辛、防风、薄荷。
[2] 银翘散（方见风温）。
[3] 麻子仁丸（方见便秘）。

(4) 风湿头痛：此型头痛，是因风邪夹湿、上蒙清窍所致。其症见：头重如裹，肢体困重，胸脘满闷，饮食不振，小便不利，大便溏薄，舌体胖、苔白腻，脉濡。刘老以辛温祛风渗湿为法，方选羌活除湿汤[1]治疗。

(5) 风火头痛：此型头痛，是因风火相煽、气血上冲所致。其症见：头痛而晕，发热恶风，目赤肿痛，多惊多怒，耳鸣口苦，卧寐不安，大便秘结，舌质红绛，苔黄，脉浮弦或数。刘老以苦泄降火为法，方择当归龙荟丸[2]治疗。

2. 内伤头痛

(1) 血虚头痛：此型头痛，是因血虚脑髓失养所致。其症见：头痛目花，头晕善忘，面白唇淡，心悸怔忡，舌质淡，苔薄，脉细弱。刘老治以养血息风为法，方选四物汤[3]，或天王补心丹[4]加减治疗。

(2) 气虚头痛：此型头痛，是因中气不足、清阳不升、清窍不利所致，《经》所谓上气不足，脑为之不满，头为之苦倾是也。其症见：头痛绵绵，时发时止，遇劳益甚，倦怠少气，朝轻夜甚，胃纳不佳，舌质淡，苔薄，脉大无力。刘老治以升阳补气为法，方用补中益气汤[5]治疗。

(3) 阴虚头痛：此型头痛，是指肾阴亏虚、水不涵木、肝阳上亢所致之头痛，即《经》所谓下虚上实，由相火上冲，气逆上行，痛不可忍。其症见：头疼且胀，甚则有火热上冲巅顶之感，眩晕耳鸣，腰膝酸软，舌红苔薄，脉沉细或细数。刘老治以滋肾平肝为法，方选知柏地黄丸[6]，或左归丸[7]治之。

(4) 阳虚头痛：此型头痛，是指肾阳虚衰、寒从内生、清阳失旷所致之头痛。其症见：头痛难忍，畏寒肢冷，面色白，甚则阳痿遗精，舌质淡，苔薄，脉沉细无力。刘老治以温补肾阳为法，方用八味地黄丸[8]治之。

(5) 痰浊头痛：此型头痛，是因痰浊上蒙清窍所致。其症见：头痛而晕，痰多气短，食后不运，舌体胖大，舌苔白腻，脉滑或弦滑。刘老治以

---

[1] 羌活除湿汤（方见类中风）。
[2] 当归龙荟丸（方见胸痹）。
[3] 四物汤（方见咳嗽）。
[4] 天王补心丹（方见中风）。
[5] 补中益气汤（方见疟疾）。
[6] 知柏地黄丸（《医宗金鉴》）：熟地、茯苓、山药、山茱萸、丹皮、泽泻、知母、黄柏。
[7] 左归丸（《景岳全书》）：山萸肉、熟地、菟丝子、山药、枸杞、鹿角胶、龟甲胶、牛膝。
[8] 八味地黄丸（方见哮喘）。

健脾补气、化痰祛浊为法，方用六君子汤[1]，或半夏白术天麻汤[2]治疗。

（6）湿壅头痛：此型头痛，是因湿邪壅阻中焦，清阳不升、浊阴不降所致。其症见：头痛昏蒙，胸脘痞满，恶心呕吐，口内黏腻，食少纳呆，舌体胖大，边有齿痕，舌苔厚垢，脉滑。刘老以健脾化湿、通达三焦为法，方用平胃散[3]治疗。

（7）胃火头痛：此型头痛，是因胃火上冲所致。其症见：头痛以前额部痛甚，或痛连颊齿，烦热口渴，便秘，脉洪大。刘老治以清泻胃火为法，方用加味升麻汤[4]治疗。

除上述类型之外，妇人产后体虚受风，也常见头痛发作，刘老治此种头痛，多以祛风为原则，惯用天麻饼子[5]治疗。

【典型病例】

刘某，女，33 岁。

初诊：1993 年 3 月 16 日。

主诉：右头闪电样疼痛 14 年余，加重 4 天。

病史：患者 14 年前无明显诱因出现头痛，闪电样痛，以右侧为甚，频发，痛剧时伴呕吐，曾去宣武医院神经科就诊，诊断为"神经性头痛"，长期间断服去痛片、脑乐静能暂时缓解疼痛，无持续疗效，经常反复发作。近 4 天来因发热，体温 38.9℃，喉痛，而诱发右侧头部闪电样痛，呈阵发加剧，放射至后颈部，经服中西药，体温恢复正常，但头痛不缓解，故就诊于我科。就诊时患者诉时有头痛、痛如闪电、部位固定、口干欲饮、咽痛、睡眠、食欲可、大便偏干、小便色黄。舌质红、边尖尤红、苔薄黄、脉浮数。

四诊分析：该患者为年轻女性，原有头痛病史 14 年，此次因外邪侵袭而诱发。望其面色，色红而赤，为热证之象。其口干、咽痛、喜饮，大便不畅、小便色黄，亦为内热炽盛、伤损津液所致。舌质红、边尖尤红、苔薄黄、脉浮数，俱是风热邪盛之征。然，该患者头痛部位固定不移，则为瘀血停积、脉络不通之佐证。综合辨析，该患者头痛 14 年之久，"久病入络""久病多责之于瘀"，血瘀络痹，以致头痛经久不愈；此次，风热外邪，

---

[1] 六君子汤（方见咳嗽）。
[2] 半夏白术天麻汤（《医学心悟》）：半夏、天麻、茯苓、橘红、白术、甘草、生姜、大枣。
[3] 平胃散（方见胃脘痛）。
[4] 加味升麻汤（《医学心悟》）：升麻、葛根、赤芍、甘草、石膏、薄荷。
[5] 天麻饼子（《外科正宗》）：天麻、草乌、川芎、细辛、甘松、防风、白芷、白附子、雄黄、全蝎、苍术、甘草、薄荷。

上犯清空，触动病窠，阻滞经络，络脉不通，不通则痛，以致复发。据此，该患者当辨为"外感风热、内伤瘀血"之头痛。

中医诊断：头痛

西医诊断：神经性头痛

辨证：外感风热，内伤瘀血。

治法：疏风清热，佐活血化瘀。

处方：川芎茶调散加减

黄芩 10g，白芷 12g，白芍 10g，防风 12g，荆芥穗 12g，羌活 12g，板蓝根 12g，连翘 12g，柴胡 10g，川芎 6g，当归 10g，菊花 20g

7剂，日一剂。

二诊（1993年3月23日）

服上方后，闪电样头痛祛除，但头后部局限痛没完全消失。近日感上腹不适，但不呃逆、泛酸，大便干。舌尖稍红，苔黄厚稍干，后根部黑，脉沉细弦。处方：半夏 12g，橘红 10g，竹茹 12g，茯苓 12g，苍术 12g，厚朴 12g，甘草 6g，柴胡 12g，砂仁 12g，当归 12g，川芎 6g，白芷 15g，羌活 12g，吴茱萸 6g，酒军 6g。7剂，日一剂。

三诊（1993年3月30日）

昨日感冒出现鼻塞、流鼻涕、头胀痛、无发热、稍畏寒、大便干，舌尖稍红、苔薄黄、脉沉细。处方：柴胡 12g，黄芩 9g，防风 12g，防己 12g，半夏 10g，北沙参 12g，芥穗 9g，生姜 3片，白芷 12g，大枣 6枚，甘草 6g，羌活 12g。5剂，日一剂。

按语：此病例为神经性头痛发作，属中医"头痛"范畴。头为"诸阳之会""清阳之府"，又为髓海所在，凡五脏精华之血，六腑清阳之气，皆上注入头，故起居不慎，风寒湿热之邪外侵，先袭头部，直犯清空，均可导致头痛发生，其中尤以风邪所致者，最为多见，此正如《素问·太阴阳明论》所云："伤于风者，上先受之"。该患者正是外感风热之邪诱发头痛，故刘老治以疏风清热为主，兼顾其瘀血阻络之旧病。方选川芎茶调散为基础方，减除温热之品，增益清热、活血之药，使其更加契合患者病机，用之疗效显著。二诊之时，患者外感已除，但内里痰湿壅盛，故改以温胆汤治之，仍留通经之品，如解太阳经之羌活，解阳明经之白芷，解厥阴经之吴茱萸等，务使头部各经相通，通则痛止。三诊之时，患者又感风邪，急则治标，总以祛风为要，方用小柴胡汤加减治疗。其后调治2周患者头痛显著缓解、发作次数亦明显减少。

六、肾系病证

（一）癃闭

癃闭，是指小便量少，点滴而出，甚则闭塞不通为主症的一种疾患。以小便不利、点滴短少，病势较缓者，称为"癃"；以小便闭塞，点滴不通，病势较急者称为"闭"。统而言之，小便排出困难者，即为癃闭。

刘老将癃闭发生的病因归结为以下五个方面，即"肾元虚亏""膀胱热结""肺热壅盛""饮食所伤""妊娠胎压"。

1. 肾元亏虚　刘老指出，年老体弱或久病虚衰之人，若肾阳不足，"无阳则阴无以生"，以致膀胱气化无权，而小便不得出；若下焦积热，耗伤肾阴，真阴败绝，"无阴则阳无以化"，亦可导致癃闭发生。

2. 膀胱热结　刘老指出，膀胱为津液之府，若膀胱有热，则不能化气，气滞则水亦滞，如若热结太盛，水气则涩，乃成闭塞。此正如《诸病源候论》所谓"热入于胞，热气大盛，故结涩，令小便不通……热气在于脏腑，水气则涩，其热势微，故但小便难也。"

3. 肺热壅盛　刘老指出，肺为水之上源，热壅于肺，肺热金燥，不能生水，失去通调水道、下输膀胱之能，以致癃闭发生。

4. 饮食所伤　刘老指出，饮食失调亦可导致癃闭发生。饮食不节，伤损胃气，胃气下陷于下焦，不能升举，饮入于胃不能游溢精气上输于脾，脾气不能散精上归于肺，使肺不能生水，故气为之闭塞，而小便不通。《灵枢·口问》有云："中气不足，溲便为之变。"

5. 妊娠胎压　刘老指出，妊娠之妇女，或为胎满逼胞，或为溺孔被压，小便常不通，妊妇虚弱者，多易见此。

刘老总结，癃闭临床主症是：小便涓滴不利，或点滴全无。若因肾元亏虚而致小便不通者，可见倦怠乏力、腰膝酸软、脉象弱细之证；肾阳虚甚者，更兼手足逆冷、憎寒喜热、小腹寒凉、排尿无力、舌质淡、苔白、脉象沉迟；肾阴虚甚者，则精神颓废、肌肉瘦弱、五心烦热、咽干口渴、时欲小便而不得尿、舌质红、少或无苔、脉细数。若因热结而来之小便不通，其小腹多有胀痛，如覆碗状，或颈中作痛，或咳或喘或面肿，气逆胸满，烦热闷燥，腰痛，两足心热，脉洪数；重证则呕哕，上不能入，下不能出，即成关格危证。若因饮食所伤、中气下陷所致癃闭，时欲小便而不得出，或量少而不畅，小腹坠胀，精神疲乏，食欲不振，气短而语声低微，舌质淡，苔薄，脉象细弱。

刘老治疗癃闭，采撷众家所长。对于体虚元气下陷者，治以升清降浊，方用补中益气汤[1]。对于心肾气亏，传达失调者，治以温暖下元，方用金匮肾气丸[2]。对于肝经湿热，小便涩滞或茎中作痛者，治以清肝利湿，方用龙胆泻肝汤[3]。对于膀胱阴虚，阳无所生者，则治以滋阴生阳，方用加味滋肾汤[4]。对于肺热金燥，肺失清肃，不能下输膀胱者，治以清金润肺，方用黄芩清肺饮[5]。对于脾湿不运，精气不能上升，治以燥脾健胃，方用二陈平胃散[6]。对于肾与膀胱结热，小便闭塞者，治以滋肾涤热，方用知柏地黄汤[7]。

【典型病例】

张某，男，76岁。

初诊：1988年7月2日。

主诉：小便不利，点滴淋漓5年。

病史：患者5年来总觉排尿困难，小便滴沥频数，尿痛，伴坠胀感，夜间尤甚，以致难以入睡。就诊于当地医院泌尿科，经B超检查诊断为：前列腺肥大，建议手术治疗，但虑其患冠心病多年、心电图异常，手术风险大，故未施行手术，转而求治于刘老。就诊时见：小便不利，点滴淋漓，尿时疼痛，会阴部坠胀，精神欠佳，面色少华，饮食一般，眠差，大便干，舌质淡，苔薄白，脉弦细，迟脉无力。

四诊分析：患者小便不利，点滴难排，尿频，尿痛，此为癃闭之特异表现。患者精神欠佳，面色少华，乃一派虚弱之象，此乃年老久病所致。患者为老年男性，久病体衰，脏腑虚弱，肺脏亏虚，通调失司，加之肾元不足，气化不及州都，故致小便不利、点滴不爽；小便不通，不通则痛；脾虚气弱，中气下陷，升提乏力，而见会阴坠胀；肺脾肾俱虚，津液失于输布，又致大便干燥；舌质淡，苔薄白，脉弦细，尺脉无力，均为虚证表现，其中尺脉无力，更是肾元亏虚之辨证要点。

据此分析，患者所患为肺脾气虚、肾元不足之癃闭。

中医诊断：癃闭

西医诊断：前列腺增生

辨证：肺脾气虚，肾元不足。

[1] 补中益气汤（方见疟疾）。
[2] 金匮肾气丸（方见痰饮）。
[3] 龙胆泻肝汤（方见眩晕）。
[4] 加味滋肾汤（《杂症证治新义》）：黄柏、知母、肉桂、车前子、木通、滑石。
[5] 黄芩清肺饮（《卫生宝鉴》）：黄芩、栀子。
[6] 二陈平胃散（《症因脉治》）：茯苓、半夏、苍术、厚朴、陈皮、甘草。
[7] 知柏地黄汤（方见头痛）。

治法：益气滋肾，通阳利尿。

处方：太子参 12g，生黄芪 15g，桑椹 15g，首乌 9g，茯苓 12g，瓜蒌 15g，薤白 12g，川厚朴 12g，枳壳 9g。

14 剂，日一剂，水浓煎服。

二诊（1988 年 7 月 25 日）

服上方 20 余剂，排尿渐觉通畅，尿频，大便亦通，精神、睡眠好转。继续以上方加减治疗 1 月余，病即痊愈。其后随访 1 年，患者健康状况良好。

按语：前列腺增生为老年人常见病，根据其临床表现，可归属中医癃闭范畴。老年癃闭多由下元不足、膀胱气化失司所致；由于肺为水之上源，脾居中州而主运化，故老年癃闭亦兼肺脾之气虚衰。刘老对老年癃闭之证，从肾论治，兼治脾肺，疗效显著。方中太子参、黄芪、川朴、枳壳益气升降，气升水自降；茯苓助参、芪健脾补气；首乌、桑椹滋肾；伍瓜蒌、薤白通阳。全方合用，虽平和无奇，但收效显著。

（二）淋证

淋证，是以小便时时欲下而不能畅通，淋淋沥沥，点滴而出，小便一日数十次，或频数无度，茎中涩痛，小腹拘急，痛引脐中，尿意频发为特征的一种病症。刘老指出，淋证、癃闭均为排尿困难之证，历史上长期将两者概念混淆，直至明代才将二者区分论治，故临证之时尤需鉴别两者。刘老进一步指出，两者均有排尿难之表现，但淋证又见尿频而痛；癃闭则无刺痛，但尿量少于正常，甚至无尿排出。诚如《医学心悟》所云："癃闭与淋症不同，淋则便数而茎痛，癃闭则小便点滴而难通。"

刘老治疗淋证，一方面承袭了前贤五淋之说，将淋证辨证分为石淋、血淋、膏淋、劳淋、气淋五大类型加以施治；另一方面，刘老治疗之时，又将证型加以细分，如气淋有气虚、气滞之分，血淋有血热、血冷之别，劳淋有心劳、脾劳、肾劳之不同，务求方证相对，无有偏差。

1. 石淋　刘老指出，石淋发生，是由于膀胱湿热、煎熬尿液，结为砂石，淤积水道而成。其症见：尿液混浊有颗粒，细者如砂粒，大者如石块，故不易下，堵塞瘠闷，连腹肋作痛，砂石出而痛暂止，舌质红，舌苔薄白或黄，脉弦或数。刘老治疗此型患者，清其积热，涤去砂石，则水道自利，方用神效琥珀散[1]。

2. 血淋　刘老指出，血淋有血热、血冷之分，血热成淋是由于心火移

---

[1] 神效琥珀散（《太平圣惠方》）卷五十八：琥珀、桂心、滑石、川大黄、冬葵子、轻粉、木通、木香、磁石。

于小肠，心肾有热而发。此正如《证治准绳》所说："心主血，气通小肠，热甚则搏于血脉，血得热则流行，入胞中，与溲俱下。"其症见：尿色红赤，溲频短急，灼热痛剧，滞涩不利，甚则尿道满急疼痛，牵引脐腹，尿后下血，其舌质红，苔薄黄，脉数有力。血冷成淋是由于下元虚冷，失于温煦，血冷涩滞，瘀结成块，阻塞尿路所致。其症见：面色枯白，四肢不温，畏寒喜暖，尿时血色晦暗，溲血成块，小腹急满硬痛，舌质淡暗，苔少而润，脉象沉迟。刘老治疗血色鲜红、脉数有力者，以清热凉血为法，选用刘老验方血淋饮[1]治疗；对于下元虚冷、血冷凝块、壅塞水道者，以温肾通淋为法，方用金匮肾气丸[2]治疗。

3. 膏淋　刘老指出，膏淋发生是由于三焦沸热，阻于络脉，脂液失其常道，加之肾虚，失于固摄，则脂液流注膀胱，故尿混浊如膏油，小便浮油，出如涕状。其症见：小便混浊不清，呈乳糜状，置之沉淀如絮状，上有浮油如脂，尿时不畅。若热甚者，可见灼热疼痛，舌质红、苔黄腻、脉数；肾虚明显者，疼痛不著，兼有腰膝酸软，舌质红、少苔、脉沉细数。刘老治疗此型患者，以清热固肾为法，方用鹿角霜丸[3]、海金沙散[4]治疗。

4. 气淋　刘老指出，气淋有气滞、气虚之不同。气滞成淋者，是由于肺气虚热，尿出滞涩。此正如《幼幼新书》所云："气淋者，肾虚，膀胱受肺之热气，气在膀胱，膀胱则胀。肺主气，气为热所乘，故流膀胱。膀胱与肾为表里。膀胱热，则气壅不散。小腹气满，水不宣利，故小便涩成淋也。"其症见：小便涩痛，淋沥不畅，余沥难尽，小腹胀满疼痛，苔薄白，脉多沉弦。气虚成淋者，当责之病久不愈，或过用苦寒、疏利之剂，耗气伤中，脾虚气亏，不能运行水液所致。其症见：尿时涩滞，小腹坠胀，尿有余沥，面白不华，不耐劳累，舌质淡，脉虚细无力。刘老治疗气滞成淋者，以理气通淋为法，方用沉香散[5]治疗；对气虚成淋者，则以补气通淋为法，方用八珍汤[6]治疗。

---

〔1〕血淋饮（刘老验方）：侧柏叶、丹皮、木通、泽泻、茯苓、白术、生地、黄柏、黄连。

〔2〕金匮肾气丸（方见痰饮）。

〔3〕鹿角霜丸（《三因极一病证方论》）：鹿角霜、白茯苓、秋石。

〔4〕海金沙散（《普济方》）：海金沙、肉桂、甘草、赤茯苓、猪苓、白术、芍药、泽泻、滑石、石韦。

〔5〕沉香散（《三因极一病证方论》）：沉香、石韦、滑石、王不留行、当归、冬葵子、芍药、甘草、橘皮。

〔6〕八珍汤（《正体类要》）：当归、川芎、白芍、熟地、人参、白术、茯苓、甘草、生姜、大枣。

5. 劳淋 刘老指出，劳淋有肾劳、脾劳、心劳之别。肾劳，与房劳有关，其症见：腰膝酸软，便频滞涩，畏寒怯冷，面白无华，舌淡、苔白，脉沉迟。脾劳，劳累过度则发，其症见：小腹坠胀，迫注肛门，便意不尽，小便点滴而出，神疲少气，舌淡胖，苔薄白，脉细。心劳，多因思虑劳心而加重。其症见：小便滞涩，尿意不尽，小腹微胀，心悸短气，困倦乏力，口干舌燥，失眠多梦，舌尖红，苔薄白，脉细或数。刘老治疗肾劳，以温阳益肾为法，方用金匮肾气丸；治疗脾劳，则以补气健脾为法，方用补中益气汤或归脾汤治疗；治疗心劳，以益气养心、交通心肾为法，方用清心莲子饮[1]。

【典型病例】

黄某，女，33岁。

初诊：1993年4月12日。

主诉：腰痛、尿频、尿急、尿灼痛3个月。

病史：3个月前因反复感冒，出现腰痛，尿频尿急尿痛，尿道热感，无畏寒、发热，多次查尿常规：尿蛋白＋＋，红细胞0~2/HP，白细胞0~2/HP，服用氟哌酸、先锋霉素及中成药治疗，症状稍有改善，但尿常规反复检查仍为尿蛋白＋＋，红白细胞同上，故于今日来诊。刻下症见：腰痛，尿频尿急，尿时灼痛明显，全身乏力，口干口苦，胁胀，少腹痛，失眠心烦，食欲欠佳，纳差，大便可，月经量较多，舌质红，苔黄，脉弦数。体检示：双肾区叩击痛（＋），双下肢不肿。实验室检查：尿蛋白＋＋，红细胞0~2/HP，白细胞0~2/HP。

四诊分析：小便频急、淋沥涩痛，痛引腰腹，为诸淋之基本特征，区分证型，还当进一步详加辨析。该患者精神欠佳、面色少华，为"少神"之象，表明其得病日久，正气渐亏；声音低沉无力，全身乏力，亦为气虚所致。然患者小便灼痛明显，此乃膀胱热结之征；口干口苦，则是热盛伤津之象；心烦失眠，亦为火性炎上，上扰心神而成。此外，舌质红，苔黄，脉弦数，则为湿热蕴蒸之征象。由此辨知，此病乃本虚标实之淋证，本虚责之病久伤正，气阴亏虚；邪实当为湿热内盛，蕴结膀胱。

中医诊断：淋证

西医诊断：慢性肾盂肾炎

辨证：膀胱湿热、气阴耗损。

治法：清热祛湿，益气养阴，利水通淋。

---

〔1〕清心莲子饮（《太平惠民和剂局方》）：黄芩、麦冬、地骨皮、车前子、炙甘草、石莲肉、白茯苓、黄芪、人参。

处方：八正散合猪苓汤加减

木通 12g，石韦 12g，甘草梢 9g，竹叶 12g，萹蓄 12g，生黄芪 12g，车前子 12g，黄柏 10g，猪苓 12g，茯苓 12g，泽泻 12g，阿胶 12g，柴胡 10g，黄芩 10g

7 剂，日一剂。

二诊（1993 年 4 月 20 日）

服汤药后，尿路刺激症状除，仍感腰痛、乏力、纳差、失眠，近日口干、喜凉饮、大便正常、小便黄、舌质红、舌中有裂缝、苔薄白微黄、脉细弦。上方继服 7 剂，水煎服，日 1 剂。

三诊（1993 年 5 月 4 日）

仍偶感腰痛、乏力、寐不佳、舌质淡红、苔薄白、脉细数，余无特殊。患者湿热渐消，阴伤明显，治以养阴清热利湿，方以猪苓汤合六味地黄汤加减。处方：猪苓 10g，阿胶 10g，石韦 15g，茅根 15g，生地 15g，山萸肉 15g，天花粉 15g，茯苓 10g，丹皮 10g，泽泻 10g，生黄芪 12g，生甘草 6g。水煎服，日 1 剂，连服 10 天。

四诊（1993 年 5 月 24 日）

腰痛、乏力较前明显好转，尿蛋白已恢复正常，舌质红、苔薄黄白、脉细弦。上方加滑石 30g，麦冬 12g。水煎服，日 1 剂，连服 10 天。

五诊（1993 年 6 月 3 日）

病情稳定，巩固疗效，预防复发。舌质淡红，苔薄，脉弦细。予六味地黄汤加枸杞 10g，猪苓 12g，生黄芪 15g。水煎服，日 1 剂，连服 2 周。

按语：刘老认为慢性肾盂肾炎的关键病机多在湿热伤肾，如《诸病源候论·淋病诸候》："诸淋者，由肾虚膀胱热故也。"在辨证施治中强调掌握清利湿热，调和阴阳的治则。本例责之下焦湿热、膀胱气化失司，以膀胱湿热为关键病机。然而，病情迁延三月不愈，湿蕴化热，耗气伤阴，故治疗时刘老以清热利湿通淋为主，兼以益气养阴，方以八正散合猪苓汤加减治疗。方中木通、萹蓄、车前子、石韦等均为通淋要药；配伍黄芩、黄柏等泄热降火；猪苓、泽泻、阿胶、茯苓育阴利水；黄芪辅助正气，全方共奏清热祛湿、益气养阴、利水通淋之功。三诊后患者湿热渐消，逐渐加强养阴通淋之力，最后以养阴益气利湿之剂以竟全功。

（三）遗尿

遗尿，是指人在不自觉中尿液自行流出的一种症状，其临床表现为小便不能随意约束，或于睡时，或于行走时，毫无感觉而自然流出。此正如《医学纲目》所谓："遗尿者，溺出不自知觉也。"遗尿之症多见于禀赋不足之儿童，或膀胱虚寒、年衰体弱之成人。

对于本病病机，刘老认为：遗尿"总属下元虚寒之候"，但有虚中偏寒、虚中偏热之分。刘老主张：临床中，即使有热症，亦当以虚热论治，慎勿作实热论治，切忌妄投泻火之剂。刘老总结二者鉴别要点，谓之："遗尿者，凡尿色清白的多属寒性，若尿色兼有赤黄臊臭的是为虚火。脉象方面，寸脉弱者，属上虚；尺脉弱者，属下虚。虚热脉兼数大，虚寒脉兼迟微。"

对于遗尿的治疗，刘老上循林佩琴之"治水必先治气，治肾必先治肺"的见解，提出"治疗遗尿之时，必须注意肺之化源，并温肾、益膀胱，以巩固提防"的原则。

1. 肺脾气虚　此型患者多见于劳伤忧思过度、肺脾受损，不能约束水道，以致尿液自泄不禁。《金匮翼·小便不禁》曰："脾肺气虚，不能约束水道而病为不禁者。"其症见：时溺自遗，面白气短，困倦乏力，甚或咳嗽，小腹时有坠胀，舌质淡，脉虚无力。

刘老针对其上虚不能制下的病机关键，采用补上制下、补涩并用之法，治以补中益气汤[1]为主，并助以固涩之剂。

2. 下焦虚冷　此型患者责之肾与膀胱虚寒所致。肾主水，肾阳不足，膀胱虚冷，难以温制水液，以致尿液自遗不禁。其症见：神疲畏寒，腰膝酸软，四肢不温，小便自遗，尿色清白，舌质淡，苔薄，脉沉迟无力。

刘老针对其肾与膀胱虚寒为下虚，肾不摄水，以致渗泄的病机要点，治以温肾固摄为法，方用八味地黄丸[2]治之，以益命门之火，温固肾气。此外，刘老还常用菟丝子丸[3]、家韭子丸[4]、加减桑螵蛸散[5]、巩堤丸[6]，配合使用。

3. 肾中虚热　刘老指出，肾有虚热者，系膀胱血少，阴虚阳火偏旺所致。其症见：遗尿，尿色间有赤黄，其味臊臭，小便频，五心烦热、面色潮红，甚有盗汗，舌红，苔薄黄，脉细数。

刘老针对其阴虚火旺的病机要点，治以滋肾水真阴、补膀胱津液为主，

---

〔1〕 补中益气汤（方见疟疾）。
〔2〕 八味地黄丸《辨证录》卷二：熟地、山药、山萸肉、茯苓、泽泻、丹皮、肉桂、川芎。
〔3〕 菟丝子丸《济生方》卷四：菟丝子、肉苁蓉、牡蛎、炮附子、五味子、黄毛鹿茸、鸡内金、桑螵蛸。
〔4〕 家韭子丸《三因极一病证方论》卷十二：家韭子、鹿茸、肉苁蓉、牛膝、熟地黄、当归、菟丝子、巴戟天、石斛、杜仲、干姜、桂心。
〔5〕 加减桑螵蛸散《张氏医通》：桑螵蛸、鹿茸、黄芪、麦冬、五味子、补骨脂、杜仲。
〔6〕 巩堤丸《景岳全书》卷五十一：熟地、菟丝子、白术、五味子、益智仁、故纸、制附子、茯苓、家韭子（气虚者加人参）。

而佐以收涩之剂；方用六味地黄汤[1]加麦冬、五味子治疗。若服上述补剂无效，刘老多继以坎离既济汤[2]治疗，如此常可获得满意疗效。

【典型病例】

秦某，男，13岁。

初诊：1983年9月15日。

主诉：遗尿10年，加重1个月。

病史：患儿自幼梦中遗尿，每夜1～2次，用中、西药物及针刺、推拿方法治疗无效。近1个月来，因学习紧张，午睡也遗尿，患儿本已困苦，如此则更加烦躁，严重影响学习和生活，现经人介绍，前来求治于刘老。就诊时见：精神紧张，烦躁，头晕，口干，口苦，饮食不佳，无食欲，睡眠不佳，遗尿，大便稍干，舌红，苔薄白，脉弦数。

四诊分析：患者精神紧张，情绪急躁，乃肝气郁结之象；肝郁化火，热入膀胱，迫液外出，加之肝主疏泄失司，不能调节尿道之启闭，导致遗尿发生；肝火旺盛，循经上炎，上冒清窍，则见头晕；热盛损津，导致口干、便干；热蒸胆汁，而见口苦；肝木乘克脾土，运化失司，则饮食不佳、食欲不振；肝藏魂，肝郁魂不宁，加之热扰心神，神昏不安，故难安寐。舌红、脉弦数，俱为肝经郁热之征象。据此分析，患者所得之病，当辨为肝郁化火、膀胱失约之遗尿。

中医诊断：遗尿

西医诊断：遗尿

辨证：肝郁化火，膀胱失约。

治法：疏肝清火，养血柔肝。

处方：丹栀逍遥散

丹皮12g，栀子9g，柴胡6g，白芍9g，茯苓9g，当归6g，白术6g，薄荷3g，甘草3g。

10剂，日一剂，水煎服。

二诊（1983年9月25日）

患者服上药10剂，午睡遗尿未再发作，夜间遗尿次数也见减少；继以前方服用，至遗尿消失乃止。其后，随访1年，遗尿一证未再复发。

按语：刘老认为。遗尿一证，有虚、实之分。虚者，责之于肺、脾、肾三脏之虚；实者，责之肝气郁滞太过。刘老于肝郁遗尿，多以逍遥散治之，结合患者已有化火之象，故增丹皮、栀子。方中丹皮、薄荷清透内之

---

[1] 六味地黄丸（方见便秘）。

[2] 坎离既济汤（《医家四要》）：生地、知母、黄柏（可加山萸肉、五味子）。

郁火；栀子清肝，柴胡疏肝，二药相合，以达清肝解郁之能；白芍和血，当归养血，二药伍用，共奏柔肝敛阴之功。如此，则肝气得疏，肝火得化，津液得散，遗尿得止。

（四）遗精

遗精，是指男子不因性交而精液自泄的病证。临床将遗精细分为梦遗、自遗、漏精三种，凡因梦而失精者为梦遗；无梦而遗者为自遗；虽未睡眠但有性冲动而遗精者为漏精。

刘老认为，遗精致病病因主要应责之于妄想太过、房劳过度、先天不足、劳心太过，嗜食厚味五大方面。刘老分别阐释如下：

1. 心有妄想，欲念太盛，则君火不宁，相火随之而动，故见多梦而遗。正如《金匮翼·梦遗精滑》所曰："动于心者，神摇于上，则精遗于下也。"

2. 房劳过度，精窍屡开，则伤损肾精，以致阴虚火旺，扰动精室，肾气虚弱，精关失约，亦成梦遗和自遗。正如《医贯·梦遗并滑精论》篇所言："肾之阴虚，则精不藏，肝之阳强，则火不秘，以不秘之火，加临不藏之精，除不梦，梦即泄矣。"刘老进一步指出，若梦遗、自遗日久不愈，精道滑脱，遇有性冲动即失精，可成漏精。

3. 先天不足，禀赋素亏，下元虚惫，精关不固，亦可导致遗精发生。正如《景岳全书·遗精》篇所述："有素禀不足，而精易滑者，此先天元气之单薄也。"

4. 用心太过，心阴耗伤，心火独亢，不能下交于肾，心肾不交，水亏火旺，扰动精室而见遗精。正如《折肱漫录·遗精》所载："梦遗之证，其因不同……大半起于心肾不交。凡人用心太过，则火亢而上，火亢则水不升，而心肾不交；士子读书过劳，每有此病。"

5. 饮食不节，嗜食肥甘厚味，湿热内生，流注于下，可使火动扰精，而精液自遗。正如《杂病源流犀烛·遗泄源流》所道："有因饮酒厚味太过，痰火为殃者……有因脾胃湿热，气不化清，而分注膀胱者，亦混浊稠厚，阴火一动，精随而出。"

刘老进一步指出，临床中，遗精本证均为不因性交而失精，但由于其病因、病机、病性有所不同，故其兼证则多有差异。如能把握临床证候特点，则可"审察病位""分清虚实""辨别阴阳"，从而为遣方用药指明方向。

1. 肝肾阴虚，相火过旺者，多无梦遗精，并兼见头晕目眩、耳鸣腰酸、腿软乏力、形体瘦弱等症，舌红，脉弦滑或细弱。

2. 心火不宁，水火不能既济者，多有梦而遗，且兼见头昏眼晕、心悸怔忡、神思恍惚、体倦无力、小便短黄而有热感等症，舌质红，脉细数。

3. 中气不足者，遗精兼见面色黄而少华、唇淡或黯、食欲不振、食后腹胀、眩晕、声低、气短、倦怠乏力、便溏等症，舌质嫩、体胖大，脉虚。

4. 肺肾元气不固者，精液无梦自遗，甚则漏精频频，兼有面白冷汗、精神萎靡、尿频而清等症，舌质淡、苔白，脉沉细而弱。

5. 脾胃湿热者，遗精频作，或尿时有精液外流，口苦或渴，饥不欲食，冷汗阴臭，身重尿赤等症，舌红、苔黄腻，脉濡数。

6. 先天禀赋不足者，易于滑泄，兼见素来体弱多病、不耐疲劳、畏寒肢冷等症，舌质淡，脉细弱。

7. 命门火衰者，漏精频作，且精液清冷，兼见精神萎靡、面白少华、畏寒怕冷、小便清长，或黎明泄泻、外阴冰冷等症，舌质淡、苔白，脉沉细而弱。

刘老治疗遗精，必求根本。若肝肾病而致遗滑者，则治肝肾；若心病导致遗精者，则治心；若肝肾先病损及他脏而致遗精者，则以治肝肾为本，治他脏为标，标本兼治。除此之外，有梦治心，无梦治肝肾，滑泄不禁重固涩，又为治疗之不二法门。其具体治疗，分论于下：

1. 对于相火亢盛，阴茎易举而遗精者，刘老治以滋阴清火为法，方用知柏地黄丸[1]、大补阴丸治疗[2]。

2. 对于肾阴亏甚、滑泄不禁者，刘老习用厚味填精、介类潜阳，佐以养阴固涩之剂，惯用左归丸[3]去牛膝，加龙骨、牡蛎、莲子、芡实、菟丝子、桑螵蛸、金樱子之属，或用聚精丸[4]加味治疗。

3. 对于君火不宁，或有所愿而不遂，以致梦遗者，刘老治以泻火安神，佐以解郁之剂，方用黄连清心饮[5]治疗。

4. 对于房事太甚，以致滑精者，刘老壮精以益水，方选鹿茸丸[6]、聚精丸、金锁玉关丸[7]等治疗。

5. 对于劳心太过，酣卧遗精者，刘老实土以防水，方用补中益气汤[8]

---

[1] 知柏地黄丸（方见头痛）。
[2] 大补阴丸（《丹溪心法》）：黄柏、知母、熟地、龟甲、猪脊髓。
[3] 左归丸（方见头痛）。
[4] 聚精丸（《证治准绳》）：黄鱼鳔胶、沙苑蒺藜。
[5] 黄连清心饮（《增补内经拾遗方论》）：黄连、生地、当归、甘草、酸枣仁、茯神、远志、人参、石莲肉。
[6] 鹿茸丸（《济生方》）卷一：鹿茸、牛膝、五味子、石斛、菟丝子、巴戟天、炮附子、川楝肉、山药、肉桂、杜仲、泽泻、沉香、阳起石、磁石。
[7] 金锁玉关丸（《奇效良方》）卷三十四：芡实、莲子肉、莲花蕊、藕节粉、茯苓、茯神、山药、金樱子。
[8] 补中益气汤（方见疟疾）。

或归脾汤〔1〕送朱砂安神丸〔2〕治疗。

6. 对于先天禀赋不足、元阳不固者，刘老补其命门元气，多采用右归丸〔3〕、八味地黄丸〔4〕治疗。

7. 对于脾肾虚寒、精薄精冷者，刘老以温补脾肾为法，选用右归丸、八味地黄丸及家韭子丸〔5〕等治疗。

8. 对于中年之后气血不能固守者，刘老常常使用小菟丝子丸〔6〕、人参养荣汤〔7〕补益气血。

9. 对于脾胃湿热、痰火盛者，刘老治以清热化痰为法，方用二陈汤〔8〕加二术、升麻、柴胡、知母、黄柏之属治疗。

【典型病例】

赵某，男，21 岁。

初诊：1973 年 9 月 5 日。

主诉：遗精 1 个月。

病史：患者 1 个月来遗精频频，开始偶尔有之，后逐渐加重，终至每日必遗，自购金锁固精丸内服，症情有增无减，心情紧张、苦恼，故前来求诊于刘老。就诊时见：精神差，面色赤红，汗多，夜寐欠安，多梦纷扰，咽干、口苦，腹部胀满不舒，小便黄赤，大便燥结，舌红，苔黄腻，脉弦数。

四诊分析：患者精神紧张、苦恼，以致肝失条达、气机郁结；肝郁化火，面色赤红、汗多，则为热盛之征。患者曾服补肾之剂，滋腻重浊，加之肝克脾土，运化失职，湿浊内生，湿与热合，湿热下注，扰动精室，诱发遗精；湿热上蒸，导致咽干、口苦；湿热蕴结下焦，阻滞气机，故腹部胀满不舒；湿热下注膀胱，则小便黄赤；湿热耗损津液，则大便燥结；湿热上扰、心神不安，故而夜寐欠安、多梦纷扰。舌红，苔黄腻，脉弦数，俱为肝经湿热之佐证。据此分析，患者所得之病，当辨为肝经湿热、下扰精室之遗精。

中医诊断：遗精

---

〔1〕 归脾汤（方见胃脘痛）。
〔2〕 朱砂安神丸（《医学发明》）：朱砂、黄连、炙甘草、生地、当归头。
〔3〕 右归丸（《景岳全书》）：熟地、山药、山茱萸、枸杞子、鹿角胶、菟丝子、杜仲、当归、肉桂、制附子。
〔4〕 八味地黄丸（方见遗尿）。
〔5〕 家韭子丸（方见遗尿）。
〔6〕 小菟丝子丸（《太平惠民和剂局方》）卷五：菟丝子、石莲、茯苓、山药。
〔7〕 人参养荣汤（方见咳嗽）。
〔8〕 二陈汤（方见霍乱）。

西医诊断：遗精

辨证：肝经湿热，下扰精室。

治法：清热利湿，固精止遗。

处方：龙胆泻肝汤加减

龙胆草9g，栀子9g，黄芩9g，黄连6g，柴胡9g，茯苓9g，木通6g，车前子12g^(包煎)，生地9g，泽泻6g，大黄9g，甘草6g。

5剂，日一剂，水煎服。

二诊（1973年9月10日）

患者服上药5剂，腑气已畅，遗精1次，精神转安，舌苔转薄，再予上方5剂，遗精乃止。其后给予知柏地黄丸清补亏损之肾精，以善其后。

按语：刘老认为，遗精之疾，有因肾虚失于封藏、精关不固者；有因心相火旺、湿热下注、扰动精室者。病初则实证多见，而迁延日久则以虚证为多。其治疗，《景岳全书·遗精》云："治遗精之法，凡心火甚者，当清心降火；相火盛者，当壮水滋阴；气陷者，当升举；滑泄者，当固涩；湿热相乘者，当分利；虚寒冷利者，当温补下元；元阳不足、精气两虚者，当专培根本。"因此，刘老强调：临证之时不能见及遗精，就一味补肾涩精，而应审证求因，方能取得良好效果。本案患者就是妄服补肾之剂，以致病情加重。刘老详查细辨，准确把握其肝经湿热、下扰精室之病机本质，选用龙胆泻肝汤治之，切合病机，一击而中。

（五）阳痿

阳痿，亦称阴痿，是指正处精壮年时期之男子，阴茎不能正常勃起而痿弱不举，或临房之时举而不坚，以致不能交媾的病症。

刘老认为，阳痿病分虚、实两证。虚证多在心肾，常与七情内伤之症并见，细推其病因，可归结为"肾精极亏，命门火衰""七情内伤，祸及脏腑""中气不足，心肾失养""先天精弱，命门火微"等；实证当责之"肝肾郁火""肝肾湿热""忍精酿毒"。刘老进一步指出，临床中，阳痿表现均以阴茎不能勃起，或勃起不坚为本症，但由于病因病机有所不同，故其兼证多有差别。分别论之，可有如下几种：

1. 属虚之证

（1）房事过度者，多初见梦遗、滑精而继发阳痿，兼见面色憔悴、形体消瘦、精神倦怠、萎靡不振、腰膝酸软、虚汗淋漓等症状，脉细或数。

（2）火衰之甚者，则见阳事不举、面色㿠白、畏寒肢冷、精寒虚冷、舌淡苔白，脉象沉细。

（3）心肾两虚者，则勃起不坚而早泄，兼见头晕耳鸣、心慌心悸、少气乏力、失眠多梦等症状，舌淡苔白，脉象沉弱。

（4）心气虚者，则每于性交之时，忽见阴茎痿软，兼见心慌、气短、乏力，脉或快或慢。

（5）心包寒者，虽然勃起但片刻即痿，且泄精清冷。

（6）思虑伤脾者，阳事不举，伴见倦怠乏力、纳差少食、心悸而烦、舌体淡胖、脉细。

（7）郁结伤肝者，常有胁痛痞满、烦躁易怒，病情可随情绪波动而加重，舌质红、脉弦或数。

（8）抑郁太甚、心火闭塞者，则多愁苦而神思恍惚，遂至阳痿不振、举而不刚。

（9）惊恐伤肾者，则阳痿不振、举而不坚，兼见胆怯多疑、心悸易惊、寐不安宁、苔薄腻、脉弦细。

（10）中气不足者，多见精薄精冷而早泄，兼有面黄少华、气短乏力、食欲不振、食后腹胀、大便溏薄、舌胖苔厚、脉虚之症。

（11）先天不足、命门火衰者，多畏寒而早泄，且房事之后神疲乏力之感明显。

2. 属实之证

（1）肝肾郁火者，多因久旷，郁火太盛，阳痿早泄，兼见心烦急躁、潮热盗汗、小便黄赤，舌红苔薄，其肾脉强大、右尺尤甚。

（2）肝肾湿热者，阴茎痿软，阴臭阴汗，下肢酸困，小便黄赤，苔黄腻，脉濡数。

（3）忍精酿毒者，遗精阳痿，多伴见白浊。

刘老认为，阳痿肾阴亏者居多，对其治疗当以补阴为主、补火为辅；若妄投补火之药，则有煎灼真阴之虞。刘老治疗房事过度以致阳痿发生者，采用厚味填精，佐以温补命门之法，方用八味地黄丸[1]、右归丸[2]等治疗。对于火衰之甚者，刘老还酌加参、茸、仙茅、仙灵脾之属。对于心肾两虚者，刘老则于滋阴之中兼补君火，并加固涩之剂，方用济火广嗣丹[3]。

---

〔1〕 八味地黄丸（方见遗尿）。
〔2〕 右归丸（方见遗精）。
〔3〕 济火广嗣丹（《辨证录》）卷十：人参、黄芪、巴戟天、五味子、黄连、肉桂、当归、白术、龙骨、山茱萸、山药、柏子仁、远志、牡蛎、金樱子、芡实、鹿茸。

对于情志所伤、心气虚甚者，刘老治以两补心肾，方用起阴汤[1]。对于思虑伤脾者，刘老两治心脾，方用归脾汤[2]治疗。对于郁结伤肝者，刘老以疏肝解郁为法，方用逍遥散[3]治之。对于心火闭塞、忧郁过甚者，刘老主张宣通心气，方用宣志汤[4]治疗。对于恐惧伤肾，刘老以补肾宁神为法，方用人参散[5]治疗。对于中气不足、胃虚食少者，刘老兼治脾肾，方选脾肾双补丸[6]、补中益气汤[7]加龟鹿二仙胶[8]之类治疗。对于先天不足者，刘老要求患者应久服补益真元之剂，如河车大造丸[9]、全鹿丸[10]之类。对于肝肾郁火太甚者，刘老常给予知柏地黄丸[11]治疗。对于肝肾湿热者，刘老以清热利湿为法，方用龙胆泻肝汤[12]治之。对于因房术忍精发为白浊、阳痿者，刘老治以解热毒、利小肠，可用木通、车前、牛膝、泽泻、茯苓、滑石、甘草之类，或用海金砂散[13]治疗。

除上述补泻之法以外，刘老体会，阳痿患者属虚之人，治疗之时还必须兼补中气，如脾胃之阳气不衰，则能输精于五脏，五脏真气足，阳气下注，则命门先天之火得有所养，是以补气亦即补火，临证必兼补中气而后可以收功，方用补中益气汤送五子衍宗丸通治；早泄者，加金樱子膏或金锁思仙丹治疗。

另外，刘老治疗阳痿，还特别注重通调任督二脉。刘老指出，督脉为阳脉之海，任脉为阴脉之海，脏腑真气亏损，无有不累及任督二脉者，故治疗之时亦酌用龟、鹿之属通此二脉为要。

---

〔1〕 起阴汤（《辨证录》）卷九：人参、白术、巴戟天、黄芪、北五味子、熟地、肉桂、远志、柏子仁、山茱萸。

〔2〕 归脾汤（方见胃脘痛）。

〔3〕 逍遥散（方见腹痛）。

〔4〕 宣志汤（《辨证录》）卷九：白茯苓、石菖蒲、甘草、白术、生枣仁、远志、柴胡、当归、人参、山药、巴戟天。

〔5〕 人参散（《太平圣惠方》）卷三：人参、枳壳、五味子、桂心、菊花、茯神、山茱萸、枸杞、柏子仁、熟地。

〔6〕 脾肾双补丸（方见泄泻）。

〔7〕 补中益气汤（方见疟疾）。

〔8〕 龟鹿二仙胶（《医方考》）：龟甲胶、鹿角胶、人参、枸杞。

〔9〕 河车大造丸（《诸证辨疑》）：紫河车、牛膝、肉苁蓉、天门冬、黄柏、锁阳、当归身、熟地、生地、枸杞子、杜仲、麦冬。

〔10〕 全鹿丸（《古今医统》）卷四十八：熟地、生地、人参、当归、牛膝、天冬、芡实、枸杞、麦冬、肉苁蓉、补骨脂、巴戟天、锁阳、杜仲、菟丝子、山药、五味子、秋石、茯苓、黄芪、续断、胡芦巴、甘草、覆盆子、焦白术、陈皮、川芎、楮实、川椒、沉香、小茴香、青盐、活鹿。

〔11〕 知柏地黄丸（方见头痛）。

〔12〕 龙胆泻肝汤（方见眩晕）。

〔13〕 海金砂散（方见淋病）。

【典型病例】

唐某，男，37岁。

初诊：1983年11月3日。

主诉：阳痿5年。

病史：阳事不举5年，经多方治疗，然效果不佳，以致夫妻不睦，故前来求诊。就诊时见：精神萎靡，面色晦黯，表情淡漠，畏寒，肢冷，头晕目眩，胁下胀满，腰腿酸软，纳差，眠不佳，小便余沥不禁，大便尚可，困乏即有滑精之症，舌质淡，苔薄白，脉弦细；外生殖器无异常。

四诊分析：患者精神萎靡，面色晦黯，表情淡漠，乃一派虚弱之象。畏寒、肢冷、头晕目眩、腰膝酸软等，则是精亏火衰之征。命门火衰、精气虚损，以致阴茎痿弱不起，临房不举；元阳衰惫、无以温煦，故畏寒肢冷；腰为肾府、精气亏乏，则腰膝酸软；肾精亏耗，髓海空虚，而见头晕目眩，精神萎靡，表情淡漠；五脏精亏、不能上荣，见面色晦黯、少有光泽；肾精亏虚、无以涵木，加之久病，情志难舒，导致木失调达，胁下胀满；肾封藏不固、肝疏泄不能，以致尿道启闭异常，故小便余沥不禁；困乏即有滑精，更是肾虚失于封藏之佐证。舌质淡，苔薄白，脉弦细，亦为虚证之表现。据此分析，患者所得之病，当辨为命门火衰、肝郁气滞之阳痿。

中医诊断：阳痿

西医诊断：阳痿

辨证：命门火衰，肝郁气滞。

治法：温补命门，疏肝解郁。

处方：

柴胡12g，香附9g，郁金9g，枳壳9g，熟地12g，山萸肉15g，当归15g，白芍12g，肉桂3g，炙甘草9g

14剂，日一剂，水煎服。

二诊（1983年11月17日）

患者服上药14剂，自觉精神转佳，畏寒、头晕、胁胀减轻，滑精止。其后继用原方40剂，诸证消失，病乃痊愈，房事正常。

按语：刘老认为人至中年，肾精渐亏，加之工作劳累，以致精气虚损，命门火衰，引起阳事不举。久病于此，夫妻失睦，情志不遂，肝郁气滞，肝经之络入于茎中，肝木不舒，则脉络郁滞，阳气更难灌输，遂致阳痿加重。故对于本案患者，刘老一方面以熟地、山萸肉、肉桂温补命门，当归、白芍、炙甘草补益肝肾；一方面用柴胡、香附、郁金、枳壳疏肝理气，以助阳气灌输。方药运用，双管齐下，通补兼施，故而取效迅捷。

七、气血津液病证

(一) 汗证

刘老指出，对于人体汗液认识，中医学早在《内经》时期就已相当深刻。如《灵枢·决气》就提出了汗乃是人体津液的一种，云："腠理发泄，汗出溱溱，是谓津。"《素问·宣明五气》则指明了汗为心所主，谓："五脏化液，心为汗。"《灵枢·营卫生会》又揭示了汗血同源，道："夺血者无汗，夺汗者无血。"《素问·阴阳别论》更阐释了出汗原因为人体阳气蒸发阴液所成，说："阳加于阴，谓之汗。"

刘老强调，人体出汗有生理及病理之区别。生理性出汗与气温高低、衣着厚薄、运动强度等存在密切关系，正如《灵枢·五癃津液别》所载："天暑衣厚则腠理开，故汗出。"以及《素问·热论》所述："暑当与汗皆出，勿止。"此皆为人体正常之生理现象。只有当人体因内、外之邪侵袭，阴阳失调，营卫不和，腠理开阖不利，而引起汗液外泄异常时，才为病理性出汗，即所谓"汗证"，自汗、盗汗等皆属此类病症。

1. 自汗　自汗属汗液排泄异常的一种病症，表现为白天不因疲劳或无明显诱因而出现时时汗出、动辄益甚等病理性症状。

对于自汗病因，古之先贤从不同方面多有论述。刘老综各家所言，将自汗病因归纳为以下四点，使其简明扼要、易于掌握。

(1) 阳气衰微：《素问·生气通天论》有云："阳者，卫外而为固也。"阳弱则敛阴不能，汗液妄泄而自汗出。因汗为心液，临床多以心阳虚不能卫外而致自汗者最为多见。如因久病重病或惊恐劳苦而伤脏气，亦可使津液失于固护而自汗出，《内经》谓其曰："惊而夺精，汗出于心；持重远行，汗出于肾；疾走恐惧，汗出于肝；摇体劳苦，汗出于脾。"

(2) 湿浊内盛：饮食不节或外感湿邪，损伤脾胃，运化失司，湿浊内盛，渗出肌肤，发为自汗。

(3) 痰饮内动：肺、脾、肾三脏功能失调，导致津液运行输布失常，聚而成湿，变而为痰、为饮。痰饮内阻，阴阳痞膈，上下不通，阳气上腾，津液随之而出。

(4) 湿热熏蒸：湿盛日久，积而化热，湿热相合，壅滞三焦，郁蒸于里，肌表腠理不密，津液外泄，汗热蒸蒸而出。

刘老对于自汗一证，还依据其不同的病因病机、临床症状，将其细分为四大证型，即"阳虚自汗""湿胜自汗""痰饮内动""湿热内蒸"。临床之时，刘老针对不同证型之病机特点，选方择药辨证论治，使后学者有法可循。

(1) 阳虚自汗：刘老指出，此证型临床较为多见，以身冷自汗、体倦懒言、气短乏力、口唇淡白、舌润无苔、寸脉浮虚为发病特点。对于该型自汗，刘老制定温阳敛汗之法，方选黄芪建中汤[1]加附子，或芪附汤[2]治疗。若是久病阴阳俱虚患者，则又应以温补气血为法，方以十全大补汤[3]，或八珍汤[4]治疗为佳。

（2）湿胜自汗：此型患者症见汗出，四肢倦怠，胸闷呕恶，大便溏泄，舌苔白滑，右寸脉弱。对于此型刘老立温脾益胃法治之，方选术附汤[5]。

（3）痰饮内动：痰饮内动导致自汗者，临床以头眩呕逆、冷汗自出为特异性表现。治疗以理气降痰为法，方以理中降痰汤[6]治疗。

（4）湿热内蒸：自汗缘起湿热者，症状可见唇干舌燥、大便秘结。治疗宜泻火清热，刘老习用凉膈散[7]治疗。

2. 盗汗　盗汗，又名寝汗，亦属汗液外泄失常病症，临床表现为寐中汗出，醒来自止。

刘老认为，盗汗一证，病因多端，虽阴虚者居多，但不可视其为唯一。其他如瘀血郁热、迫津外泄；湿热蕴结、蒸腾营阴；阳气亏虚、阳不敛阴等，均可导致其发病。刘老提醒，临证之时，贵在详查病情、辨证施治，切不可一叶障目，只晓一味滋阴，此实乃医家大忌，当时时牢记于心。刘老为指导后学，特将盗汗病因归纳为四类。

（1）阴液亏虚：阴虚盗汗，以肾阴虚、肝阴虚为主，阴虚则阳亢，虚火内生，阴精受扰，不能自藏，则外泄作汗。

（2）阳气衰弱：阳气不足，卫气亦弱，加之入睡，阳气入阴，表阳更虚，肌表失固，营阴外泄，而见汗出。醒后卫气出表，阴阳内外恢复协调，故醒后汗止。明·王肯堂阐释为："阳衰则卫虚，所虚之卫行阴，当瞑目之时，则更无气以固表，故腠理开津液泄而为汗；迨寤则目张，其行阴之气复散于表，则汗止也。"

（3）瘀血内阻：血瘀盗汗为清代王清任首倡，临床亦有见之。考其缘由，乃为瘀血内阻，拒卫于外，开阖失职，气血运行失调，津液输布失常，人体入睡，气血津液运行则更为不畅，导致津液外泄，而成盗汗。

（4）湿热壅盛：若饮食不节、嗜食肥甘或外感湿浊，以致脾胃功能失

---

〔1〕黄芪建中汤（《金匮要略》）：黄芪、白芍、桂枝、炙甘草、生姜、大枣、饴糖。
〔2〕芪附汤（《赤水玄珠》）：黄芪、附子。
〔3〕十全大补汤（方见疟疾）。
〔4〕八珍散（《普济本事方》）：人参、白术、黄芪、山药、白茯苓、粟米、甘草、炒扁豆、生姜、大枣。
〔5〕术附汤（《普济方》）卷一四七引（《保生回车论》）：白术、附子。
〔6〕理中降痰汤（《杂病源流犀烛》）卷七：人参、白术、茯苓、甘草、半夏、干姜、苏子。
〔7〕凉膈散（方见中风）。

调，运化失司，水湿内停，郁久化热，湿热内盛，则可蒸腾营阴，以致腠理开泄失常而发盗汗。

针对上述病因，刘老又将盗汗划分为"阴虚盗汗""阳虚盗汗""血瘀盗汗""湿热盗汗"四大证型，并分别遣方用药加以治疗，以为临证轨范。

（1）阴虚盗汗：刘老要求，对于阴虚盗汗应首先分清偏于肾阴还是偏于肝阴。肾阴虚者，症见腰足痩弱、蒸蒸内热、头昏耳鸣、盗汗频频、六脉细数。对其治疗当遵滋阴降火之法，方用东垣之当归六黄汤[1]或益阴汤[2]。肝阴虚者，症见头目昏眩、畏见阳光、梦遗多汗、脉弦细而数，治疗宜以敛汗息风为法，方用五味子汤[3]。

（2）阳虚盗汗：此型盗汗又可分为脾肾阳虚、肺脾气虚两种亚型。脾肾阳虚者，症见面色苍白，四肢欠温，喜暖畏冷，夜寐盗汗，小便清长，大便溏泄，舌淡苔白，脉沉迟，治疗应温补脾肾、扶阳固表，方用黄芪建中汤[4]或附子理中汤[5]；脾肺气虚者，症见：面色无华，乏力少气，津津汗出，气短而喘，声低懒言，食欲不振，腹胀便溏，舌质淡，苔白滑，脉细弱，治以补肺健脾、益气固表，方宜补中益气汤[6]、玉屏风散[7]治疗。

（3）血瘀盗汗：此型患者症见：面色晦黯，肌肤不润，盗汗不已，舌质暗红或有紫斑，脉沉涩。治以活血化瘀之法，方用血府逐瘀汤[8]治疗。

（4）湿热盗汗：此型患者症见：潮热盗汗，日久不愈，胸脘满闷，口干不欲饮，小便频数，大便黏腻不爽，舌质红，苔黄厚腻，脉滑数。治疗当以清热化湿止汗为法，方选三仁汤[9]治疗。

【典型病例】

马某，女，42岁。

初诊：1980年4月12日。

主诉：自汗1个月。

病史：近1个月来，患者自感汗出甚多，入夜尤甚，汗出不止，恶风，周身酸楚，时热时寒，于当地医院就诊，未明确病因，故前来求诊于刘老。

---

[1] 当归六黄汤（《兰室秘藏》）：当归、生地、熟地、黄柏、黄芩、黄连、黄芪。
[2] 益阴汤（《类证治裁》）：山茱萸、熟地黄、丹皮、白芍、麦冬、五味子、怀山药、泽泻、灯心草、地骨皮、莲子（虚者加人参）。
[3] 五味子汤（《杂病源流犀烛》）：五味子、山茱萸、龙骨、牡蛎、何首乌、远志、五倍子、地骨皮。
[4] 黄芪建中汤（方见自汗）。
[5] 附子理中汤（方见反胃）。
[6] 补中益气汤（方见疟疾）。
[7] 玉屏风散（《丹溪心法》）：黄芪、白术、防风、生姜。
[8] 血府逐瘀汤（方见胃痛）。
[9] 三仁汤（方见湿温）。

就诊时见：精神欠佳，面白色淡，唇淡，口微干，易出汗，恶风，周身酸楚，身微热，纳可，眠差，二便尚可，舌质淡，苔薄白，脉缓；既往胃溃疡病多年。

四诊分析：患者汗出恶风、周身酸楚、身微热，为营卫失和、腠理失固之象；面白色淡、唇淡，则是营血不足、失于荣养之征；荣卫失和、卫外失司、津液妄泄，故见多汗、舌质淡、苔薄白、脉缓，俱为气血亏虚之表现。据此分析，患者所得之病，当辨为营卫不和之自汗证。

中医诊断：自汗证

西医诊断：自主神经功能紊乱

辨证：营卫不和。

治法：调和营卫。

处方：桂枝甘草龙骨牡蛎汤

桂枝 9g，白芍 9g，生黄芪 15g，浮小麦 15g，牡蛎 24g^(先煎)，甘草 6g，生姜 3 片，大枣 4 枚。

7 剂，日一剂，水煎服。

二诊（1980 年 4 月 19 日）

患者服上药 7 剂，汗出好转，原方稍事调整，继续服用 7 剂，以巩固疗效。

按语：汗出之多，有因阳盛之体者，有因湿热内蕴者，有因营卫不和者，有因阴精亏虚者。本案则为营卫失和所致，故刘老立调和营卫一法，方以桂枝甘草龙骨牡蛎汤治之。方中桂枝辛甘，益气充卫；白芍酸寒，敛阴合营，二药相合，卫充营利；黄芪益气固表，增桂枝充卫之力；浮小麦、龙牡，敛汗益阴，助芍药和营之功；甘草一味，合桂枝、生姜化阳，合芍药、大枣益阴。诸药伍用，共奏调和营卫、收敛止汗之效。

（二）吐血

吐血，是指血从口内无声吐出的一种病症。刘老强调，若血出有声，重则其声如蛙，称为呕血；若咳而痰中带血丝，则为咯血；若嗽时气急喘促，痰夹血丝、血点，嗽后血随痰出，又为嗽血。以上四者皆为血从口出之证，临床应加以区别。

刘老综合了先贤各家学说，并结合临床实践，对吐血这一病证提出了自己的独到见解。

1. 对吐血病因的认识 刘老认为，导致吐血发生的原因可分为外因和内因两种。外因方面，是由于突感热邪，或风寒化热入里，热伤营血，气血沸腾，血随气逆而致吐血。此正如《活人书》所谓："伤寒吐血，由诸阳受邪热，初在表，应发汗而不发汗，毒热入深，结于五脏，内有瘀积，故吐血也。"内因方面，因为血本属阴不宜动，血主营不宜损，若七情劳倦，色欲过度，纵欲不节，都能导致血动，使血泛溢于上而吐出。此正如景岳所言："血本阴精，不宜动也，而动则为病；血为营气，不宜损也，而损则为病……故有以七情而动火者，有以七情而伤气者；有以劳倦色欲而动火者，有以劳倦色欲而伤阴者。或外邪不解，而热郁于经；或纵饮不节，而火动于胃；或中气虚寒，则不得收摄而注陷于下；或阴盛格阳，则火不归原而泛溢于上，是皆动血之因也。故妄行于上，则见于七窍，流注于下，则出乎二阴，或壅瘀于经络则发为痈疽脓血，或郁结于肠脏，则留为血块血症，或乘风热，则为斑为疹，或滞阴寒，则为痛为痹，此皆血病之证也。"

2. 对吐血辨证的心得　刘老强调，临床之时应当详察证情，以分清病性、病位，如此方可为制定治则治法、遣方用药指明方向。刘老总结：若吐血兼见口渴、恶热喜冷、脉滑便闭、小便赤热者，乃属实热壅盛之证；若吐血兼见气短声嘎、骨蒸盗汗、咽干喉痛者，乃为阴虚阳浮；若吐血兼见气短声怯、形色憔悴、胸怀抑郁、饮食无味、惊悸少寐者，是为心脾受伤，多因忧思过度所致；若吐血兼见胁肋牵痛、烦躁不安、往来寒热者，此是肝气上逆，多由怒气伤肝所致。

此外，刘老还十分注重对吐血血色的观察，借此亦可进一步辨明吐血发生的病位以及疾病性质。刘老归纳：若吐血血色鲜红，其性属火；若血色紫黑，其性热极；若血色暗淡无光，则属阳虚不能摄血；若血色粉红，其病位在肺；若血色赤如朱漆光者，病位在心包；若吐血鲜稠浓紫者，病位在肝脾；若痰唾红点、红丝者，病位在肾；若吐血量大、成碗成盆者，病位在胃。

3. 对吐血治疗的经验　刘老指出，凡血逆上行者，均可应用缪氏所制止血三要诀。降气，气降火即降；行血，血行令循经络，不止自止；养肝，滋阴则火自降。另外，对于暴吐血者，刘老主张以祛瘀降火为主；久吐血者，以养阴理脾为主。刘老提醒，上述所论为吐血治疗的一般规律，临床之时还应视患者具体情况灵活应用。

（1）实热内盛：吐血病属实热者，刘老治以清热泻火、凉血止血为法，方用泻心汤[1]送服四生丸[2]；对于热毒炽盛者，刘老多用犀角地黄汤[3]以清解热毒。

（2）阴虚阳浮：对于阴虚阳浮患者，刘老定滋阴降火、佐以止血为治疗原则，方用刘老自拟经验方治疗[4]。若频吐不止，又可增以生荷叶、生

---

〔1〕　泻心汤（方见痞证）。
〔2〕　四生丸（《妇人良方》）：生荷叶、生地黄、侧柏叶、生艾叶。
〔3〕　犀角地黄汤（方见风温）。
〔4〕　吐血验方（刘老经验方）：鳖甲、龟甲、玄参、牛膝、生地、茅根、焦山栀、天冬、茜草根、生柏叶、藕节。

艾叶；若脉数身热，则可加犀角、丹皮；若胸胁引痛，则加入桃仁、红花以活血化瘀。

（3）心脾受损：刘老对于心脾受损所致吐血，治疗以健脾养心、补气摄血为法，方用归脾汤[1]以培补本元。

（4）肝气上逆：对于情志所伤、肝气上逆之吐血者，刘老以平肝降逆为法，选用苏子、降香、郁金、丹皮、山栀子、瓜蒌、橘白等品苦辛降气。

（5）吐后体虚：刘老对于吐血之后身体虚弱之人，多以育阴和阳为法，方用生脉六味汤[2]、生脉四君子汤[3]熬膏常服，以收固本培元之效。

（三）尿血

尿血，是指小便之时，血随尿出，或先血后尿，或先尿后血，或血尿相混，甚或尿中血块，其血色或鲜或暗，尿时有痛或无痛的一种病症。刘老指出，尿血与血淋同表现为血随尿出，临床之上易于混淆，如何区分二者，应从以下两个鉴别要点入手：首先，尿血小便无痛，血淋则有剧烈疼痛，《证治要诀·小便血》鉴之曰："痛者为血淋，不痛者为尿血"；其次，尿血无淋沥不爽的感觉，但血淋则有短涩、频数及滴沥、欲出不尽之感。

刘老辨治尿血，首重区分虚、实两端。刘老总结：尿血实证，多为热伤所致。患者平素情志内伤，忧思郁怒，心肝受害，心主血，心热则移于小肠，小肠热甚，血渗膀胱，而发尿血，此正如《类证治裁·溺血》所说："小肠火盛，血渗膀胱"；肝藏血，喜疏泄，若疏泄无权，肝火郁结，逼血妄行，亦致尿血发生。其临床多见热象，表现为：小便带血，或夹血丝血块，尿道无痛楚，但感灼热，心中烦躁，夜寐欠安，口干而苦，甚或口舌生疮，面赤，少腹作胀，舌尖红，苔黄，脉数。

尿血虚证，主要由房劳所致。房劳过度，则肾阴亏耗，肾阴亏则膀胱结热，虚火灼伤肾及膀胱血络，血随尿出，因而尿血；此外，久病之人，气血俱虚，阴阳不能相守，脾气虚寒不能统血，肺虚不能节制其下，又皆能促成尿血发病。其临床特点为：小便带血，血色淡红，尿道无痛楚，亦无灼热之感，但常感精神疲倦，头晕眼花、耳鸣心悸，腰膝酸软，舌质淡，苔白，脉沉细弱。

刘老治疗尿血，主张不必拘泥于前人治疗血证之止血、散瘀、宁血、养血的套路，更忌固执一法，生搬硬套，而应针对患者个体不同情况，抓

---

〔1〕 归脾汤（方见胃脘痛）。
〔2〕 生脉六味汤（《评琴书屋医略》）：人参、麦冬、五味子、熟地黄、山萸肉、山药、丹皮、茯苓、泽泻。
〔3〕 生脉四君子汤（《评琴书屋医略》）：党参、麦冬、五味子、白术、茯苓、甘草。

住其病证关键，辨证施治，证变法亦变，力求证法统一，如此方可直捣病巢，这即是吴瑭所谓"机圆法活"。

在尿血实证方面，刘老对于口干渴、舌生疮、小便黄、热淋不利、脉象沉数有力之热结膀胱者，采用清热利尿之法，方选加味导赤散[1]、八正散[2]等，以清除膀胱邪热，凉血止血；对于口干、血尿不痛微热、脉数或细数之热积下焦者，刘老治以凉血止血为法，方用小蓟饮子[3]主之；对于面赤红、口干苦、头晕目眩、耳鸣心悸、脉沉弦有力之心肝火旺者，刘老以清解郁热为法，方用丹栀逍遥散[4]或龙胆泻肝汤[5]治疗。

在尿血虚证方面，刘老对于气虚夹寒，阴阳不相为守，中气虚散，血液错行，而致血尿者，采用温中止血之法，方用甘草干姜汤[6]治之；对于气血两亏之人，刘老则气血双补，选择八珍汤[7]或十全大补汤[8]治疗。对于气虚而不能摄血，以致血液妄行者，刘老补气摄血，方用玉屑散[9]主之；对于肾亏营血不能收纳者，或久病肝肾亏虚者，刘老以滋补肝肾、固摄下焦为法，方用鹿茸散[10]、鹿角胶丸[11]等治疗；对于心虚内热，以致血失收藏者，刘老以滋阴清心为法，方用如神散[12]或阿胶散[13]主之。

（四）便血

便血，又名血便、下血、泻血、结阴等，是指凡血自大便而下，或血便夹杂而下，或在大便前后下血，或单纯下血的病症。若根据出血部位的不同，有远血、近血之分，先血后便者称为近血，先便后血者称为远血；若按血色的鲜浊区分，又有肠风、脏毒之别，肠风血色鲜明，脏毒下血混浊。

---

[1] 加味导赤散（《临证指南医案》）：生地、木通、甘草梢、赤茯苓、琥珀。
[2] 八正散（方见淋病）。
[3] 小蓟饮子（《济生方》）：生地黄、小蓟、滑石、木通、蒲黄、藕节、淡竹叶、当归、山栀子、炙甘草。
[4] 丹栀逍遥散（方见眩晕）。
[5] 龙胆泻肝汤（方见眩晕）。
[6] 甘草干姜汤（《伤寒论》）：甘草、干姜。
[7] 八珍汤（方见汗证）。
[8] 十全大补汤（方见疟疾）。
[9] 玉屑散（《三因极一病证方论》）卷九：黄芪、人参。
[10] 鹿茸散（《外台秘要》）卷二十七引（《古今录验》）：鹿茸、当归、生地、蒲黄、冬葵子。
[11] 鹿角胶丸（《重订严氏济生方》）：鹿角胶、没药、血余炭、白茅根。
[12] 如神散（《医方类聚》）卷一二三引（《经验良方》）：阿胶、山栀子、车前子、黄芩、甘草。
[13] 阿胶散（《医学心悟》）：阿胶、丹参、生地、黑山栀、丹皮、血余炭、麦冬、当归。

刘老遍览先贤各家，指出大便出血主要分为脏毒、肠风、结阴三种，但三者病因不同，临床表现亦有差异。刘老总结，三者之中，脏毒下血、肠风下血同属近血；结阴下血则属远血。究其病因：脏毒下血，是因脾之积热，久而生湿，脾失运化，则湿热结于肠，损伤肠道脉络，血液外溢而致。此型患者多由于饮食不慎，恣食肥甘、醇酒厚味，以致热及于内而成。此正如《医学入门》所说："酒面积热，以致荣血失道，渗入大肠。"肠风下血，为风邪传入阳明，协热下注，或厥阴肝木虚热生风，风气煽动下血而成，《内经》谓之："久风入中，则为肠风飧泄。"结阴下血，为远血，是因脾元不足、不能统血，以致血无所禀，渗入肠间而便血。刘老进一步指出，脏毒下血，患者肛门肿痛流血，与痔漏相似，但下血混浊；肠风下血，肛门无肿痛，只下血，血色鲜明多清；结阴下血，为便后下血，肛门无肿痛。

便血三种类型的病因、病机、证候均有差异。因此，刘老针对不同类型便血制定了不同的治则方药。

1. 脏毒下血　刘老治疗脏毒下血，是以利湿热、和血脉为治疗大法，主方选用赤小豆当归散[1]治疗。若兼有大肿大痛、大便不通者，则给以解毒汤[2]。若欲止血，则兼服柏叶汤[3]或十灰散[4]。对于脏毒久不愈者，刘老必治其肝胃，治胃采用清胃散[5]，治肝用龙胆泻肝汤[6]。

2. 肠风下血　刘老治疗肠风下血的患者，是以清火养血为主，随证选用槐角丸[7]、白头翁加甘草阿胶汤[8]，或脏连丸[9]等治疗。

3. 结阴下血　刘老治疗结阴下血的患者，以温中摄血为法，以黄土汤[10]为主方。由于肝气郁结、致血不藏摄者，刘老治以归脾汤[11]加麦冬、

---

〔1〕赤小豆当归散（《金匮要略》）：赤小豆、当归。
〔2〕解毒汤（《血证论》）卷八：大黄、黄连、黄芩、黄柏、栀子、赤芍、枳壳、连翘、防风、甘草。
〔3〕柏叶汤（《金匮要略》）：侧柏叶、干姜、艾叶、马通汁。
〔4〕十灰散（《十药神书》）：大蓟、小蓟、茅根、棕皮、侧柏叶、大黄、丹皮、荷叶、茜草、栀子。
〔5〕清胃散（《兰室秘藏》）：生地、当归、丹皮、黄连、升麻、甘草。
〔6〕龙胆泻肝汤（方见眩晕）。
〔7〕槐角丸（《血证论》）卷八：槐角、地榆、黄连、黄芩、黄柏、生地、当归、川芎、防风、荆芥、侧柏叶、枳壳、乌梅、生姜汁。
〔8〕白头翁加甘草阿胶汤（《金匮要略》）：白头翁、秦皮、黄连、黄柏、甘草、阿胶。
〔9〕脏连丸（《血证论》）：熟地、山茱萸、山药、云苓、泽泻、丹皮、黄连。
〔10〕黄土汤（《金匮要略》）：灶心土、甘草、白术、熟地、阿胶、黄芩、炮附子。
〔11〕归脾汤（方见胃脘痛）。

阿胶主之；对于虚损不足、六脉微弱者，则给以十全大补汤[1]、胶艾汤[2]加补肾之品治疗。

（五）消渴

消渴是以多饮、多食、多尿、形体消瘦，或尿有甜味为主要特征的一种病证。

刘老归纳前人先贤对消渴病病因的认识，将其概括为四大方面，即饮食失宜、情志失调、劳欲过度、先天不足。

1. 饮食失宜　长期过食膏粱肥甘、醇酒厚味，损伤脾胃，运化失司，积滞肠胃，酿热耗津，津液不足，脏腑经络皆失于濡养而发为消渴。《内经》有云："消瘅……肥贵人则膏粱之疾也"。

2. 情志失调　情志失调、五志过极，皆易化火，耗伤阴津，诱发消渴。《三消论》谓之："消渴者……耗乱精神，过违其度，而燥热郁盛之所成也。"

3. 劳欲过度　房事不节，劳伤过度，真阴受损，虚火内生，脏腑燥热，发为消渴。《千金方》道："盛壮之时，不自慎惜，快情纵欲，极意房中，稍至年长，肾气虚竭……此皆由房室不节所致也。"

4. 先天不足　先天不足，五脏虚弱，精气素亏，复因调摄失宜，终至精亏液竭而成消渴。《灵枢·五变》曰："五脏皆柔弱者，善病消瘅"。

对于消渴病机，刘老赞同刘河间、朱丹溪等人的认识，认为消渴一病为阳热有余、阴津不足；火衰者虽有，但较少见。据此，刘老强调阴津虚耗在消渴发生、发展、恶化过程中的主导作用，其中尤以肾阴枯竭为首恶。此正合陈士铎《石室秘录》所说："消渴之证，虽分上中下，而肾虚以致渴，则无不同。"亦如《扁鹊心书》所云："消渴虽有上中下之分，总由于损耗津液所致。盖肾为津液之源，脾为津液之本，本源亏而消渴之证从此致矣"。

对于消渴病的治疗，刘老始终把握阴虚主线，结合上、中、下三消之分，分治肺、胃、肾三脏，提出：上消治肺，润燥为主；中消治胃，泻火为要；下消治肾，固肾为法的三大原则。刘老所制之法为消渴治疗提供了轨范。

1. 上消舌上赤裂，咽中发热，大渴欲饮，随饮随渴，大便如常，小便清利。渴多饥少者，人参白虎汤[3]主之；水亏于下、火炎于上者，玉女煎[4]主之；属寒者用八味地黄丸[5]。

2. 中消渴而饮水多，消谷善饥，饮食倍常而不生肌肉，形瘦，小便频

---

[1] 十全大补汤（方见疟疾）。
[2] 胶艾汤（《金匮要略》）：当归、川芎、白芍、生地、阿胶、艾叶、甘草。
[3] 人参白虎汤：人参、知母、生石膏、粳米、甘草。
[4] 玉女煎：生石膏、熟黄、麦冬、知母、牛膝。
[5] 八味地黄丸：熟地、山药、山茱萸、茯苓、泽泻、丹皮、肉桂、附子。

数，大便干结。用黄连丸[1]或生地八物汤[2]。

3. 下消初起小便不摄，饮一溲二，尿如膏脂，烦躁引饮，渐则面黄或面目黧黑。肾水亏者，可用六味地黄丸[3]；肺肾两虚者用黄芪汤[4]；火衰不能化气，气虚不能化液者，用右归饮[5]或八味地黄丸。

【典型病例】

王某，女，69 岁。

初诊：1993 年 4 月 22 日。

主诉：口、鼻、舌干燥半个月。

病史：患者于半个月前因无明显诱因出现口、鼻、舌干燥，口干不欲饮，夜间尤甚，夜间无法入睡，同时伴有心烦、五心发热，但无多食易饥、乏力、腰腿痛等症状。

望闻切诊：慢性面容，体型较胖，精神欠佳，面颊稍红，少润泽，语音清晰，音量稍低沉，无特殊气味，心肺无异常，双下肢不肿。舌质红，中有裂缝，苔少，舌后根苔薄黄燥，脉沉细数。

辨证分析：患者老年女性，《素问·阴阳应象大论》曰："年四十，而阴气自半也"，加之患者平素饮食不节，嗜食肥甘，形体偏胖，燥热内生，渐致阴精不足，终成消渴阴虚热盛之证。肺热炽盛，耗液伤津，故见口、鼻、舌干燥；肾水不足，心火自旺，故心烦、失眠；舌质红，脉沉细数，五心发热为肾阴亏虚，虚火妄动之象。

中医诊断：消渴

西医诊断：糖尿病

治法：养阴清热。

处方：六味地黄丸加减。

生地 20g，黄芩 10g，北沙参 12g，玉竹 15g，知母 12g，山萸肉 15g，丹皮 10g，山药 12g，玄参 15g，麦冬 15g，茯苓 10g，五味子 9g，瓜蒌 15g，酸枣仁 12g，柏子仁 10g，生石膏 20g(包煎)。

7 剂，日一剂。

二诊（1993 年 4 月 29 日）：

患者病情明显好转。大便次数增多，一日 2～3 行，但能成形。舌质暗

---

[1] 黄连丸：鲜生地、黄连。
[2] 生地八物汤：生地、山药、知母、麦冬、黄芩、黄连、黄柏、丹皮、荷叶。
[3] 六味地黄丸：熟地、山药、山茱萸、茯苓、泽泻、丹皮。
[4] 黄芪汤：黄芪、五味子、人参、麦冬、枸杞子、熟地。
[5] 右归饮：熟地、肉桂、附子、山茱萸、山药、杜仲、枸杞子、甘草。

红，苔薄黄，脉沉细数。前方取效，守方加减。药物如下：生地 20g，黄芩 10g，玉竹 15g，知母 12g，山萸肉 15g，丹皮 10g，山药 12g，瓜蒌 15g，酸枣仁 12g，柏子仁 10g，玄参 15g，麦冬 15g，五味子 9g，北沙参 12g。7 剂，日一剂。

按语：《素问·阴阳应象大论》曰："年四十，而阴气自半也"，患者老年女性，阴精不足，加之平素饮食不节，嗜食肥甘，形体偏胖，燥热内生，渐致阴精亏虚，终成消渴阴虚热盛之证。一诊予养阴清热方 7 剂后，口、鼻、舌干燥等主证明显好转，然大便偏稀，二诊时酌去甘寒之生石膏以减轻清热之力。

八、肢体经络病证

（一）腰痛

腰痛，是指背部下方、尻骨上方、两臀部之间的疼痛，并由此影响活动。腰痛不是一个独立病种，而是一种症状。

刘老指出，腰痛病因繁多，无论色欲内伤、六淫外感或跌仆闪挫均可诱发，但临证之中内伤所致腰痛多于外感；不仅如此，外感腰痛也多因内部失调方能致病。据此，刘老将腰痛分为外感腰痛、内伤腰痛两大类。其中，外感腰痛又可分为风湿腰痛、寒湿腰痛、湿热腰痛三型；内伤腰痛则包括血瘀腰痛、闪挫腰痛、肾虚腰痛三型。

1. 外感腰痛

（1）风湿腰痛：刘老指出，风为阳邪，其性善走；湿为阴邪，其性重浊。体虚之人冲风冒雨以致风湿为患，冲入足太阳经络则凝聚腰间不散，使气血阻滞经络不通，即发腰痛。其临床表现为：发热恶风，自汗身重，腰背重痛发麻，牵连下肢，左右脚膝强急，阴雨天气，则疼痛加重，脉浮弦而缓。针对该型患者正虚邪实、风湿之邪阻闭经络的主要病机，刘老治疗以散风祛湿、通经活络为主，兼以强腰固肾，扶正祛邪、标本同治；方选独活寄生汤[1]或羌活胜湿汤[2]加减治疗。

（2）寒湿腰痛：刘老指出，阴寒雨湿之邪侵入体表经络，以致阴气过盛，阳气受损，阴阳不和为病。其临床表现为：头痛身痛，无汗拘紧，腰冷如冰，喜得热熨，腰痛且重，如坐水中，脉象沉紧。刘老针对其寒湿内

---

[1] 独活寄生汤（《备急千金要方》）：独活、桑寄生、杜仲、牛膝、细辛、秦艽、茯苓、肉桂心、防风、川芎、人参、甘草、当归、芍药、地黄。
[2] 羌活胜湿汤（方见眩晕）。

盛之病机，治以散寒化湿、健肾固腰为法；方用五积散[1]或安肾丸[2]。

（3）湿热腰痛：刘老指出，外冒湿热之邪，内热郁结，阻滞经络，不能宣通，如阻于腰，则患本证。其临床表现为：烦热自汗，口渴，二便赤涩，腰及肩背酸痛沉重，上热，胸膈不利，脉沉细而数。刘老针对患者湿热搏结、阻滞气血的主要病机，以除湿清热、活血定痛为治；方以拈痛汤[3]或大分清饮[4]加减治疗。

2. 内伤腰痛

（1）血瘀腰痛：刘老指出，此型腰痛多为跌仆坠打，以致血瘀在内，阻滞气血，络脉不通而成。此正如《景岳全书·腰痛》所说："跌仆伤而腰痛者，此伤在筋骨而血脉凝滞也。"其临床表现为：痛若刀割，日轻夜重，便黑溺清，腰痛不可俯仰，四肢痿软，脉象沉涩或芤。刘老针对患者瘀血阻络的主要病机，治以通经活络、行血逐瘀为法；方用归梢汤[5]或活络丹[6]治疗。

（2）闪挫腰痛：刘老指出，闪挫跌仆损伤经络，导致气血阻滞不通，瘀血留着腰府，不通则痛，故使腰部发生疼痛。其临床表现为：腰痛不能俯仰转侧，甚则胸胁痛，咳嗽喷嚏时痛甚，无其他症状，脉象弦紧而长。刘老针对患者经络受损、气滞血瘀的主要病机，以舒气定痛、宣通经络为治；方以复元通气散[7]或地龙散[8]加减治疗。

（3）肾虚腰痛：刘老指出，先天不足，思想过度，夜梦不已，以致精气不能摄纳，真阳亏损；或劳病太过，真阴亏损而发病。其临床表现为腰部酸软无力，痛时悠悠不止。属阳虚者，溺清便溏，腰间冷痛，脉虚无力；属阴虚者，便秘溺赤，虚火时炎，脉数无力。刘老对肾阳虚者，以温阳散寒、暖肾强腰为治，方用八味地黄丸[9]治疗，兼遗精者用青娥丸[10]，兼寒

---

〔1〕 五积散（《太平惠民和剂局方》）：苍术、陈皮、厚朴、甘草、半夏、茯苓、麻黄、肉桂、枳壳、桔梗、当归身、川芎、白芍、干姜、白芷。

〔2〕 安肾丸（《三因极一病证方论》）：胡芦巴、补骨脂、川楝子、川续断、桃仁、杏仁、小茴香、白茯苓、山药。

〔3〕 拈痛汤（当归拈痛汤）（《兰室秘藏》）：白术、人参、升麻、苦参、葛根、苍术、防风、知母、泽泻、黄芩、猪苓、当归、甘草、茵陈、羌活。

〔4〕 大分清饮（《景岳全书》）：茯苓、泽泻、木通、猪苓、栀子、枳壳、车前子。

〔5〕 归梢汤（《杂病源流犀烛》）：当归梢、赤芍、莪术、桃仁、红花。

〔6〕 活络丹（《太平惠民和剂局方》）：川乌、草乌、天南星、地龙、乳香、没药。

〔7〕 复原通气散（《太平惠民和剂局方》）：木香、陈皮、穿山甲、延胡索、甘草、小茴香、白牵牛。

〔8〕 地龙散（《兰室秘藏》）：桃仁、羌活、独活、归梢、黄柏、麻黄、中桂、地龙、苏木、甘草。

〔9〕 八味地黄汤（方见哮喘）。

〔10〕 青娥丸（《太平惠民和剂局方》）：补骨脂、杜仲、核桃仁、青盐。

湿者用安肾丸，兼风湿者用独活寄生汤。肾阴虚者，以养阴清热、强腰固肾为治，方用六味地黄汤[1]或大补阴丸[2]治疗。

刘老强调，肾虚在腰痛发病中是最为重要的因素，此正如王肯堂所云：腰痛"有风、有湿、有寒、有热、有闪挫、有瘀血、有滞气、有痰积，皆标也，肾虚其本也。"因此，刘老常常叮嘱腰痛患者，应节忌房事，以免精气受损，肾气更虚，疾病不易痊愈。此外，刘老还要求患者应慎避风寒，注意保暖，居室宜干燥，以防湿邪侵袭；且要注意休息，禁食生冷及无鳞鱼，于每日服食猪肾一枚以固腰肾。

【典型病例】

庄某，男，48岁。

初诊：1977年12月8日。

主诉：腰痛10年。

病史：患者10年前因腰及臀部受寒而出现腰部酸痛，遇劳累或持重物，痛必复发，遇阴雨天亦加重，久治不愈，故来求诊于刘老。就诊时见：腰痛如折，转侧不利，舌淡，苔薄腻，脉沉细。

四诊分析：患者腰痛十年，起于受寒之后，反复发作，此为寒湿留着，损伤肾阳所致。寒湿稽留，伤损阳气，肾阳亏虚，无力温化，遇阴雨天气，寒湿更甚，内外交攻，痹阻经络，气血难通，不通则痛，故而腰痛复发；寒性收引，湿性重浊，寒湿为患，可致腰痛如折，转侧不利；此外，劳累持重，更伤已虚之肾，肾阳衰惫，寒湿趁机作祟，亦可使腰痛复发加重。舌淡，苔薄腻，脉沉细，俱为阳虚之表象。据此分析，患者所得之病，当辨为肾阳亏虚、寒湿困阻之腰痛。

中医诊断：腰痛

西医诊断：腰椎间盘突出症

辨证：肾阳亏虚，寒湿困阻。

治法：益肾温阳，驱寒逐湿。

处方：肾着汤合独活寄生汤加减

白术9g，干姜9g，茯苓9g，炙甘草6g，桑寄生12g，川断12g，杜仲9g，独活6g，狗脊9g，牛膝9g，桂枝9g。

7剂，日一剂，水煎服。

二诊（1977年12月15日）

---

[1] 六味地黄丸（方见眩晕）。
[2] 大补阴丸（方见遗精）。

患者服上药7剂，腰痛显著减轻，但见食欲不振，苔薄，中部微腻，脉沉弦。考虑邪气已去，正气未复，予温肾健脾止痛之品。处方：党参9g，白术9g，茯苓9g，炙甘草3g，杜仲9g，狗脊9g，续断9g，陈皮3g，肉桂6g，附子9g^(先煎)。后，服药月余，病去体健。

按语：腰痛病因复杂，而慢性腰痛多因肾亏而外邪客之，以致气血瘀滞、脉络阻塞而痛作，本案即是如此。刘老选用肾着汤合独活寄生汤加减祛寒除湿、益肾温阳，阳气来复，寒散湿祛，腰府得健，腰痛得止。二诊，考虑患者寒湿已去，但正气未复，故该以四君子汤加温肾助阳之品，温肾健脾，扶助正气，正气足则腰府强健，故能服药月余而病去体健。

（二）痿证

痿者，垂也、坠也、颓废不振之谓。痿证，则指肢体筋脉弛缓，手足软弱无力，关节不能弯曲，肌肉逐渐萎缩，运动无能，甚则瘫痪的一种病症；以下肢不能随意运动、行走者居多，故又称"痿躄"。刘老强调，痿证病患肢体并无疼痛感觉，以此可与痹证区分，痹则四肢关节作痛明显，多为实证，而痿多为虚证。

刘老综合各家所说，将痿证病因归结为三个方面，即"内有邪热""诸虚所致""他病累及"。

1. 内有邪热　刘老指出，五脏六腑之热，特别是肺热和阳明之热，以及湿热在下者，俱可发为痿证。如《儒门事亲》所云："痿之为状……总因肺受火热，叶焦之故，相传于四脏，痿病成矣。"《张氏医通》所言："痿证，脏腑病因，虽曰不一，大都起于阳明湿热，内蕴不清，则肺受热乘而日槁，脾受湿淫而日溢，遂成上枯下湿之候。"《素问·生气通天论》又有："湿热不攘，大筋软短，小筋弛长，软短为拘，弛长为痿"之论。

2. 诸虚所致　刘老指出，阴虚、血虚、气虚、肾虚、病后虚等均可导致痿证发病。如张璐《张氏医通·痿痹门》中所讲："阴血衰弱，不能养筋，筋缓不能自收持，故痿弱无力。"李用粹《证治汇补·痿躄》亦道："气虚痿者，因饥饿劳倦，胃气一虚，肺气先绝，百骸溪谷皆失所养，故宗筋弛纵。"

3. 他病累及　刘老指出，虽始患他病，若迁延不愈损伤脏腑、耗损气血者，以致邪热内盛、正气虚衰，则可导致本病继发。此外，中风之后，经络瘀血凝聚不行，亦可使手足麻木不仁、痿废不用。

对于痿证的辨证分型，刘老在丹溪之分型方法的基础上有所发挥，将痿证分为七型，即湿热、湿痰、气虚、血虚、气血俱虚、下虚、血瘀。

1. 湿热型　刘老指出,湿热成痿者,其症见:下肢弛缓不收,上肢疲软沉重,皮肤淖泽、或痛、或痒、或热、或顽麻,口渴烦热,胸烦痞闷,头重如裹,小便黄赤,大便黏腻不爽,舌质红,苔黄厚、或黄腻,脉象濡而散。对于此型患者,刘老以清利湿热为法,方用健步丸[1]加苍术、黄柏、黄芩治疗,抑或清燥汤[2]治之。

2. 湿痰型　刘老指出,湿痰成痿者,多见体肥丰腴之人,其症见:手足软弱无力,麻木重着,甚则肢体浮肿,口吐痰涎,胸脘满闷,头昏如蒙,大便黏腻,舌体胖大,多有齿痕,舌色淡红,苔白厚、或厚腻,脉见滑、或沉滑之象。此正如《张氏医通·痿痹门》所描述:"痿,属湿痰者,手足软弱,脉沉滑,兼腰膝麻木,或肿。"对于此型患者,刘老以燥湿化痰为法,方用二陈汤加味[3]治疗。

3. 血虚型　刘老指出,血虚成痿者,多见于产后、失血后,血虚不能养筋所致。症见手足痿弱无力,不能行动,面色萎黄,少有光泽,常伴头晕乏力,舌色淡,苔薄,脉细弱。刘老以滋养阴血为法,方用四物汤[4]加苍术、黄柏;阴伤甚者,又以补阴丸[5]治之。

4. 气虚型　刘老指出,气虚成痿者,多见于劳倦内伤、饮食失调或久病脾胃气虚,不能充养肌体所致。其症见:手足软弱,麻木不仁,少气懒言,胸闷气短,精神不振,头晕目眩,动则尤甚,舌质淡胖,苔薄,脉大无力,或见弱象。刘老治以健脾益气之法,方用四君子汤[6]加苍术、黄柏,气虚甚者,还可用补中益气汤[7]治疗。

5. 气血俱虚型　刘老指出,因气血俱虚而发痿证者,多为久病虚损之人,其症兼有气虚及血虚之表现,可见:肢体痿弱,举动无力,面色苍白无华,精神倦怠,舌淡,苔薄,脉弱无力。刘老治以气血双补,方选十全大补汤[8]治疗。

---

〔1〕 健步丸(《兰室秘藏》):羌活、滑石、肉桂、甘草、天花粉、柴胡、防风、泽泻、川乌头、苦参、防己。
〔2〕 清燥汤(《脾胃论》):黄芪、苍术、白术、陈皮、泽泻、人参、茯苓、升麻、当归、地黄、麦冬、甘草、神曲、黄柏、猪苓、柴胡、川连、五味子。
〔3〕 二陈汤加味(刘老经验方):半夏、陈皮、茯苓、甘草、苍术、黄柏、竹茹、姜汁。
〔4〕 四物汤(方见咳嗽)。
〔5〕 补阴丸(《准绳·类方》)卷四引丹溪方:补阴丸:知母、黄柏、炙龟甲、侧柏叶、枸杞子、五味子、杜仲、砂仁、甘草、猪脊髓加地黄膏为丸。
〔6〕 四君子汤(方见噎膈反胃)。
〔7〕 补中益气汤(方见疟疾)。
〔8〕 十全大补汤(方见疟疾)。

6. 下虚型　刘老指出，下虚型痿证主要因房室之劳或久病虚衰，以致下焦精血亏损，肝肾之火燔灼筋骨而成。其症见：下肢大肉渐脱，膝胫痿弱不能久立，甚至步履全废，兼有腰酸、遗精、阳痿、早泄、头昏、目眩等证，舌质红绛，少苔，脉细数。刘老治以补益肝肾、强筋壮骨之剂，方用补益肾肝丸[1]、补益丸[2]、虎潜丸[3]等。

7. 血瘀型　刘老指出，因瘀而痿者，多见于跌打损伤、产后恶露或饮食起居不慎，痰瘀交困的患者，血液循行不畅，以致经脉瘀滞，肢体失养，发为痿证。此正如李用粹所说："血痿譬之成在血瘀上脉"。其症见：四肢痿软，手足麻木不仁，唇紫舌青，肢体青筋现露，脉涩滞不利。刘老治以养血活血、化瘀通络之法，方选圣愈汤[4]加味。

【典型病例】

何某，男，28岁。

初诊：1981年4月9日。

主诉：全身痿软无力1个月。

病史：患者1个月前，突然昏厥，醒后感觉全身无力，双下肢酸软不能行走，经某医院诊断为"神经功能性障碍"，今来求诊于刘老。就诊时见：头晕头痛，腰酸，下肢麻木、发凉、酸软无力，睡眠不佳，小便黄，大便干燥，舌红无苔，脉细涩。

四诊分析：患者肢体无力，下肢痿软、难以直立行走，此为"痿证"之典型症状。其症见：腰酸，下肢痿弱无力、难以站立，此为肝肾亏虚之征。肝藏血、主筋；肾藏精、主骨。肝肾不足，精血亏虚，精虚不能灌溉，血亏不能营养，筋骨失濡，弛纵萎软，行动不能；精血不足，髓海失充，清窍失养，导致头晕头痛；肝肾亏耗，阴虚火旺，灼液伤津，故小便黄、大便干燥；血虚无以养神，加之虚火扰动，而见夜寐欠安；舌红无苔，脉细涩，亦为阴虚之象。据此分析，患者所得之病，当辨为肝肾不足、精血两亏之痿证。

中医诊断：痿证

---

〔1〕补益肾肝丸（《兰室秘藏》）：柴胡、羌活、生地、苦参、防己、附子、肉桂、当归。
〔2〕补益丸（《医学纲目》）：白术、生地、龟甲、锁阳、归身、陈皮、牛膝、白芍、菟丝子、干姜、黄柏、虎胫骨、茯苓、五味子、甘草、紫河车。
〔3〕虎潜丸（《医方集解》）：龟甲、黄柏、知母、熟地、牛膝、白芍、锁阳、虎胫骨、当归、陈皮、干姜、羯羊肉。
〔4〕圣愈汤（《兰室秘藏》）：人参、白芍、当归身、黄芪、川芎、熟地。

西医诊断：神经功能性障碍

辨证：肝肾不足，精血两亏。

治法：补益肝肾。

处方：

党参15g，沙参9g，石决明9g^(先煎)，牡蛎15g^(先煎)，丹参9g，白术6g，赤芍9g，当归9g，牛膝12g，川断9g，黄芪12g，肉桂9g，附子9g^(先煎)。

10剂，日一剂，水煎服。

二诊（1981年4月19日）

患者服上药10剂，下肢麻木减退，感觉温热，但站立时间长仍麻木发凉，能被别人搀扶活动。继续服用40剂后，两下肢能独立移动，其后按上方稍事加减，调治半年余而痊愈。

按语：本例患者起于脏腑亏虚，精血不足所致。此正如《三因极一病证方论》所言："痿躄则内脏气血不足之所为也。"对于本案治疗，刘老选用川断、牛膝补益肾精；以丹参、赤芍、当归补益肝血；选党参、黄芪、白术健运后天之本，既充先天之精、又补肝之阴血；遣沙参、决明、牡蛎滋阴潜阳；阴损及阳，故少佐肉桂、附子，温补下元。诸药合参，肝肾双补、精血得充，故获良效。

（三）痹证

痹证，是由于风、寒、湿、热之邪闭阻经络，影响气血运行，筋脉关节失于濡养，导致肢体筋骨、关节、肌肉等发生酸痛、麻木、重着、屈伸不利，甚或关节肿大灼热等为主要表现的一类病证。

痹证为临床常见疾病，对其治疗，寒痹不外散寒、祛风、除湿、温经通络诸法；热痹则以宣痹清热为主。但刘老认为，痹证一病，病程有久暂之异、邪正有虚实之差、部位有上下之分、病性有寒热之别，故治疗之时切不可过于机械，当知常达变，处方用药灵活多变。刘老提出，治疗痹证应"首辨寒热""再分上下""总调气血"。

1. 首辨寒热　刘老指出，痹证尽管证候变化繁杂，但总不越寒热两端。《素问·痹论》所云"风寒湿三气杂至，合而为痹"是指寒痹而言，其所谓"阳气多，阴气少"则是指热痹所言。刘老强调，临床以寒痹为多，其关节冷痛，舌苔白，脉紧，非大辛大热之附子、乌头之属不能祛其寒气。然而，乌头辛热有毒，炮制不佳则易出事故，且易伤脾胃，故刘老多喜用药性较之乌头和缓平稳的附子驱散寒邪。此外，刘老治疗寒痹兼热象而呈寒热错杂之候者，多采用寒热并用之法，仲景所传桂枝芍药知母汤[1]为众多医家所习用，刘老以此为基础方，但并不拘泥于此方；只取桂枝、知母，一外一内，外散风寒湿邪，内清久郁之热；又加附子助桂枝以温里通经，祛散内外寒邪；生地佐知母清热通络；忍冬藤清热解毒，通经脉而调气血；辅以生黄芪、当归温养调和、益气养血。综观全方，扶正祛邪，寒热并用，通补兼施，故能于寒热错杂之中求其本而获良效。对于症见发热、关节红肿热痛、苔黄脉数之热痹，刘老以清热疏风为治疗大法，化裁《温病条辨》之加减木防己汤[2]和宣痹汤[3]，组创热痹饮三方[4][5][6]加以治疗，疗效卓著。

2. 再分上下　刘老指出，痹证之部位有上下之偏，药物的作用部位亦各有不同，故临证中需要注意药物的选择应用，何种方药偏治何种部位，医家应熟练掌握，方能提高疗效。如《金匮要略》载麻杏薏甘汤[7]治"一身尽痛"，但刘老认为麻杏毕竟为肺经药，其作用偏表偏上，故刘老常用其治疗病位在上之痹证。此外，羌活胜湿汤[8]为治疗风湿在表的方剂，风湿在表或偏上时，刘老多选用之。对于治疗背部症状突出的痹证患者，刘老常用《伤寒论》中治疗"项背强几几"之葛根汤[9]，疗效可靠。腰腿疼痛也为痹证常见症状，刘老认为独活寄生汤[10]加减尤为适宜。湿热下注最易引起两膝关节痹痛，刘老则以宣痹汤加苦参、赤小豆、泽泻等品，清热利湿宣痹，使湿热之邪由膀胱而去。

3. 总调气血　痹者为气血痹涩不通之意。《内经》也指出，痹证是由风寒湿热之气侵袭，与营卫相合而致，多呈正虚邪气稽留，故刘老提出"调

---

〔1〕　桂枝芍药知母汤（《金匮要略》）：桂枝、芍药、甘草、麻黄、生姜、白术、知母、防风、附子。

〔2〕　加减木防己汤（《温病条辨》）：防己、桂枝、石膏、杏仁、滑石、白通草、薏苡仁。

〔3〕　宣痹汤（《温病条辨》）卷二：防己、杏仁、滑石、连翘、山栀、薏苡、半夏（醋炒）、晚蚕沙、赤小豆皮。

〔4〕　热痹饮Ⅰ号方（刘老自拟方）：当归、黄芩、知母、栀子、连翘、生甘草、生薏苡仁、防风、防己、羌活、独活、海桐皮、忍冬藤。

〔5〕　热痹饮Ⅱ号方（刘老自拟方）：当归、生薏苡仁、防己、苦参、滑石、生甘草、半夏、黄芩、连翘、防风、秦艽、忍冬藤、海桐皮。

〔6〕　热痹饮Ⅲ号方（刘老自拟方）：当归、生地黄、知母、黄芩、连翘、生甘草、生薏苡仁、苦参、半夏、防己、防风、海桐皮、忍冬藤、滑石。

〔7〕　麻杏薏甘汤（《金匮要略》）：麻黄、杏仁、薏苡仁、甘草。

〔8〕　羌活胜湿汤（方见眩晕）。

〔9〕　葛根汤（《伤寒论》）：葛根、麻黄、甘草、芍药、桂枝、生姜、大枣。

〔10〕　独活寄生汤（方见腰痛）。

理气血为治病求本之法，当贯彻痹证治疗之始终。"刘老阐释，"调理气血"这一治疗大法常为医者所忽视，临床多见一些医生治疗只重祛邪，常处以大队风药及活血化瘀之品，尚自以为是遵"通者不痛"之经旨，其实不然，正气不复，邪气何以能却？故古人有"治风先治血"之经验。再观现代治疗之名方，如独活寄生汤、蠲痹汤[1]、三痹汤[2]、羌活续断汤[3]等，皆为风药与参、芪、归、芍并用，其意正在于扶正与祛邪并施。基于此，刘老临证中总视痹证病程之久暂、邪正之虚实，于祛风之剂中配伍参、芪以益气，归、芍以养血。临床证明，治疗痹证调气血与祛风湿并举，虚实兼顾，不仅痹痛可较快缓解，而且往往会使患者精神振作、体质增强，从根本上改善机体状态，达到控制病情之目的。

刘老对于痹证患者的预防、调摄也极为重视。刘老提出，防寒、防潮是防止痹证反复发作的关键。患者应做好防范工作，切忌汗出当风，久居湿地，感受外邪。与此同时，应加强个体调摄，做到房劳有节，食饮有常，劳逸结合、起居规律等，积极适度运动，强健体魄，提高机体抵御外邪的能力。

【典型病例】

刘某，男，24岁。

初诊：1985年12月26日。

主诉：下肢关节肿痛3个月。

病史：右膝、踝、足趾关节疼痛3个月，肌肉拘挛不舒，得热减轻，遇寒加重，自服止痛片等药物无好转，故求诊于刘老。就诊时见：下肢关节肿痛，遇寒加重，口干，纳差，睡眠可，舌青，苔薄白，脉细涩。

四诊分析：患者关节疼痛，筋脉拘挛，得热痛减，遇寒加重，此为感受寒湿之邪所致。寒为阴邪，其性留滞，气血为寒邪所阻遏，经脉不利则疼痛、拘挛；遇热后寒邪暂散，气血又复流通，故疼痛随之缓解，遇寒则血气愈加凝涩，以致疼痛加剧；寒邪伤阳，气血凝滞，易生痰湿，寒湿相合，病位趋下，故致下肢寒痛、痛处沉重、关节浮肿。舌青，苔薄白，脉细涩，乃是寒阻血脉之象。据此辨析，患者所患为寒湿痹阻经络之痛痹。

---

[1] 蠲痹汤（《百一选方》）：羌活、姜黄、当归、黄芪、赤芍、防风、炙甘草、生姜。

[2] 三痹汤（《妇人良方》）：续断、杜仲、防风、桂心、细辛、人参、白茯苓、当归、白芍、黄芪、牛膝、甘草、秦艽、生地黄、川芎、独活、生姜。

[3] 羌活续断汤（《古今医统大全》）：羌活、川续断、牛膝、防风、当归、川芎、薄桂、秦艽、川乌、苍术、麻黄、甘草节、枳壳、穿山甲、生姜、葱。

中医诊断：痛痹

西医诊断：风湿性关节炎

辨证：寒湿痹阻，寒邪偏胜。

治法：散寒除湿，通络止痛。

处方：独活寄生汤加减

当归 12g，白芍 9g，羌活 12g，独活 12g，川芎 6g，熟地 18g，川断 12g，秦艽 12g，生黄芪 15g，茯苓 12g，桂枝 9g，生薏苡仁 18g，制附子 9g^(先煎)，甘草 6g

5 剂，日一剂，水煎服。

二诊（1986 年 1 月 2 日）

患者服上药 5 剂，疼痛减轻，肌肉稍舒，原方再进 10 剂，诸症缓解。

按语：本案为寒湿之邪，客于肌肉筋骨之间，凝结不散，痹阻脉络所致之痛痹。刘老祛邪兼补之法，方用独活寄生汤加减，散寒湿、止痹痛、益肝肾、补气血。方中以熟地、川断补肝益肾、壮骨强筋；桂枝、附子助阳散寒；羌、独活祛风胜湿，茯苓、薏仁淡渗利湿；黄芪、当归、川芎益气活血，通利经脉；白芍、甘草，缓解拘挛；上药合用，寒湿尽去，气血流通，疼痛自止。二诊，诸症减轻，为邪去络通之象，药中病所，当乘胜追击，故守方继服。

第二节　专病经验

一、治疗冠心病经验总结

冠心病是人类健康的主要杀手，中医学将其归入"胸痹心痛"范畴。中医学论治胸痹心痛的理论肇始于战国，形成于秦汉，发展于晋唐，成熟于明清，至今已成系统且日臻完善。刘老遍览诸家论述，结合自己七十年临床经验，对冠心病病因、病机提出独到见解，并凝炼治疗三法"补肾""通阳""祛邪"，临床之时，辨证施用，疗效显著。

（一）辨因析理，肇始于肾

流行病学调查发现，冠心病发病多在四十岁以后。中医学认为，人的衰老亦自四十而始，《灵枢·天年》论之曰："人生十岁，五脏始定……四十岁，五脏六腑，十二经脉，皆大盛以平定，腠理始疏，荣华颓落，发颁斑白，平盛不摇，故好坐。"唐代孙思邈《备急千金要方》更明确指出：

"人年五十以上，阳气日衰，损与日至，心力渐退。"由此可见，衰老与冠心病发生密切相关。

人体衰老发生发展的过程，也是肾元始亏、匮乏、衰微的过程，二者亦步亦趋，《素问·上古天真论》对其详述道："……五八，肾气衰，发堕齿槁……七八，肝气衰，筋不能动。八八，天癸竭，精少，肾脏衰，形体皆极，则齿发去。"《素问·阴阳应象大论》亦云："年四十，而阴气自半也，起居衰矣。"

肾虚伴随衰老、衰老伴随本病，且现代冠心病的发病年龄与中医学肾元始衰的时间相吻合。以此推之，年老肾虚是冠心病发生的始动因素。据此，刘老提出，胸痹心痛的发生，首当责之于年老正气亏虚，其中尤以肾元匮乏为要，为本病发生肇始之因。

（二）推求病机，肾匮为根

人体衰老，肾元匮乏，心失资助，阴阳俱虚，功能失常，发为本病；肾虚日渐，痰瘀丛生，加重发展，终成顽症。刘老认为，年老肾虚不仅为冠心病发生始动环节，更是其发展恶化的根源所在。

1. 心肾相关，肾病及心　五脏之中，心肾相通，关系密切。心肾以经络维系，上下联络，相互交通。《灵枢·经脉》对其描绘曰："肾足少阴之脉……其直者，从肾上贯肝膈，入肺中……其支者，从肺出络心，注胸中。"结构上的紧密联系，决定了生理上相互依存、病理上相互影响。生理上，肾是先天之本，内藏元阳育有真阴，赵献可《医贯》称之："五脏之真，惟肾为根。"虞抟《医学正传》喻之："其四脏之于肾，犹枝叶之出于根也。"其他脏腑赖其资助。肾乃心脏生化之主，心主血脉、主神志的功能均赖肾之阴阳精气的濡润温养，方可维持正常，心对于肾的依赖更为明显，《素问·五脏生成》谓之："心之合脉也，其荣色也，其主肾也。"病理上，肾病常常祸及于心，如《素问·脏气法时论》所言肾虚胸痛："肾病者……虚则心中痛。"《景岳全书》更明确提出"心本乎肾，所以上不宁者，未有不由乎下，心气虚者，未有不因乎精。"肾阳不足，心阳失助，鼓动无力，血行瘀滞，脉络痹阻，胸痛发作；肾阴亏虚，心阴失滋，心火偏亢，耗伤阴血，心脉不荣，脉道失润，塞涩作痛。

2. 肾元亏虚，痰瘀丛生　刘老强调，胸痹心痛虽以正虚为本、肾虚为根，但痰浊、血瘀、阴寒诸邪对疾病的发展转归亦有一定影响，临床不容忽视。然而，诸邪产生与机体肾虚亦是密不可分。若肾阳亏虚，一则心失温煦，阳不胜阴，阴寒内盛，寒性收引，则心脉挛急，发为胸痹心痛，《太平圣惠方·论胸痹诸方》释之："夫寒气客于五脏六腑，因虚而发，上冲于胸间，则为胸痹。"二则气化失司，运化失常，聚湿成痰，停聚心脉，阻滞气机，发为胸痹。若肾精虚损，生髓不能，血无所生，"心血一虚，神气失守，神去则舍空，舍空则郁而停痰，痰居心位。"（《证治汇补》）易阻心脉，而发胸痹。《素问·脉要精微论》亦曰："夫脉者，血之府也……涩则心痛。"肾中元气为人体原动力，若元气不足，诸气必虚，推动无力，血行不畅，而成血瘀之患，《医林改错》析之："元气既虚，必不能达于血管，血管无气，必停留而瘀。"

（三）由博返约，凝炼三法

本虚是胸痹心痛发病的根本原因，邪实是疾病发展转归的重要因素。刘老根据"虚则补之、实则泻之"之旨，确立"补肾""通阳""祛邪"为胸痹心痛治疗三法，临床之时，辨证施用。

1. 治疗三法，补肾为主 《素问·标本病传论》曰："病发而有余，本而标之，先治其本，后治其标；病发而不足，标而本之，先治其标，后治其本。"冠心病属本虚标实之证，以脏腑虚衰（肾虚、心虚）为本，寒凝、瘀血、痰浊、气滞为标，治疗当先补其正虚，后散其邪实。因此，刘老三法之中首重补肾，强调"欲养心阴，必滋肾阴；欲温心阳，必助肾阳。""五脏之阴气非此不能滋、五脏之阳气非此不能发。"治疗之时多从肾入手，以肾为本，根据肾之阴阳偏衰，分别治以温肾阳、滋心阴之法，通过补肾可平衡阴阳，使心肾互济、诸邪不生，控制胸痛发作。

2. 胸痹阳微，以通为补 《金匮要略·胸痹心痛短气病脉证治》论述胸痹心痛病机为："夫脉当取太过不及，阳微阴弦，则胸痹而痛，所以然者，责其极虚也。"其中"阳微"即上焦阳气亏虚，阳虚当补。但刘老认为，阳气以通为用，走而不守，内通脏腑，外达肌腠，上行清窍，下走浊窍，旁达四末，无所不至。只要保证阳气能够"运行不息、贯通无阻"，即可使心阳通畅，血脉充盈，通而不痛。故此，刘老提出"阳无取乎补，宣而通之"及"以通为顺""以通为补"的观点，临证之时常应用"宣痹通阳"之法，以恢复心之自然功能，即达"补"心目的。

3. 标本兼顾，佐以祛邪 《素问·举痛论》道："心痹者、脉不通""心脉痹阻"是胸痹心痛的病机特点，多因痰浊、血瘀、气滞所致。刘老告诫，胸痹虽应首重补虚，但治疗之时，还应标本兼顾，佐以化痰、活血、理气等祛邪之法。化痰祛浊可使心阳得展、血脉得通、心痛得止；理气活血可致气机通畅、血行无阻、血脉得养、胸痹得解，遵此治疗，常可事半功倍，迅速见效。

（四）潜方用药，独具匠心

1. 精于配伍，妙用药对　刘老治疗冠心病，尤其重视药物配伍后的相互协同作用，形成固定的药对，临床处方常双药并书，效力倍增。

（1）补肾对药：刘老常用生晒参配伍生地以益肾培元。《本草汇言》谓生晒参："气壮而不辛，所以能固气；惟其味甘而纯正，所以能补血。"为培元补气第一要药。生地黄，甘寒质润，《本草经疏》赞其："补肾家之要药，益阴血之上品。"二者相伍，一阳一阴，一动一静，使阳生阴长，气血充和，胸痹自除。

（2）通阳对药：瓜蒌、薤白源于仲景瓜蒌薤白白酒汤。刘老体会，瓜蒌性甘苦寒，功善开胸涤痰，但单独使用易伤上焦阳气，配伍薤白，辛温通阳，宣通上焦阳气，二者相合，宣通而不伤正。

（3）化瘀对药：刘老活血化瘀多用丹参、三七配伍使用。丹参功善活血化瘀，兼有凉血消肿止痛、养血安神之效，具"化瘀而不伤正"之特点；三七止血、化瘀、消肿、止痛，有"止血而不留瘀"之特性，二者相配，相辅相成，可使活血化瘀、通络止痛之大增。

2. 方随法立，组创新方　刘老在前人治疗胸痹的基础上，结合个人经验，创制冠心爽合剂，用于治疗肾阴亏虚、心阳瘀阻型冠心病，疗效显著。方中（制）何首乌为君，补肾精、滋肝血，精血互化、心脉得养；瓜蒌开胸涤痰，薤白通阳散结，二者合用为臣，痰去结散，胸阳得展；佐以三七，活血化瘀、血脉通畅。四药合用，共奏滋肾活血，通阳化浊之功。

（五）典型病例

病例 1. 郭某，男，57 岁。

初诊：2010 年 5 月 11 日。

主诉：胸闷、胸痛反复发作 3 年。

现病史：患者于 3 年前因劳累后出现心前区闷痛，就诊于北京某医院诊断为"冠心病"，规律服用硝酸酯类药物，每于劳累或情绪激动时症状加重，口服硝酸甘油片可以缓解，现为求中医治疗，故就诊于我院门诊。刻下症：偶有胸闷、胸痛，劳累后加重，气短，乏力，口干，口不苦，出汗少，腰膝酸软无力，纳眠可，大便干，小便尚调。舌暗红，有瘀斑，苔薄白，脉弦细，沉取无力。服降压药后血压 130/80mmHg，否认糖尿病等慢性病史，否认药物及食物过敏史。

辅助检查：血常规：大致正常；生化全项：总蛋白 63.4g/L、球蛋白

23.5g/L、总胆红素 20.1μmol/L、高敏 C 反应蛋白 4.51mg/L；尿常规：大致正常；便常规：大致正常。心电图：窦性心律，心率 62 次/分，Ⅱ、V4、V5 导联异常 Q 波，V4、V5、V6 导联 ST 段下移及 T 波低平。

中医诊断：胸痹

西医诊断：冠状动脉粥样硬化性心脏病（稳定型心绞痛）；高血压病。

辨证：肾阴亏虚，胸阳不振，瘀血阻络。

治法：滋肾通阳，活血化瘀。

方药：

制首乌 12g、瓜蒌 15g、薤白 12g、三七粉 3g（冲服）、桑椹 15g、半夏 9g、太子参 12g、炙甘草 6g。

水煎服，日一剂，7 剂。后以原方再服 1 个月。

二诊：2010 年 6 月 10 日。

患者诉服药后，偶有胸闷，无疼痛，较前有力，口不干，纳眠可，大便干，小便尚调。舌质暗红，苔薄白，脉弦细。复查血常规：大致正常；生化全项：总胆红素 17.5μmol/L；尿常规：大致正常；便常规：大致正常。心电图：V4、V5、V6 导联 ST 段未见下移，Ⅱ、V4、V5 导联仍有异常 Q 波。继服上方。

按语：患者年近六旬，《内经》云："年四十，而阴气自半也，起居衰矣。"且其症见腰膝酸软无力，实乃肾精亏虚之象。《景岳全书》道"心本乎肾，所以上不宁者，未有不因乎下，心气虚者，未有不因乎精。"《金匮要略·胸痹心痛短气病脉证治》："胸痹不得卧，心痛彻背者，瓜蒌薤白半夏汤主之。"故刘老应用冠心爽合剂加减治疗，制首乌、桑椹填补肾精，瓜蒌、半夏宽胸消痰，薤白通阳行滞、消痞除满，太子参、炙甘草益气养心，三七活血化瘀。诸药合用，共奏滋肾通阳、益气养心、化瘀止痛之功效。

病例 2. 王某，男，70 岁。

初诊：2011 年 3 月 29 日。

主诉：患者胸闷，胸痛，伴心悸气短，间断发作 1 年。

现病史：患者 1 年前出现胸闷、胸痛，伴心悸、气短，情绪激动及劳累后加重，经含服硝酸甘油后症状可缓解。刻下症：精神尚可，时有胸闷胸痛，情绪激动及劳累后加重，少汗，口干，口苦，腰膝酸软，耳鸣如蝉，头不晕不痛，纳少，大便干，小便尚调，脉沉细，舌质暗红，有瘀斑，苔薄。血压 100/60mmHg。

辅助检查：血常规：大致正常；生化：总胆固醇 5.74mmol/L、低密度脂蛋白 3.23mmol/L、载脂蛋白 A 11.72g/L。尿、便常规：未见异常。心电图示：窦性心动过缓，心率 55 次/分，V1、V2、V3：T 波倒置。

中医诊断：胸痹

西医诊断：冠心病心绞痛

辨证：肾阴亏虚，心脉痹阻。

治法：滋肾通阳，活血化瘀。

方药：

首乌 15g、瓜蒌 15g、薤白 12g、三七粉 1g^(冲服)、牛膝 9g、桑椹 15g、太子参 15g、当归 9g、枳壳 9g、赤芍 9g、川芎 4.5g。

水煎服，日一剂，7 剂。

二诊：2011 年 4 月 5 日。

患者诉服上药 7 剂，自觉胸闷、胸痛症状较前好转明显。效不更方，原方继服。患者坚持服用两个月，症状明显改善，复查心电图：窦性心律，心率 65 次/分，V1、V2、V3：T 波倒置。继续服用上药以巩固疗效。

按语：患者年老肾虚，精不上承，心气失养，胸阳不振，心血瘀阻。故选冠心爽合剂为基础方加减治疗，方用首乌、桑椹补肾填精，瓜蒌宽胸降气、消痰散结，薤白配合枳壳通痹行滞，太子参补气养心，川芎、当归、赤芍、牛膝、三七养血活血。诸药合用，共奏滋肾通阳、宽胸理气、活血止痛之功效。

二、治疗甲状腺功能亢进症经验

甲状腺功能亢进症，简称甲亢，是由多种原因引起的甲状腺功能亢进和（或）血循环中甲状腺激素水平增高所致的一组常见的内分泌病，临床上以高代谢综合征、甲状腺肿大、突眼症、神经及心血管系统功能紊乱为特征。目前，西医治疗有一定的局限性，且毒副反应较多。中医学虽无"甲亢"病名，但依据其临床特点，则类属于"瘿病"范畴。我国早在战国时期就已有关于"瘿病"的记载，其后医家通过不断钻研、探索，逐渐对该病形成了较为系统的认识，并积累了丰富的治疗经验。刘老吸取前贤论治精华，并结合自身的临床经验，对于该病的病因、病机、治疗均提出了独到见解。

（一）病因方面

中医学认为，瘿病的病因可归结于两个方面。一为水土失宜，古人很早就发现瘿病发生与水土环境密切相关，如《吕氏春秋》载："轻水所，多秃与瘿人。"《诸病源候论》引《养生方》道:"诸山水黑土中出泉流者,不可久居,常食令人作瘿病,动气增患。"《杂病源流犀烛》也谈到:"西北方依山聚涧之民,食溪谷之水,受冷毒之气,其间妇女,往往生结囊如瘿。"据此,中医学将"瘿病"的发生归因于"水土失宜"。二为情志内伤,中医学还逐步认识到忧思郁虑、恼怒太过等情志损伤,亦是引起瘿病发生的另一重要因素,如《诸病源候论·瘿候》曾说:"瘿者由忧患气结所生。"《济生方·瘿瘤论治》也云:"夫瘿瘤者,多由喜怒不节、忧思过度,而成斯疾焉。大抵人之气血,循环一身,常欲无滞留之患,调摄失宜,气凝血滞,为瘿为瘤。"

刘老指出,甲亢属于中医"瘿病"范畴,则"水土失宜""情志失调"亦同为甲亢发病之因。刘老进一步提出,就目前而言,二者相较,甲亢发生更应责之于情志失调,情志内伤乃该病之主要病因。刘老阐释,古人提出"水土失宜"这一病因,是由于当时人们局限于低下的科技水平,仅仅观察到地理区域与此病发生有关,而未能认识到此病发生为当地水土之中碘元素缺乏所致,因而笼统言之。近几十年来,国家对于低碘地区一直推广加碘盐,因微量元素缺乏所致甲亢已愈来愈少,故"水土失宜"已非诱发甲亢的主要病因。然而,在当今时代,经济迅猛发展,社会竞争日益激烈,生活节奏不断加快,人们时刻为各种"压力"所包裹,工作与学习的压力、未遂的意愿、生活的挫折,均会使人产生精神紧张、兴奋、焦虑、恐惧、烦闷等不良情绪。长期情志不畅,五志过激而化火伤阴,阴虚火旺,灼津成痰,痰热壅结,阻于颈部肌腠、经络,遂发本病,情绪因素已成为现代人患甲亢的主要诱因。

(二)病机方面

刘老指出,甲亢的形成主要由于素体阴亏,复加情志怫郁,过激化火,火热伤阴,阴虚内热,灼津成痰,痰热壅结而成;本病总属本虚标实、虚实夹杂之证,"阴虚内热"为其病机之本,"痰热壅结"为其病机之标。

1. 阴虚内热,病机之本　刘老分析,甲亢发病多见于女性及青壮年,此类人群所承担的社会、家庭、生活、工作责任最大,情绪最易波动不稳,忧思郁怒等时常发生。"肝在志为怒",恼怒伤肝,气郁化火,肝火旺盛,既损肝阴,又助心火,更消肾水;思虑过度,则暗耗心肝阴血,精血同源,血虚则精少,肾亦随之受损。肝阴亏虚,肝阳上亢,化热生风,导致烦躁易怒、双手颤抖、双目突出、头晕目眩;心阴伤损,心火独亢,心神失禁,又致心悸怔忡、失眠多梦、怕热多汗;肾阴亏耗,则五脏之阴皆损,以致形体消瘦、消谷善饥、口干喜饮、五心烦热等。由此可见，甲亢证候的出现、发展皆取决于心、肝、肾三脏阴虚火旺的病理变化。此外，甲亢患者所表现出的舌红少苔、脉细数，更是阴虚内热之典型征象。据此，刘老创造性地提出"阴虚内热实为甲亢之病机根本，其中尤以心、肝、肾三脏阴虚火旺之病变最为关键"。

2. 痰热壅结，病机之标　刘老进一步解析，情志因素乃诱发甲亢之主因，情志失调则气机不畅，气机郁滞，则不能输布津液，凝聚而成痰；阴虚内热为甲亢之病机根本，阴虚火旺，灼津生痰；二者相合，痰浊日盛，壅滞体内，积久化热；痰热搏结，既阻于经络，凝结而成瘿肿，又伤损阴津，加重阴虚内热病变，如此可形成恶性循环，导致病情加重，愈演愈烈，终成痼疾。由此可知，甲亢的大部分症状为阴虚内热所致，但有形之瘿肿则为痰热互结所成，且痰热的形成又对甲亢的发展起到了推波助澜的作用。因此，刘老提出，痰热壅结为甲亢的另一重要病机，但相较阴虚内热而言，可谓病机之标。

（三）治疗方面

刘老对于甲亢治疗，谨守该病"阴虚内热为本，痰热蕴结为标"的病机核心，辨证立法、遣方用药，以"滋阴清热、化痰散结"为治疗大法，选用生地、玄参、麦冬、白芍、牡蛎、夏枯草、贝母、瓜蒌等为主药配伍组方，临床用之，疗效显著。详析刘老施治特点，可概括为以下几点：

1. 甘寒养阴，补而不滞　甲亢发生，为素体阴虚，加之五志过激化火，更损心、肝、肾三脏之阴，若能补足已虚之阴液，则热自退、亢自平、风自息、病自愈。因此，刘老立法用药，将滋阴作为重中之重。刘老强调，滋阴药物种类很多，组方遣药还应避免使用过于重浊滋腻之品，如熟地、黄精、龟胶等，以防滋腻碍脾，反增痰浊，徒生弊端。因此，刘老经过反复筛选，最终确定生地、玄参、白芍、麦冬，伍用方中。生地性味甘寒，为足少阴经之本药，可滋养肝肾、清胃生津，较之熟地"更宜通而不滞"；玄参为滋阴降火之要药，兼能散结消瘿，用之"滋补而不滞、肃清而不浊"；麦冬养阴，清心定悸、益胃生津止渴；白芍味酸入肝，补肝阴、敛肝气，缓肝急。以上四味，相辅相成，配伍联袂，可收甘寒养阴，滋而不腻之功效。

2. 滋阴清热，少用苦寒　自古治瘿，清热多用苦寒之品直折其热，如《医宗金鉴》习用黄连、黄芩，《医学入门》多选山栀、胆草，等等。刘老对此持有不同见解。刘老指出，苦寒之品，苦燥伤阴、寒凉伤脾，对于实热之病用之尚可，但对虚热之疾则用之不宜。甲亢之热，本为阴虚所致，单见其热就大量应用苦寒药物显而不当，对其治疗应着眼于病机根本，遵"治病求本"之训，滋阴以清热，方为正途。因此，刘老组方之时，于大队滋阴药物之后，仅少佐夏枯草一味以清上腾之热，如此则兼顾标本，事半功倍。

3. 化痰祛浊，禁用辛燥 刘老指出，甲亢为阴虚兼有痰热之虚实错杂病证，对其治疗既要化痰清热，更要顾护阴液；然辛燥之品，如陈皮、半夏、苍术等，虽化痰祛湿之力甚强，但有助火伤阴之弊，对于甲亢尤应禁忌。因此，刘老治疗甲亢之痰热壅结，选用清热润燥、化痰开结之贝母、瓜蒌。贝母，滋阴润燥、化痰散结、清热解毒；瓜蒌，润燥化痰、理气开结，生津止渴，二药伍用，正合化痰而不伤阴之需。

4. 软坚散结，慎用海药 古代之人治疗瘿病常用海药以软坚散结，如海藻、昆布等，疗效较好。以海药为主之治瘿名方，如四海舒郁丸、海藻玉壶汤、消瘿汤等，一直流传至今。刘老指出，海药具有软坚散结之功效，且大多富含碘元素，古时瘿病多因缺碘而成，此类药物正可纠正其碘元素缺乏，故而广泛应用。但时至今日，碘缺乏所致之甲亢病人日益减少，若仍墨守成规大量应用海药，过多摄入碘元素则非但无益，更会加重病情。因此，刘老主张，对于甲亢当慎用海药，特别不宜选用海藻、昆布、海蛤壳等含碘丰富之品。故组方之时，刘老仅选牡蛎一味，取其软坚散结、咸寒养阴之效；与夏枯草、玄参同用，可成消瘰丸之意；与夏枯草联袂，则能清肝降火；与芍药相配，又可养阴柔肝，一药多效，利大于弊。

5. 守法守方，以缓收功 甲亢一病，为经年累月而成之慢性疾病，其来也渐，其去也缓，难收速效，且易复发，对其治疗当缓缓调治，方可收效。刘老认为，治疗甲亢病，一定要在辨证准确、药切病机的基础上，做到心有成见、守法守方；且不可一方甫投，即望其效，未效即更方易药；更不能初见成效、疗效未固就匆忙停药，以致反复。刘老治疗甲亢病患之时，常常提前叮嘱，要求患者必须坚持服药半年以上，缓缓图之，如此方能获得稳固疗效，并预防复发。刘老所拟之滋阴清热化痰散结方，药性平和，契合病机，久久服用，既能铲除病根，又无攻伐伤正之虞，实为治疗甲亢之良方。

典型病例：

病例 1. 杨某，女，20 岁。

初诊日期：1987 年 10 月。

主诉：心慌、怕热、消瘦 2 月余。

现病史：患者因高考落榜，心情抑郁，渐致烦躁易怒，口干喜饮，怕热，时时汗出，体倦乏力，常感心中惊惕不安，失眠多梦，食纳一般，形体消瘦，两月来体重减轻 3 公斤。

查体：双侧甲状腺Ⅰ度弥漫性肿大，局部血管杂音（＋），双手闭目平伸实验（－）。心率 98 次/分，舌红，苔薄黄，脉弦细数。T_3：300ng％，T_4：12μg％，TGA：40.5％，MCA：38.7％。心电图：大致正常。

中医诊断：怔忡（阴虚火旺证）

西医诊断：T_3 型甲亢

治疗：服用滋阴清热化痰散结之中药胶囊，每次 4 粒，每日三次。一周之后，症状开始改善。后坚持服药半年，症状及甲状腺肿消失，体重明显增加。查：心率 85 次/分，T_3：175ng％，T_4：8.7μg％，TGA：18.7％，MCA：16.9％，舌淡红，苔薄白，脉弦细，病情完全缓解。

病例 2. 王某，女，42 岁。

初诊日期：1988 年 2 月。

主诉：颈前肿块 6 年。

现病史：患者自 1983 年起逐渐出现颈部肿块，伴心慌、怕热、多汗。外院查 T_3、T_4 增高，诊断为甲亢。随后间断服用甲巯咪唑 30～60mg/日治疗，病情时好时坏。近两月，又感心慌明显，五心烦热，口干喜饮，烦躁易怒，失眠多梦，头晕脑胀，乏力，大便次数增多，每日 2～3 次，便溏。自服甲巯咪唑 30mg/日，月余，症状无明显改善，遂来广安门医院就诊。

查体：双侧甲状腺弥漫性肿大Ⅲ度，伴血管杂音及震颤。双手闭目平伸试验（＋）。心率 113 次/分，舌红，苔薄黄，脉弦细数。T_3：460ng％，T_4＞24μg％，FT_4：35.04，TSH：7.23。心电图示：窦性心动过速，左室肥厚。

中医诊断：瘿气（阴虚内热痰结证）

西医诊断：甲亢

治疗：给予滋阴清热化痰散结之中药胶囊，每次服 4 粒，每日 3 次。甲巯咪唑减为 15mg/日。服药一月后，症状明显减轻，心率 90 次/分，T_3：100ng％，T_4：12.5μg％。继服中药半年后，甲巯咪唑逐渐减量至 5mg/日。症状及甲状腺血管杂音、震颤消失，甲状腺肿大缩小，心电图恢复正常，T_3：160ng％，T_4：10.7μg％，舌淡红，苔薄黄，脉弦细，病情缓解。

三、治疗慢性肾炎的经验

慢性肾小球肾炎可由急性肾小球肾炎发展而来，也可起病之时即为慢性改变，临床常以蛋白尿、血尿、高血压、水肿为主要临床表现。该病相当于中医学中"水肿""水气"范畴。中医学对其认识最早可追溯到《黄帝内经》。《素问·水热穴论》曰："故肺为喘呼，肾为水肿，肺为逆不得卧，分为相输，俱受者水气之所留也。"后世医家以此为基，多有发挥，如《金匮要略·水气病脉证并治》将水肿分为风水、皮水、正水、石水、黄汗数种；并对水肿提出"诸有水者，腰以下肿，当利小便，腰以上肿，当发汗乃愈"的治疗大法。《景岳全书》指出水肿发病与肺、脾、肾三脏密切相关："肺虚则气不化精而化水，脾虚则土不制水而反克，肾虚则水无所主而妄行，水不归经则逆而上泛，故传入脾而肌肉浮肿。"刘老在总结前人认识的基础上，结合自身七十年临床实践体会，提出自己独到见解。

（一）明辨病机，辨证施治

刘老认为，慢性肾炎病程较久，单纯的实证或单纯的虚证较为少见，其病机常表现为虚中夹实、实中夹虚、虚实错杂。其正虚主要有肺、脾、肾之不同，然尤以肾虚最为病机关键；其邪实主要责之水湿、热毒、瘀血等，诸邪是导致疾病不断加重、发展的条件。刘老依据慢性肾炎虚实同见、本虚标实的病机特点，遵循"开鬼门、洁净府、去宛陈莝"之原则，针对"湿热""痰饮""瘀血""肺虚""脾虚""肾虚"等病理因素，创立"清热""利湿""化痰""活血""宣肺""补虚"六法，以供施治运用。刘老举《素问·标本病传论》所言："病有标本……知标本者，万举万当，不知标本，是谓妄行。"强调辨证之际，当先察明标本、分清虚实；治疗之时，方可针对病机，灵活运用，或一法独进、或数法共施、或先标后本、或标本兼顾，以期取得显著疗效。

（二）补虚治本，以肾为主

刘老提出，虽然肺脾肾三脏亏虚功能失调均可导致肾炎水肿发病，但三者细细辨析，又有主次之分。《素问·水热穴论》道"其本在肾，其末在肺，皆积水也。"《景岳全书》亦云："凡水肿等证，乃肺脾肾三脏相干之病。盖水为至阴，故其本在肾；水化于气，故其标在肺；水惟畏土，故其制在脾。"由此可见，慢性肾炎本为水病，肾主水，居主要地位；脾能制水，故脾居次要地位；肺主通调水道，故肺亦与本病密切相关。因此，刘老强调治疗本病补益脏腑当以肾为主。

(三) 主以治肾，辅以健脾

刘老指出，慢性肾炎的病机特点主要为湿热伤肾。然而，湿热之邪又可常常影响到脾胃功能，使其运化失司、升降失常。脾胃为后天之本、气血生化之源，若脾失运化、胃失和降，不仅会导致生化乏源，肾失水谷精微充养而虚者更虚；还必将引发水湿内停，阻滞伤肾；进而出现水肿日益加重、胸闷腹胀、身重疲乏、纳呆食少等一系列临床症状的出现。刘老在长期的临床实践中总结出，在治疗慢性肾炎患者时除强调补肾之外，还应非常重视保护脾胃，有胃气则生、无胃气则死，切忌不可使用败伤脾胃之方药。因此，刘老组方遣药之时，常常在补肾的同时，辅用甘缓和络之品以兼顾脾胃，脾健则升、胃和则降，脾胃升降得调，则湿热之邪易化。

(四) 扶正之时，勿忘祛邪

慢性肾炎为虚实错杂之证，正虚一面，如气虚、血虚、阴虚、阳虚、肺脾肾脏腑亏虚等，临床表现明显，已为临床医家重视；邪实一面常被虚象掩盖，反而多易忽视，故治疗之时，常以温补之剂为主。刘老针对于此强调，实邪在慢性肾炎的各种类型以及各个阶段都有存在，并且对正虚的程度、病程的长短均有极大影响，临床之时应给予足够重视。

(五) 致病实邪，湿热为重

刘老指出，慢性肾炎致病实邪虽有痰饮、瘀血、湿热之分，然而其中湿热之邪最为重要，是肾炎最基本的病理因素，湿热伤肾是本病病机关键，可以说，没有湿热，就没有慢性肾炎。尿液的变化足以佐证，无论哪种类型和哪个阶段，凡慢性肾炎都必有尿液的变化，如尿液混浊、尿中出现蛋白及细胞增多等，都是湿热毒邪的标志。此正合《素问·至真要大论》中"病机十九条"所谓："水液浑浊，皆属于热。"据此，刘老主张，对于慢性肾炎的治疗切忌不可使用大量辛热燥烈、滋腻蛮补之品，以防更助已盛之湿热毒邪。因此，刘老治疗之时，常常运用猪苓、茯苓、石韦、白茅根、滑石、泽泻等清热利湿之品以消水肿，临床疗效显著。

(六) 擅用猪苓 (汤)，育阴固本

刘老认为肾炎以湿热伤肾为病理特点，临床治疗应清补兼顾，不可偏执，若一味利湿，则更耗肾阴；若单纯滋阴，又易敛湿困脾。刘老发现，仲景猪苓汤方中诸药，和缓不峻、补而不滞、利而不伤，互相配伍，既可清利湿热、又能育阴固本，实乃治疗水肿湿热病的一张良方。故此，刘老临证之时，常以此方为基础，乏力、纳差者，益以太子参、生黄芪益气健脾；湿热较盛者增茅根、滑石、连翘、甘草清利湿热，以收全功。

典型病例

病例 1. 王某，男，52 岁。

初诊时间：1992 年。

主诉：全身水肿，伴尿少 1 年余。

现病史：患者 1 年前出现全身水肿，尿量减少，每天约 400ml，服用利尿药，水肿可暂时减轻，但是随即又肿，神疲乏力、纳差、大便溏薄。

查体：全身浮肿，尿中颗粒管型 0～2 个/HP，24 小时尿蛋白定量大于 6g，血红蛋白 90g/L，血清总蛋白 50g/L，球蛋白 29g/L，白蛋白 21g/L。

中医诊断：水肿（脾肾两虚、兼下焦湿热）

西医诊断：慢性肾炎

治法：益肾健脾、清利湿热。

方药：猪苓汤加味

猪苓 12g、茯苓 12g、泽泻 12g、阿胶 12g$^{(烊化)}$、石韦 24g、茅根 24g、滑石 15g$^{(包煎)}$、桑寄生 9g、川牛膝 9g、生黄芪 18g、太子参 18g、连翘 9g、甘草 6g。

五剂，水煎服，日一剂。

二诊：

服上药五剂后，尿量明显增加，水肿渐消，每日尿量 2000ml 以上，尿频缓解。治疗仍守前方。

其后以猪苓汤为基本方，随证加减，调理一月后，该患者诸症皆除，尿检转阴，24 小时尿蛋白定量恢复正常。随访 1 年，未见异常，并坚持正常工作。

病例 2. 杨某，女，27 岁。

主诉：颜面及双下肢水肿 2 年余。

现病史：患者颜面及双下肢水肿，伴腰酸冷痛，畏寒、乏力、头昏、心烦、恶心、不欲食、口干喜饮，腹胀满，大便时干时稀，手心热，气短，尿少。某医院诊断为慢性肾炎，经治疗半年，病情无缓解且有加重，故转诊于广安门医院。

查体：血压 160/100mmHg（21.3/13.3kPa），精神倦怠，面色黄白，眼睑及双下肢水肿，舌淡、苔少、黄白相间，脉弦细滑。尿常规：蛋白（4＋），红细胞 0～3 个/HP，白细胞 0～5 个/HP，颗粒管型 0～3 个/HP，血红蛋白 80g/L，血清总蛋白 40g/L，白蛋白 19g/L，球蛋白 21g/L，非蛋白氮 57.1mmol/L，肌酐 619μmol/L。

中医诊断：水肿（脾肾两虚、湿热犯中）

西医诊断：慢性肾炎、肾衰竭

治法：益肾健脾、清利湿热、和中止呕。

方药：猪苓汤加味

猪苓 12g、茯苓 12g、泽泻 12g、阿胶 12g$^{(烊化)}$、生黄芪 30g、太子参 30g、桑椹 12g、菟丝子 12g、石韦 24g、茅根 24g、川牛膝 12g、女贞子 12g、生地 18g、生姜 9g

十五剂，水煎服，日一剂。

二诊：

服上药十五剂后，腰膝冷痛、腹胀、恶心、心烦、口干症状改善，食欲稍有增加，尿量增加，每日约 1500～2000ml，下肢水肿渐消。复查尿常规：尿蛋白（＋＋），非蛋白氮下降至 42.8mmol/L，肌酐下降至 442μmol/L。

其后，在原方中去生姜，加冬虫夏草、白术、车前草巩固治疗 3 个月，上述症状继续缓解，尿量增加至每日 2500ml 左右，水肿消退，血压维持正常，尿常规多次复查基本正常，非蛋白氮降至 21.4mmol/L，肌酐下降至 265μmol/L。为巩固疗效，嘱患者坚持服上方，并低盐饮食。追踪一年，病人一般情况良好，已能从事一些家务劳动。

四、治疗老年病的经验

刘老根据老年人的特点，结合自己多年的临床实践，提出年老脏衰为老年病发病诱因；肾元下亏为发病基础；肝肾同治、五脏共调，为治疗大法；方药平正、攻补适度，为用药原则。现详述如下。

（一）年老下亏，治在肝肾

生长壮老已，是生命活动的自然规律。中医学认为，人体的发育、生长、衰老是由肾中精气的盛衰所决定。肾中精气充盛，则生长壮盛；精气衰亡，则衰老死亡。由此可知，年老肾亏是导致老年慢性疾病的根本原因；补益肾元是治疗老年疾病的重要法则。然而肝肾关系密切，乙癸同源、精血互化，肝肾同治，起效更捷。据此，刘老提出了"老年病治在肝肾"的学术观点，临证益肾之时，每每辅以养肝之品，二者相得益彰，效力倍增。

刘老重视张介宾所主"凡欲治病者，必以形体为主，欲治形者，必以精血为先，此实医家之大门路也。"即"治形"理念在老年病治疗中的应用，提出阴为阳基，培补肝肾当以滋养精血为要。临证处方多用何首乌、枸杞子、桑椹、黄精、桑寄生、牛膝、川断、杜仲、女贞子、旱莲草、当归等滋而不腻之品。

对于老年病，刘老既重视养肝肾之阴，又强调温肾助阳方法的应用。张介宾认为："阴亏于前，阳损于后。"老年疾病中属阳虚者，多为阴损及阳，其中又有微甚之别。阳虚不甚者，则选用巴戟天、肉苁蓉、淫羊藿、菟丝子、冬虫夏草等，其性温而不燥，有温滋之长，较为适合于老年人。对于命火衰竭、阴寒内盛所引起的疾患，则可选用附子、肉桂、干姜等温肾助阳的药物。

（二）唯肾为根，五脏共调

老年人较多慢性疾患，而五脏虚损常是这些疾病的病理基础。据《医贯》"五脏之真，唯肾为根"的理论，刘老治疗老年疾病，常着眼于肾。然而，人体是一有机整体，脏腑组织相互依存、相互为用，调养五脏气血，亦可达到补肾的目的。因此，刘老重在益肾之时，每每兼顾他脏、五脏共调，如滋养肝肾法、脾肾双补法、滋肾益胃法、补肾养心法、益肾化痰法等。这些扶正培本方法的使用，既立足于老年人精亏肾虚之全局，又着眼于脏腑病变之局部，对改善老年人的体质，驱除病邪，恢复健康，颇有意义。

（三）扶正祛邪，攻补适度

刘老认为老年之人，正气虚衰，外邪乘虚而入，内邪因虚而生，加之年老气化不力，血行不畅，邪之易聚难散，祛除不力，多生变证，影响预后。因此刘老主张，老年病虽以下元匮乏、脏腑虚衰为本，但扶正之时，还需辅以祛邪之法。刘老基于老年人生理病理特点，更进一步补充，老年病之祛邪还应建立在扶正的基础上，这样才符合"虚中夹实"之病机。总之，治疗之时应遵循"补不留邪、攻不伤正"的原则。

（四）方药平正，缓缓图之

《寿亲养老新书》曰："大体老人药饵，止是扶持之法，只可温平顺气、进食补虚、中和之药治之。"刘老赞其为中肯之言，并指出老年患者，年老体衰，脏腑功能低下，对药物的耐受力下降，故用药之时当选性味平和之品，补阴不可滋腻、温阳不可辛燥、补益气血不可壅滞、攻邪不可峻猛，同时老年用药药量也宜减轻，多采用守方久服之法，缓缓图之，逐渐收效。

典型病例

病例 1. 王某，女，80 岁。

初诊时间：1980 年 10 月 29 日。

主诉：头晕、耳鸣 3 月余。

现病史：近 3 月来，患者常常自感头晕、耳鸣，尤以夜间为甚，两目昏花，视觉模糊，四肢酸楚，项强，烦躁，二便尚调。

查体：血压 230/100mmHg，舌苔薄黄，脉弦细，沉取乏力。

中医诊断：眩晕；耳鸣

西医诊断：高血压病

辨证：高年精血亏损于下，亢阳逆扰于上。

治法：滋肾抑阳。

方药：

杭菊花 9g、钩藤 9g、桑椹 12g、首乌 9g、杜仲 9g、牛膝 9g、当归 12g、白芍 9g、葛根 6g、黄芩 9g、草决明 12g、石决明 24g（先煎）。

五剂，日一剂，水煎服，早晚分服。

二诊：1980 年 11 月 3 日

服上药五剂，眩晕即止，视物较清，项强、烦躁皆除，耳鸣减轻，脉细苔薄。

其后继以丸药滋之、饮剂清之，合而为功，以资巩固。处方：首乌片 4 瓶，早晚各服 1 次，每次 3 片；杭菊花 100g，开水浸泡，代茶饮用，病情未再复发。

病例 2. 杨某，女，66 岁。

初诊时间：1980 年 9 月 8 日。

主诉：左侧肢体活动不利数天。

现病史：患者原有高血压病史 20 余年，近日因操持家务过累，突感左上肢麻木无力，手不能摄物，左下肢酸软，行走不利，当即送某医院就诊，诊断为"脑梗死"。今日由家人背来门诊求治。

查体：神志尚清，左侧半身不遂，口唇麻木，言语謇涩，头昏头胀，反应迟钝，大便干燥，舌苔薄黄，脉象弦数。血压：190/106mmHg。

中医诊断：中风

西医诊断：脑梗死

辨证：精血过耗，阳气暴涨，气血逆乱。

治法：滋肾活络，佐以平肝养心。

方药：

桑寄生 15g、牛膝 9g、当归 9g、赤芍 12g、川芎 4.5g、首乌藤 12g、钩藤 12g、地龙 12g、菊花 9g、黄芩 9g、酸枣仁 9g、菖蒲 9g。

七剂，日一剂，水煎服，早晚分服。

二诊：1980 年 9 月 16 日

服上药七剂后，头稍清爽，语言较前流利，左侧肢体麻木好转，已能做少量活动，但仍感乏力，药后嗜睡，舌苔薄黄，脉弦细。以上方增龟甲24g、生黄芪18g，以加强滋阴潜阳、补益元气的功能。

其后又服 20 余剂，左侧肢体活动明显好转，可自己扶梯上楼。继以此方加减调治月余，患体复常，且能操持家务。

五、治疗肝硬化腹水的经验

肝硬化腹水是指由于肝脏疾病导致肝脏反复炎症、纤维化及肝硬化形成后，由于多种病理因素，如门脉高压、低蛋白血症、水钠潴留等，引起腹腔内积液的临床症状；它不是一个单独的疾病，而是许多肝脏疾病终末期（失代偿期）的共同临床表现。中医学虽无"肝硬化腹水"病名，但依据其主要症状，可将其归于中医"臌胀"范畴，历代医家将臌胀视为"风、痨、臌、膈"四大顽疾之一，治疗颇为棘手。刘老通过不断探索，应用中医药治疗肝硬化腹水取得了良好疗效，积累了丰富的临床经验，兹整理如下：

（一）明辨病机，虚实错杂

刘老指出，肝硬化腹水的发病多为酒食不节、情志所伤、虫毒感染以及黄疸、积聚迁延等伤损肝脏所诱发。肝脏受损，气血郁结，横犯脾土，脾土受克，运化失常，清阳不升、浊阴不降，水谷之精微不能洒陈五脏六腑，水湿之浊阴不能转输排泄，清浊相混，壅塞而成本病。其虚、其本，在于肝脾所损；其实、其标，在于水湿停聚。故，究其病机则总属本虚标实、虚实错杂之病。

（二）病已传变，治当重脾

仲景首提："见肝知病，知肝传脾"这一传变规律。肝硬化腹水的发生、发展过程正是这一传变规律的真实体现。刘老分析，该病始于肝脏损伤，疏泄失常，以致横犯脾土，中土不匀，升降失职，三焦不通，水湿不行，停积中焦，而成本病；中焦水湿，又反困脾阳，加重受损，形成恶性循环。刘老指出，腹水之产生乃在肝病传脾之后，累及脾的功能出现失常而产生的，此后又随脾虚的不断加重而发展、恶化。换而言之，腹水的出现就标志着此时肝病已经传脾，脾也已替代肝而成为病机之核心，一直贯穿了肝硬化腹水的产生、发展、恶化的全过程。

据此，刘老提出，治疗肝硬化腹水，应首重健运脾气，俾脾气一振，水湿自能运化。此正合朱震亨之"单腹胀乃脾虚之甚，正气虚而不能运行，浊气滞塞其中，今扶助正气使之自然健运，邪无所留而胀消矣"的观点。临床之时，刘老常常治用大剂人参、白术佐以陈皮、云苓、苍术之类，以健运脾气、运化水湿。

（三）辅用利水，中病即止

刘老提出，肝硬化腹水为本虚标实、虚实错杂之证，其本为脾土之虚，其标为水湿之实；因此，治疗之际既要健脾益气以治其本，还需利湿逐水以治其标，标本兼顾，双管齐下，方能获取佳效。刘老进一步强调，分利水湿之法虽然对于该病治疗十分必要，但应用之时尤须注意分寸把握。刘老经验，在培补脾土的基础上，适当利水缓急，中病即止，方无伤正之忧，又无留邪之虞；若妄用利水之药，强攻其水以图一快，则必伐正气，徒伤脾胃，而犯虚虚之戒，腹胀非但不去，又可变生祸患，病初起者，尚有挽救之机；日久病深、风雨飘摇者，则虽竭力亦回天乏力矣。

典型病例

病例1. 何某，女，66岁。

初诊时间：1973年6月14日。

主诉：腹胀2个月。

现病史：患者自觉腹胀已有2个月，其症逐日加重，伴见形体渐消，疲乏无力，面目浮肿，食欲减退，泛恶不吐，两胁痞满，嗳气不舒，小便短少，大便秘结等。于某医院就诊，诊断为：肝硬化腹水，并予保肝、利水之法治疗，然效果不佳，故求治于刘老。就诊时见：腹胀、形体消瘦，疲乏无力，面目浮肿，泛恶不吐，两胁痞满，嗳气不舒，小便短少，大便秘结，舌质淡红，苔薄白，脉迟细。

查体：肝大可触及，腹部移动性浊音阳性，肝功能异常，麝香草酚浊度试验7U，硫酸锌浊度试验14U，白蛋白2.8g％，球蛋白3g％，凡登白试验间接反应阳性。

中医诊断：臌胀

西医诊断：肝硬化腹水

辨证：脾虚湿困。

治法：补脾益气，运化水湿。

处方：四君子汤加减

党参24g、苍术9g、白术9g、茯苓12g、泽泻9g、陈皮9g、桑白皮9g、神曲 9g、大腹皮 9g、草豆蔻 3g。

十剂，水煎服，日一剂。

二诊：服上方 20 余剂，腹水消，腹胀除。其后以平胃散合四君子汤调理 30 余剂而痊愈。

病例 2. 庄某，男，44 岁。

初诊时间：1979 年 5 月 2 日。

主诉：腹胀 3 年，加重伴腹胀满、目黄 1 个月。

现病史：患者自 1976 年被确诊为慢性肝炎肝硬化以来，一直以中、西医保肝、护肝之法治疗。虽病情反复，时有加重，但总体而言病情尚稳定。1 个月前，患者出现胸部胀闷，腹部膨隆，气促，食欲不振，失眠，肝区疼痛严重，故前来就诊。就诊时见：目黄，胸部胀闷，气促，食欲不振，失眠，舌红，苔薄黄，脉弦数。

查体：腹部胀满膨隆，移动性浊音阳性，肝脏中等硬度，如触鼻头，压痛明显，脾未触及。谷丙转氨酶 659U/L；锌浊 18U，麝浊 11U，黄疸指数 8U。

中医诊断：臌胀

西医诊断：肝硬化腹水

辨证：脾胃虚弱，湿热阻滞。

治法：清热利湿退黄，行气健脾。

处方：

茵陈 6g、茯苓 15g、薏苡仁 12g、柴胡 15g、板蓝根 15g、郁金 9g、党参 15g、白术 15g。

七剂，日一剂，水煎服。

二诊：1979 年 5 月 10 日，服上药后，黄疸、腹胀、肝区疼痛等症减退，食欲转佳，但仍有少量腹水。守上方加利水之品。处方：茵陈 9g、猪苓 12g、茯苓 15g、泽泻 9g、薏苡仁 12g、桂枝 6g、郁金 9g、板蓝根 15g、白术 15g。十四剂，日一剂，水煎服。

三诊：1979 年 5 月 24 日，药后腹水消、目黄退、食欲可，但肝区仍隐隐作痛，胸腹略胀闷，舌红，苔薄黄，脉沉弦。刘老继以逍遥散调理，后随访半年，未见复发。

六、治疗再生障碍性贫血的经验

再生障碍性贫血，多见于青壮年，是骨髓造血障碍的综合病症，临床表现为周围血象中红细胞、白细胞、血小板三者均减少、疲劳无力，并在贫血的基础上并发出血及反复感染。中医学虽无再生障碍性贫血这一病名，但按其临床所见，当归属于中医学的"虚劳""血证"范畴。

刘老认为，再生障碍性贫血为本虚之证，涉及心、肝、脾、肾四脏，尤以脾肾为主。刘老阐释，肾为先天之本，生命之根，藏真阴而寓元阳，若先天不足或后天消耗，可致肾脏亏虚，心、肝、脾三脏失于温养亦随之俱虚，引起心不主血、肝不藏血、脾不统血，而致血虚、出血；脾为后天之本，气血生化之源，脾脏受损，则气血不足，加之脾虚不能统血、气虚不能摄血，亦使血虚、出血并见。刘老补充，若脾肾虚损、气血俱亏，迁延日久，必为外邪所乘，趁虚而入，正虚不能敌邪，则见感染发热，此常为该病恶化致死之主要因素。

临证之时，刘老依据患者临床证候之不同，将该病分为"心脾两虚""脾肾阳虚""脾肾阴虚"三型，加以施治。

（一）心脾两虚型

该型患者主要临床表现为心慌气短，动则气促，头晕眼花，食欲不振，乏力倦怠，面色苍白，舌淡苔薄，脉虚细无力。对其治疗，刘老以养心健脾、益气补血为法，给予归脾汤、十全大补汤加减治疗。若见鼻衄、咯血者，加藕节炭、仙鹤草；便血不止者，增地榆炭、血余炭、云南白药等。

（二）脾肾阳虚型

该型患者主要临床表现为面色苍白无华，形寒肢冷，少气懒言，精神萎靡，夜尿频数，大便溏泄，舌淡苔薄，脉沉细无力。对其治疗，刘老以健脾温肾为法，给予四君子汤合右归丸加减治疗。若偏脾虚者，配服十全大补丸；偏肾阳虚者，配服金匮肾气丸。

（三）脾肾阴虚型

该型患者主要临床表现为头晕目眩，咽喉干痛，潮热盗汗，心悸失眠，五心烦热，两颧潮红，舌质红，苔薄，脉弦细。对其治疗，刘老以滋补肝肾为法，给予大补元煎合二至丸加减治疗。若阴虚内热者，加青蒿、鳖甲、知母、地骨皮以清虚热；血热妄行而致出血者，加水牛角、丹皮、赤芍、生地以凉血止血。

典型病例：

梁某，女，32岁。

初诊时间：1986年11月9日。

主诉：头晕、乏力、消瘦，伴多发性出血1年，加重半年。

现病史：1985 年 9 月至今，患者常觉头晕、乏力、无食欲，并伴形体逐渐消瘦、皮下瘀斑、牙龈出血、月经量多等症状，于当地医院就诊。查血象：红细胞 $1.6\times10^{12}/L$，血红蛋白 45g/L，白细胞 $3.5\times10^{9}/L$，血小板 $25\times10^{9}/L$，经骨髓穿刺等诊断为"再生障碍性贫血"，给予输血及激素治疗，病情转安。近半年，患者病情常反复发作，激素用量逐渐增大，不良反应逐渐加重，以致患者难于耐受，故求诊于刘老。就诊时见：精神差，形体消瘦，面色萎黄，唇淡，头晕，乏力，心悸，气短，心烦，口渴喜饮，食欲不佳，食不知味，睡眠差，二便尚可，舌质淡，苔薄，脉沉细。血象：红细胞 $2.04\times10^{12}/L$，血红蛋白 60g/L，白细胞 $4.5\times10^{9}/L$，血小板 $31\times10^{9}/L$。

中医诊断：虚劳

西医诊断：再生障碍性贫血

治法：补脾摄血。

处方：归脾汤加减

黄芪 15g、当归 9g、党参 12g、白术 6g、茯苓 6g、白芍 9g、川芎 6g、龙眼肉 9g、陈皮 6g、鸡血藤 9g、甘草 6g。

十剂，日一剂，水煎服。

二诊：1986 年 11 月 19 日，患者服上药 10 剂，自觉诸症减轻，血象：红细胞 $1.93\times10^{12}/L$，血红蛋白 70g/L；上方加阿胶 9g，10 剂。

其后患者继服汤药 50 剂，病情遂稳。

七、治疗高血压病的经验

高血压病是一种中老年人常见的慢性疾病，以动脉血压持续升高、头晕、头痛、乏力为主要临床表现。目前，高血压病发病原理尚不尽明了，可能与遗传因素、情志因素、摄盐过多、形体肥胖、吸烟饮酒、嗜食肥甘等密切相关。刘老指出，高血压病虽病因繁杂，但细细分析则尤以"情志内伤""饮食不节""先天禀赋"对该病发生、发展影响最大。

长期情志不舒，忧思恼怒，肝失条达，气机不畅，化生郁热，肝火上炎，头痛头胀，发为本病。

饮食不节，恣食膏粱厚味，损伤脾胃，脾失健运，水湿内停，聚而成痰，痰湿交阻，上蒙清窍，而见眩晕，发为本病。

先天不足，肾水亏虚，水不涵木，肝血不足，虚阳上亢，生风上扰，则头痛眩晕，发为本病。

临证之时，刘老依据患者证候不同，将高血压病分为五型，辨证施治。

（一）肝火上炎型

该型患者主要临床表现为头痛头胀、头晕目眩，急躁易怒，面红颊赤，少寐多梦，口苦咽干，舌红，苔黄，脉弦或弦数。对其治疗，刘老以平肝潜阳、清火息风为法，给予龙胆泻肝汤加减治疗。若肝火伤阴者，加杭白芍、杭白菊；火热生风者，增生龙骨、生牡蛎、石决明等。

（二）痰浊中阻型

该型患者主要临床表现为眩晕，头重如裹，胸脘满闷，泛泛欲吐，少食多梦，舌淡胖，苔白厚腻，脉滑。对其治疗，刘老以祛痰息风、健脾化湿为法，给予半夏白术天麻汤加减治疗。若痰浊化火，心烦口苦者，用温胆汤加减；食欲不振者，加白蔻、焦三仙；湿阻气机以致脘腹痞满明显者，增厚朴、苍术。

（三）阴虚阳亢型

该型患者主要临床表现为头晕头痛，头重脚轻，耳鸣耳聋，五心烦热，心悸失眠，舌红，苔白，脉弦细数。对其治疗，刘老以滋补肝肾、育阴潜阳为法，给予天麻钩藤饮加减治疗。若眩晕甚者，加鳖甲，以潜镇浮阳；眼花目眩者，加菊花、白芍；耳鸣明显者，加灵磁石。

（四）阴阳两虚型

该型患者主要临床表现为眩晕头痛，耳鸣心悸，行动气急，胸胁满闷，腰酸腿软，失眠多梦，舌淡，苔薄白，脉弦细或沉细为主要临床表现。对其治疗，刘老以育阴扶阳、补益肝肾为法，给予金匮肾气丸加减治疗。若有五心烦热，又有背部恶寒，多为更年期高血压，可用二仙汤，调其阴阳。

（五）肝风内动型

该型患者主要临床表现为头晕目眩，肢体麻木，瘛瘲易惊，甚则抽搐，舌红，苔薄白，脉弦细。对其治疗，刘老以平肝潜阳、柔肝息风为法，给予镇肝熄风汤加减治疗。若血虚动风者，加当归、生地、钩藤；肝阳偏盛者，加石决明、明天麻、杭白菊、夏枯草等。

典型病例

病例1. 王某，女，80岁。

初诊时间：1987年3月2日。

主诉：头晕反复发作10年，加重3个月。

现病史：患者10年前，出现头晕，不甚严重，反复测血压均在170/100mmHg左右，口服降压药，血压控制一般，时有头晕。近3个月来，头晕加重，下午为甚，站立则感天旋地转，两目昏花难睁，只能躺卧；伴耳中鸣响，四肢酸楚，颈项强，烦躁，二便正常；舌质红，苔薄黄，脉弦细，沉取无力。测血压：230/100mmHg。

中医诊断：眩晕

西医诊断：高血压病

辨证：精血亏虚于下，亢阳逆扰于上。

治法：滋阴潜阳。

处方：天麻钩藤饮加减

天麻 6g、钩藤 9g、杭菊花 9g、桑椹 12g、石决明 24g、何首乌 9g、杜仲 9g、怀牛膝 9g、白芍 9g、黄芩 9g、鳖甲 9g、鸡子黄 1 枚^(冲)。

7 剂，日一剂，水煎服。

二诊（1987 年 3 月 10 日）

服药 7 剂后，患者血压下降至 160/85mmHg，眩晕、耳鸣症状好转。继以片剂滋之，茶饮清之，合而为功，以资巩固。处方：首乌片 4 瓶，早晚各一次；杭白菊 100g，开水浸泡，代茶饮服。

病例 2. 贺某，男，62 岁。

初诊时间：1982 年 3 月 2 日。

主诉：头晕、耳鸣 3 月，加重伴面目水肿 2 周。

现病史：3 个月前，患者始觉头晕、耳鸣；近两周头晕、耳鸣症状加重，伴见眼睑面目水肿，但睡眠可，纳食正常，夜尿多，口干喜饮，时有小便淋漓不畅，偶有大小便失禁。就诊时见：舌质稍红、偏暗，苔黄厚腻，脉结；体型肥胖，上眼睑水肿，双下肢呈凹陷性水肿；心率 90 次/分，心律绝对不齐（休息后转为频发房性期前收缩）；血压 140/80mmHg；辅助检查：尿蛋白（＋）；心电图示：偶发房性期前收缩。患者既往高血压病 10 年。

中医诊断：眩晕

西医诊断：高血压，心律失常，阵发性心房颤动

辨证：痰热互结。

治法：燥湿化痰，清热平肝，利水消肿。

处方：温胆汤合四苓散加减

陈皮 10g、半夏 12g、竹茹 12g、枳壳 9g、茯苓 12g、菊花 15g、黄芩 10g、菖蒲 12g、珍珠母 24g、瓜蒌 15g、薤白 12g、猪苓 12g、泽泻 12g、甘草 6g。

5 剂，日一剂，水煎服。

二诊（1982 年 3 月 8 日）

服药 5 剂后，诸症减轻。其后宗原方继服汤药 20 余剂，诸症悉除。

八、治疗支气管炎经验

支气管炎是指气管、支气管黏膜及其周围组织的慢性非特异性炎症；其主要原因为病毒和细菌的反复感染形成了支气管的慢性非特异性炎症，物理、化学等刺激因素也可诱发。临床以咳嗽、咳痰或伴有喘息为主症。按其病程长短，该病可分为急性和慢性两大类：起病急骤，病程在 3 个月以内者，多为急性支气管炎，属于中医学"外感咳嗽"范畴；若每年慢性咳嗽、咳痰 3 个月以上，并连续 2 年者，则为慢性支气管炎，属中医学"内伤咳嗽"范畴。急性支气管炎迁延不愈，可转变为慢性支气管炎；慢性支气管炎，反复日久，则易导致肺气肿、肺心病发生，进而降低患者生存质量，甚则危及生命。

刘老认为，支气管炎的发生、发展与外感时邪、脏腑内伤均密切相关。此正如《医学三字经》所云："肺为脏腑之华盖，呼之则虚，吸之则满，只受得本然之正气，受不得外来之客气，客气干之，则呛而咳矣；亦只受得脏腑之清气，受不得脏腑之病气，病气干之，亦呛而咳矣。"《医学心悟》亦指出："肺体属金，譬若钟然，钟非叩不鸣，风寒暑湿燥火，六淫之邪，自外击之则鸣，劳欲情志饮食炙煿之火，自内攻之则亦鸣。"由此可见，支气管炎的主要病因有二，一为外感六淫之邪；二是内干脏腑之病气。

六淫之邪自口鼻或皮毛而入，袭于肺卫，肺失宣肃，肺气上逆，冲击气道，而见咳嗽、气喘。

内邪干肺多因其他脏腑功能失调，累及肺脏受病，以致肺气不清，失于宣肃，而成本病，《景岳全书·咳嗽》对此情况曾说："咳证虽多，无非肺病。"刘老指出，脏腑功能失于调节影响及肺，尤以脾、肾二脏最为攸关。脾病则健运失司，水湿停积，聚而成痰，痰湿上渍于肺，"脾为生痰之源，肺为贮痰之器"，痰湿阻于中上二焦，肺失清肃，而见咳嗽、咳痰，湿困脾阳又伴胸腹胀满、纳呆、便溏等症。若咳嗽、咳痰经久不愈，脾病及肾，命门火衰，肾不纳气，则更兼咳喘，动则尤甚，畏寒肢冷，倦怠乏力诸症。

临床之时，刘老对于支气管炎首分急慢，再辨证型、对证施治。刘老总结，急性支气管炎及慢性支气管炎急性发作，以实证居多，由于患者素体禀赋及感邪性质不同，临床可分风寒袭肺、风热犯肺、燥热伤肺三型，治以祛邪为主，重在治肺，以祛邪、宣肺、止咳、平喘、化痰为治疗大法；慢性支气管炎，以本虚标实居多，临床可分寒饮袭肺、痰湿犯肺、痰热蕴肺、肺肾两虚四型，治以扶正祛邪为主，攻补兼施、标本并治。

（一）急性支气管炎及慢性支气管炎急性发作

1. 风寒袭肺型　该型患者主要表现为以咳嗽、痰白而稀，恶寒发热、头痛肢楚，鼻塞流涕，苔薄白，脉浮紧等。刘老对其治疗，以疏风散寒、宣肺止咳为法，方用三拗汤加味治疗。若兼痰饮甚者，刘老以小青龙汤温化痰饮。

2. 风热犯肺型　该型患者主要表现为咳嗽，咳吐黄稠痰，发热微恶风，伴有咽痛口干，苔薄黄，脉浮数。刘老对其治疗，以疏风清热、宣肺止咳为法，方用桑菊饮加味治疗。若痰热偏盛者，用麻杏石甘汤加金银花、鱼腥草、黄芩等治疗。

3. 燥热伤肺型　该型患者主要表现为鼻咽干燥，干咳无痰或痰少不易咳出，咳甚引起胸痛，舌尖红，苔薄黄，脉细数。刘老对其治疗，以清肺润燥、养阴止咳为法，方用桑杏汤加味治疗。若燥热甚者，可用清燥救肺汤治之。

（二）慢性支气管炎

1. 寒饮侵肺型　该型患者主要表现为咳嗽气喘，痰白而稀，伴有恶寒，头痛，甚则不能平卧，苔白滑，脉弦紧。刘老对其治疗，以温化痰饮、止咳平喘为法，方用小青龙汤加味。若肺气不足，脾肾阳虚，咳喘较重，四肢发冷，面目浮肿，则于方中加补骨脂、核桃仁，或合用三子养亲汤。

2. 痰湿犯肺型　该型患者主要表现为咳嗽痰多，痰白而稀，胸闷气短，肢体重着，纳呆便溏，舌苔白腻，脉象濡滑。刘老对其治疗，以健脾化湿、化痰止咳为法，方用苓桂术甘汤合二陈汤加减治疗。若喘甚者，可加麻黄、苏子；痰多易咳出者，可加白芥子；胸闷憋气者，可加川朴、枳实、瓜蒌。

3. 痰热蕴肺型　该型患者主要表现为咳嗽较剧，咳黄稠痰，胸闷气短，咽干口苦，溲赤便秘，舌红苔黄，脉弦数或滑数。刘老对其治疗，以清热宣肺、化痰止咳为法，方用麻杏石甘汤加味。若气急者，加地龙；痰多者，加瓜蒌仁、川贝、海浮石；热重者，加金银花、连翘等。

4. 肺肾两虚型　该型患者主要表现为咳喘久作，呼多吸少，动则尤甚，痰稀色白，畏寒肢冷，苔白而滑，脉沉细无力。刘老对其治疗，以补肺温肾、纳气平喘为法，方用金匮肾气丸加味。若兼脾阳虚者，可伍用苓桂术甘汤加减；若肾虚、肾不纳气者，加补骨脂、核桃仁。

典型病例

病例1. 刘某，女，39岁。

初诊时间：1992年10月22日。

主诉：咳嗽、咳痰1周，加重伴胸闷3天。

现病史：患者1周前感冒，开始出现咳嗽、咳痰，3天前症状加重，并伴咽干、咽痒、胸闷，经治疗无缓解，故求治于刘老。就诊时见：咳嗽、咳痰，痰色黄，质黏稠，量少，咳吐不利，咽干，头晕，身热，口干，口不苦，胸闷，上腹胀，月经色暗，纳差，二便正常，舌质红，苔黄腻，脉浮滑。

中医诊断：咳嗽

西医诊断：急性支气管炎

辨证：燥热伤肺，肺气失宣。

治法：清热润燥，宣肺止咳。

处方：桑杏汤加味

桑叶9g、杏仁10g、象贝9g、栀子6g、半夏10g、黄芩12g、黄连5g、生石膏20g、瓜蒌15g、苏叶6g、前胡10g、款冬花9g、桔梗9g。

7剂，日一剂，水煎服。

二诊（1992年3月9日）

患者服上药三剂，咳嗽明显好转，咳痰减少，咽干症状消失。其后继以前方五剂，巩固疗效。

病例2. 杨某，男，30岁。

初诊时间：1992年12月22日。

主诉：咳嗽3个月，伴鼻塞、咽干2周。

现病史：患者于3个月前，无明显诱因出现咳嗽、咳痰症状，虽痰量较少，但颜色逐渐加深，自服止咳药物控制，病情尚属稳定。2周前，因感冒咳嗽加重，并伴有发热、鼻塞等症，服用感冒药物，未见明显好转，并逐渐出现咽干、咽痛、恶心、耳鸣等症，故前来求治于刘老。就诊时见：咳嗽，咳痰色黄质黏稠量少，发热，鼻塞，咽干，咽痛，口渴，头痛，时有耳鸣，纳差，小便色黄，大便偏干，舌质红，苔薄白微黄，脉浮滑稍数。患者既往有中耳炎，鼓膜穿孔病史。

中医诊断：咳嗽

西医诊断：慢性支气管炎并感染

辨证：风热犯肺。

治法：疏风清热，肃肺化痰。

处方：麻杏石甘汤合连翘散加减

麻黄 10g、杏仁 10g、石膏 30g、射干 10g、连翘 10g、薄荷 6g、蝉衣 5g、黄芩 10g、栀子 10g、僵蚕 9g、玄参 12g、象贝 10g、桔梗 10g、酒大黄 5g、甘草 6g。

5 剂，日一剂，水煎服。

二诊（1992 年 12 月 29 日）

服上药 5 剂后，鼻塞、头痛解除，仍有轻微咳嗽，咳白沫痰，小便色黄，舌尖红，苔薄黄。此乃热象渐显，故应加重清热治疗。刘老处方：连翘 10g、薄荷 6g、僵蚕 10g、射干 10g、黄芩 10g、栀子 10g、象贝 10g、百部 5g、玄参 15g、桔梗 10g、甘草 3g。5 剂，日一剂，水煎服。

三诊（1993 年 1 月 7 日）

服上药 5 剂后，咳嗽已明显好转，两天前因受凉，咳嗽稍有加重，咳痰色微黄，伴失眠、咽痛，舌质红，苔薄白微黄。故刘老于前方加荆芥穗 5g 以疏风散邪，再进 3 剂。

四诊（1993 年 1 月 14 日）

服上药 3 剂，患者咳嗽基本消失，无痰，舌尖稍红，苔薄白，故继服上方 3 剂，以巩固疗效。

病例 3. 周某，女，60 岁。

初诊时间：1996 年 4 月 22 日。

主诉：咳嗽伴气喘 26 年，加重 1 个月。

现病史：患者自 26 年前出现反复咳嗽、咳痰，冬春时节频发，感冒后加重，发作严重时需住院治疗，病情缓解时，仍常伴轻微咳嗽、咳痰、气短、喘息。本次因外出淋雨后出现发热、咳嗽、咳少许白痰、气喘不能平卧、夜间尤甚，伴口干，就诊于当地医院，经消炎、氨茶碱解痉平喘治疗后，体温基本恢复正常，但咳嗽、气喘无明显缓解，故前来就诊；就诊时见：咳嗽，气逆息粗，咳痰色白质黏，难于咳吐，夜间尤甚，气喘不能平卧，精神差，胸闷，气短，咽充血，口微干，喜饮水，纳可，面差，小便色微黄，大便偏干，舌质稍红，苔薄微黄，脉弦滑。

中医诊断：咳嗽、喘证

西医诊断：慢性支气管炎

辨证：痰浊壅肺，里热渐盛。

治法：清热宣肺，化痰平喘。

处方：麻杏石甘汤合苏子降气汤加减

川贝 3g、麻黄 6g、杏仁 9g、石膏 15g、苏子 9g、苏叶 9g、半夏 9g、橘红 9g、前胡 9g、黄芩 9g、瓜蒌 9g、白芍 9g、沙参 12g

5 剂，日一剂，水煎服。

二诊（1996 年 4 月 27 日）

服上方 5 剂，咳嗽、气喘诸症明显好转，故继以前方 5 剂治疗，以巩固疗效。后随访，患者自诉长期服用上方，症状持续平稳。

九、治疗高脂血症经验

高脂血症是一种因脂肪代谢或运转异常，以致血浆中总胆固醇或（和）甘油三酯过高，或高密度脂蛋白胆固醇（HDL-C）过低的一种全身性病症；其典型症状为周身乏力、肥胖、嗜睡、精神不振、眩晕、胸闷、舌苔厚腻。就临床表现而言，则可归于中医学"血浊"范畴。

刘老通过长期临床实践总结：高脂血症多因饮食不节，过食肥甘，少劳多逸，久则脏腑功能失调、浊脂留滞于血脉之中而成；究其病机，总属本虚标实之证。刘老指出，其"本虚"责之脾、肾二脏受损，其"标实"乃为痰浊、瘀血积滞。饮食劳逸，损伤脾肾，脾病则健运失司，内生水湿，成痰化浊；肾损则虚不泄浊，更使痰浊难除，积留血脉；两者相合，发为本病。

刘老针对其病机关键，治以益肾健脾、祛浊化瘀为法，并自拟调脂化浊汤进行治疗。方中以制首乌、桑椹、生地、麦冬滋阴益肾；白芍、五味子味酸入肝脾心经，补脾益肾；黄芪、党参、西洋参补益脾气；山楂、红曲、丹参活血化瘀、化痰降浊。临床用之，疗效显著。

典型病例

王某，男，60 岁。

初诊时间：1994 年 6 月 10 日。

主诉：乏力，易疲劳 3 个月。

现病史：近 3 个月，患者常觉精神萎靡、乏力、易疲劳，以致工作效率降低。曾于体检时发现脂肪肝、混合性高脂血症，于当地医院就诊，用他汀类降脂药治疗，后因患者谷丙转氨酶及谷草转氨酶均升高，考虑药物性肝损伤而停药，遂求治于刘老。就诊时见：精神欠佳，体型偏胖，面色红润，纳食无味，睡眠一般，小便正常，大便黏腻不爽，舌质淡红，苔薄白稍腻，脉弦细滑。血压 140/90mmHg，腹部彩超：脂肪肝。

中医诊断：肝浊；血浊

西医诊断：脂肪肝；高脂血症

辨证：脾肾亏虚，痰浊困阻。

治法：益肾健脾，祛痰化浊。

处方：自拟调脂化浊丸

制首乌 75g、丹参 50g、桑椹 80g、白芍 45g、生黄芪 75g、党参 50g、麦冬 45g、生地 60g、西洋参 50g、山楂 45g、红曲 45g、五味子 25g。

上药一料，共为细末，炼蜜为丸，10g/丸，2 次/日，1 丸/次。

二诊（1994 年 7 月 12 日）

患者服上药 1 月余后，自觉精神转佳，体力渐增，纳食知味，大便成形，每天一次，舌淡红，苔薄白，脉弦细，仍宗上方，改制首乌为 60g、桑椹 60g、白芍 50g、生黄芪 60g。上药两料，共为细末，炼蜜为丸，10g/丸，2 次/日，1 丸/次。

三诊（1994 年 9 月 8 日）

患者因公出差至北京，虽工作劳累，但精神状态良好，未感疲劳，纳食正常，睡眠好，二便亦正常。复查血脂：胆固醇及甘油三酯均有下降，查肝肾功能正常，唯偶觉腰酸。6 月 10 日方加泽泻 50g、桑寄生 60g。上药一料，共为细末，炼蜜为丸，10g/丸，2 次/日，1 丸/次。

四诊（1994 年 10 月 24 日）

服上药月余，患者觉精神顺畅，身轻体健，面色较前红润，纳食、睡眠正常，二便自调；复查血脂正常，肝肾功能亦正常。处方：制首乌 50g、黄精 50g、丹参 60g、草决明 60g、枸杞子 50g、山楂 70g、桑寄生 60g、金樱子 50g、生地黄 50g、牛膝 50g、薤白 50g、女贞子 60g、红曲 60g。上药一料，共为细末，炼蜜为丸，10g/丸，2 次/日，1 丸/次。并嘱患者减少应酬，清淡饮食，减轻工作负荷，减少静坐时间，至少每天散步 30～40 分钟。

十、治疗消化性溃疡经验

消化性溃疡主要指发生于胃及十二指肠的慢性溃疡，是一种多发病、常见病；其临床特点为慢性过程，周期发作，中上腹节律性疼痛，常伴有吞酸嘈杂，甚则呕血、便血等。此病属中医学中"肝胃气痛""胃脘痛""吞酸"等范畴。刘老指出，该病发生以"情志所伤""饮食所伤""脾胃虚弱"为主要因素。

临床之时，刘老依据患者证候不同，将该病划分为"肝气犯胃""肝胃郁热""脾胃虚寒""气滞血瘀""胃阴不足"五型，灵活施以疏肝理气、和胃泄热、健脾和胃、活血化瘀、降逆制酸诸法，辨证论治，疗效显著。

（一）肝气犯胃型

该型患者主要临床表现为胃脘胀痛，引及两胁，嗳气泛酸，急躁易怒，善太息，纳食差，每因情志刺激加重或诱发，舌红，苔薄白，脉弦细。刘老对其治疗，以疏肝理气、和胃止痛为法，给予柴胡疏肝散合平胃散加减治疗。若食欲减退明显，属脾虚者加白术、茯苓、党参；属食滞者加焦三仙、鸡内金；口苦嘈杂泛酸者加吴茱萸、黄连。

（二）肝胃郁热型

该型患者主要临床表现为胃脘灼热疼痛，食后尤甚，口干口苦，渴喜冷饮，吞酸嘈杂，烦躁易怒，溲赤便秘，舌红，苔黄腻，脉弦数。刘老对其治疗，以清热解郁、理气和胃为法，给予一贯煎合左金丸加减。若泛酸嘈杂甚者加川贝母、乌贼骨、煅瓦楞。

（三）脾胃虚寒型

该型患者主要临床表现为上腹隐痛，喜温喜按，得热痛减，面色萎黄，四肢欠温，倦怠乏力，口吐清涎，溲清便溏，舌淡，苔白，脉濡细。刘老对其治疗，以健脾和胃、温中散寒为法，给予黄芪建中汤合理中汤加减。若胸闷纳差者，加陈皮、砂仁；泛酸者，加海螵蛸；痛甚者，加香附、高良姜。

（四）气滞血瘀型

该型患者主要临床表现为胃脘刺痛，痛有定处，甚则状如刀割，时有吐血便黑，舌质紫暗或有瘀斑，脉弦细或涩。刘老对其治疗，以理气化瘀、和中止痛为法，给予失笑散合金铃子散加味。若胃热出血者，可加丹皮、赤芍、侧柏炭、地榆炭等凉血止血；脾胃虚寒出血者，加用黄土汤以温脾摄血。

（五）胃阴不足型

该型患者主要临床表现为胃脘隐隐作痛或灼热不适，口干唇燥，食欲不振，舌红无苔少津，脉细数或弦细。刘老对其治疗，以养阴清热、和胃止痛为法，给予养胃阴汤加味。若胃脘作痛较甚者，加郁金、延胡索、川楝子。

典型病例

病例1. 樊某，男，40岁。

初诊时间：1971 年 1 月 20 日。

主诉：胃脘部疼痛 2 年，加重 1 个月。

现病史：患者 2 年前，因精神刺激而出现胃脘部钝痛及胀痛，每次均发生于进食后一小时左右，有时夜间发作。近 1 个月来进食后胀痛更甚，每因情志不畅而加重，嗳气频频，不思饮食，曾于某医院钡餐检查诊断为"胃小弯溃疡"，故求诊于刘老。就诊时见：病人呈慢性病面容，胃脘胀痛，剑突下轻度压痛，胸闷嗳气，胃纳不振，时欲呕吐，睡眠欠佳，大便秘结，舌淡暗，苔白腻，脉弦滑。大便隐血试验（＋），上消化道钡餐示：胃小弯处有黄豆大小壁龛 3 个，胃幽门区有痉挛现象。

中医诊断：胃脘痛

西医诊断：胃溃疡

辨证：肝气犯胃，湿浊中阻。

治法：疏肝和胃，兼化湿浊。

处方：柴胡疏肝散合金铃子散加减

柴胡 9g、白芍 9g、枳壳 9g、金铃子 9g、延胡索 9g、香附 9g、半夏 9g、陈皮 6g、砂仁 3g。

7 剂，日一剂，水煎服。

二诊（1971 年 1 月 27 日）

服上药后，患者胃脘疼痛减而未除，面色萎黄，夜寐不安，舌淡暗，苔白腻，脉弦细。拟健脾和胃，佐活血化瘀治疗。处方：香附 9g、砂仁 3g、陈皮 3g、枳壳 6g、白术 9g、茯苓 9g、赤芍 9g、五灵脂 9g、蒲黄 6g、川芎 6g、炙甘草 3g。水煎服，日一剂，继服 7 剂。

病例 2. 杜某，男，34 岁。

初诊时间：1981 年 7 月 18 日。

主诉：胃脘部疼痛 1 个月。

现病史：1 个月前，患者无明显诱因出现胃脘部胀满疼痛、呕吐酸水、烦躁，每次饭前 2 小时必发，得食则减，且向肩背放射，大便稀溏，口干、口苦。在某医院行钡餐造影：十二指肠球部溃疡，故来就诊。就诊时见：精神抑郁，面色萎黄，嗳吐频频，剑突下压痛，小便色黄，大便稍干，舌红，苔黄，脉数。

中医诊断：胃脘痛

西医诊断：十二指肠球部溃疡

辨证：肝胃郁热。

治法：疏肝泄热。

处方：一贯煎合左金丸加减

沙参15g、麦冬12g、生地9g、芍药9g、川楝子9g、当归9g、丹皮9g、栀子9g、黄连9g、吴茱萸3g、甘草6g。

3剂，日一剂，水煎服。

二诊（1981年7月22日）

患者服药3剂，疼痛已止，复加3剂以巩固疗效，复查钡餐，消化道未见异常。

十一、治疗胆囊炎经验

胆囊炎是因细菌性感染或化学性刺激（胆汁成分改变）引起的胆囊炎性病变，为胆囊的常见病。该病分为急性和慢性两种；急性者，起病急，发病时高热，畏寒，恶心呕吐，右上腹胆囊区有明显的压痛与反跳痛，有时可触及膨大的胆囊，或伴见轻度黄疸，右肩胛下有放射性疼痛等；慢性者，则以上腹或右上腹呈持续性钝疼，或有右肩胛隐痛，伴腹胀、恶心嗳气、泛酸等消化不良症状为主。该病多见于35～55岁的中年人，女性发病较男性为多，尤以肥胖且多次妊娠的妇女最为多见。按其临床表现，该病属中医学"胁痛""黄疸""胆胀"等病范畴。

刘老指出，该病病位在胆，与肝密切相关。凡因情志失调，肝失条达；或饮食不节，过食肥甘；或感受湿热病邪，以及蛔虫上窜等，均可导致肝胆湿热蕴结。若湿热交蒸肌表，卫阳被遏，则见畏寒发热；若肝胆疏泄通降不利，则胆汁瘀滞，不循常道，溢于肌肤，则发黄疸；若肝胆气机不畅，横逆脾胃，脾不升清，胃失和降，则致恶心呕吐，嗳气泛酸，脘腹胀满，纳食不香，以及胁痛放射肩背；若气郁日久，气滞血瘀，络脉不通，则痛有定处，状如针刺，疼痛剧烈；若气血积滞，经久不散，可成痞块。临证之时，刘老将其分为"湿热型""气滞型""火毒型"，辨证施治。

（一）湿热型

该型多见于急性胆囊炎或慢性胆囊炎急性发作。临床主要表现为右胁绞痛，口苦纳呆，恶心呕吐，恶寒发热，或伴有面目发黄，便秘溲黄赤，舌红，苔黄厚腻，脉弦滑。刘老对其治疗，以清热利湿、疏肝利胆为法，给予大柴胡汤合茵陈蒿汤加减。若食欲不振者，加藿香、佩兰；高热不退者，加石膏、知母；便秘者，加芒硝、厚朴；腹痛者，加延胡索、香附；血瘀者，加桃仁、红花、赤芍等。

（二）气滞型

该型多见于慢性胆囊炎。临床主要表现为右胁作胀窜痛，脘腹胀满，嗳气泛酸，纳呆，恶心呕吐，反复发作，时轻时重，或口苦口干，头晕，心烦，舌红，苔薄白或薄黄，脉弦细或弦数。刘老对其治疗，以疏肝理气、缓急止痛为法，给予金铃子散加味。若脾虚者，加党参、白术、茯苓；气滞血瘀者，加丹参、赤芍、青皮、川楝子。

（三）火毒型

该型多见于急性化脓性胆囊炎。临床主要表现为高烧寒战，黄疸，脘胁绞痛，口渴便秘，尿黄赤，甚则神昏谵语，舌红绛，苔黄腻，脉弦滑数或细数。刘老对其治疗，以清热解毒、泻火通里为法，给予龙胆泻肝汤加减。若热入心包，神昏谵语者，加安宫牛黄丸，或紫雪丹；热极伤阴者，加玄参、麦冬、鲜石斛；疼痛者，加玄胡、川楝子。

典型病例

病例 1. 王某，女，69 岁。

初诊时间：1979 年 4 月 11 日。

主诉：右上腹部绞疼反复发作 10 余年，加重 2 天。

现病史：患者右上腹部绞痛反复发作 10 余年，其痛连及右胁肋部。1979 年年初再次发病，就诊于当地医院，诊断为：胆囊炎，并建议其手术治疗，但患者虑及年老体弱而未同意，后经他人介绍，前来就诊。就诊时见：右胁肋及右上腹部剧烈疼痛，经常发作，多由劳累过度、受凉或生气引起；发作时绞痛难忍，连及右肩背和右胁肋部，伴发热、恶心、大汗淋漓，需注射吗啡、哌替啶等药物，疼痛方能缓解；食欲减退，大便不调，每日 1～2 次，2 日前吐蛔虫 2 条，舌质红，苔薄腻，脉弦细滑。

中医诊断：腹痛

西医诊断：慢性胆囊炎急性发作，胆道蛔虫症

辨证：湿热蕴结，肝胆不舒。

治法：清热利湿，疏肝利胆。

处方：大柴胡汤加减

柴胡 9g、黄芩 9g、半夏 9g、白芍 9g、枳壳 6g、金钱草 24g、郁金 9g、泽泻 12g、滑石 12g、元明粉 4.5g、党参 9g、三仙各 9g、甘草 6g。

8 剂，日一剂，水煎服。

二诊（1979 年 4 月 19 日）

患者服上药 8 剂，右上腹部疼痛及腹胀均有减轻，食欲略有增加，大便

已经正常，日一次，但腰背部感酸痛，小便频数，舌质红，苔薄黄，脉弦细滑，此乃湿热之邪未尽之象。处方：柴胡 9g、黄芩 9g、半夏 9g、白芍 12g、金钱草 24g、陈皮 6g、泽泻 9g、滑石 12g、川断 12g、川楝子 6g、茯苓 9g、桑寄生 15g、当归 9g、太子参 9g、三仙各 9g、甘草 9g。水煎服，日一剂，7 剂。

三诊（1979 年 4 月 26 日）

患者再进 7 剂，右上腹部疼痛消失，腹胀止，二便正常，唯腰背部稍稍不适。湿热已清，气机已畅，故原方去陈皮，加生薏苡仁 18g，再进 7 剂，巩固疗效；并嘱咐患者避免受凉、生气、饱食。其后随访 3 年，未再复发。

病例 2. 陶某，男，28 岁。

初诊时间：1967 年 7 月 19 日。

主诉：胁痛 2 年。

现病史：患者右胁疼痛，时作时止，已有 2 年，在某医院就诊，经胆囊造影诊断为"慢性胆囊炎"，西药治疗未见明显效果而又不愿手术治疗，故前来求诊于刘老。就诊时见：右胁胀闷疼痛，纳呆口苦，神疲乏力，烦躁易怒，胸闷气短，嗳气，无明显黄疸，小便黄赤，舌尖红，苔黄腻，脉弦细。

中医诊断：胁痛

西医诊断：慢性胆囊炎

辨证：肝胆气滞，湿热蕴结。

治法：疏肝理气，兼利湿热。

处方：金铃子散加减

金铃子 9g、延胡索 9g、苏梗 9g、陈皮 6g、枳壳 6g、郁金 9g、茵陈 6g、薏苡仁 12g、木香 6g。

7 剂，日一剂，水煎服。

二诊（1967 年 7 月 26 日）

患者服药 7 剂，胁痛减轻，胸闷缓解，情绪好转，口不苦，继续服用原方 5 剂，以巩固疗效。

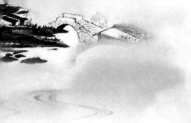

第四章　方药纵横

第一节　对药选粹

一、生石膏　大黄

1. 单味功效　生石膏味辛、甘，性大寒。入肺、胃二经。本品质重气轻、辛寒清透，不但能清内里积热，亦可解肌表热邪。此正如《疫疹一得》所言："石膏性寒，大清胃热；味淡而薄，能表肌热。"清代张锡纯更赞石膏"凉而能散，有透表解肌之力。""有外感实热诸症，直胜金丹。"石膏因其清热功效显著，故有"降火之神剂，泻热之圣药"的美称，被广泛用于温热病之高热不退、口渴、烦躁、斑疹、脉洪大，胃火亢盛所致的头痛、齿痛、牙龈肿痛，肺热咳喘，水火烫伤等病症的治疗。

大黄又名川军，为蓼科多年生高大草本植物掌叶大黄、唐古特大黄或药用大黄的根和根茎。其味苦，性寒。入脾、胃、大肠、肺、心经。本品气味俱厚，性降下行，善于泻下攻积、清热泻火、凉血解表，活血祛瘀。《本草经疏》谓："大黄气味大苦大寒，性禀直逐，长于下通，故为泻伤寒、温病、热病实热，热结中下二焦，二便不通，及湿热胶痰滞于中下二焦之要药，祛邪止暴，有拨乱反正之殊功。"

2. 伍用功效　石膏甘辛而寒，体重气浮，既升又降，表里之热，得其可除；大黄气味俱厚，大苦大寒，上下通行，亢盛之阳，非此莫抑。两药相配，相辅相成，既可导热下行而出，又能驱热透达于外；既清气分无形之热，又除里实有形热结。

3. 用法用量　生石膏 30~150g，打碎先煎。大黄 6~9g，后下。

4. 用药心得　刘老常伍用二药治疗高热重症、急症。刘老认为，热病发生，皆由外邪所致。热邪侵袭人体，与正气相搏，在表为热重寒微，在里为内热炽盛，故热病重症，多因热邪迅速入里，急剧恶化而成，治疗当以急祛外邪最为关键。刘老强调此时治疗，用药要准，用量要大，祛邪务尽，方能救人于危急之中。刘老指出，石膏解热之功远优于其他清热之品，凡遇患者体若燔炭、烦躁欲狂，皆需急用石膏。此时使用石膏应放胆重用，方可直捣病所，以收起死回生之功；切勿畏手畏脚，病重药轻，方虽中病，亦徒劳无获、延误病情。诚如张锡纯所言："用生石膏以治外感实热，轻证亦必至两许；若实热炽盛，又恒重用至四五两，或七八两。"刘老对"温病下不嫌早"之说十分认同，故于重用石膏之时，酌用通里泻热之大黄，以祛除秽滞，通畅导热外出之通路，加速降温除热，达到存阴保津之目的。两药相配，清透、清泻共用，内外通和，相得益彰，实为治疗热病重症、急症之有效药对。

二、荆芥 防风

1. 单味功效　荆芥为唇形科植物荆芥的干燥地上部分。味辛，性微温，入肺、肝经。荆芥为轻扬之品，主升主散，为散风清血之要药。生用可解表散风、透发疹毒，用于感冒、头痛、身痛、麻疹、风疹、疮疡初起等症；炒用则入血分，可止血祛风，用于衄血、便血、崩漏、产后血晕。《本草汇言》谓其："凡一切风毒之证，已出未出，欲散不散之际，以荆芥之生用，可以清之……凡一切失血之证，已止未止，欲行不行之势，以荆芥之炒黑，可以止之。大抵辛香可以散风，苦温可以清血，为血中风药也。"

防风为伞形科植物防风的根。味辛、甘，性微温，入膀胱、肺、脾、肝经。本品轻浮，主升能散，为祛风圣药。功能祛风解表、胜湿止痛、解痉止痒。《本草汇言》用于"大风头眩痛，恶风，风邪目盲无所见，风行周身，骨节疼痹，烦满，胁痛、胁风，头面去来，四肢挛急。"《本草正义》更赞其"通治一切风邪……诚风药中之首屈一指者矣。"

2. 伍用功效　荆芥芳香轻扬，以辛为用，以散为功，长于发散上焦风寒之邪，且微温不烈，无伤阴之弊；此外，荆芥炒黑可入血分，可发散血中郁热。防风气味俱轻，性温质润，乃"风药中之润剂"，虽为膀胱脾胃经药，但可随诸经之药，各经皆至，能散周身风邪，治一身之痛。二药伍用，相须为用，携手于上，其发散风寒、祛风胜湿之力倍增，故古有"用防风必兼荆芥"之说。

3. 用法用量　荆芥6～9g；防风6～12g。

4. 用药心得　刘老对于感冒风寒较轻，体质偏弱，无须或不耐辛温发表重剂的患者，常配荆芥、防风以成发表轻剂，频频服用可收"轻可去实"之效。其次，刘老不仅于外感风寒之证多选此药对，对温热病治疗亦常用之。刘老认为，治疗温热病初起发热表证，辛凉之品虽可散热，但发汗力量较弱，不足以驱邪外出，此时宜少配辛温之品，辛凉可解肌开泄以退热，辛温能解表发汗以祛邪。如此协用，辛温发汗则无助热之弊，辛凉解肌亦无凉遏之嫌。荆芥、防风，性辛可散，微温不烈，故为配合辛凉之剂使用的首选药物。此外，刘老强调"治上焦如羽，非轻不举"，荆芥、防风虽为轻清上扬之品，若用量过重则可导致"药过病所"而徒劳无功，故荆芥、防风应用"中病即可"，切勿步入"多多益善"之误区。

三、白僵蚕　蝉衣

1. 单味功效　白僵蚕又名天虫、僵虫，为蚕蛾科昆虫家蚕蛾的幼虫感染白僵菌而僵死的干燥全虫。始载于《神农本草经》，其性平，味辛咸，入肝、肺、胃经。僵蚕味辛气薄，喜燥恶湿，最得天地清化之气，轻浮而升阳中之阳，故可清热解郁、祛风止痒、息风止痉、化痰散结。《神农本草经》载其："主小儿惊痫夜啼，去三虫。减黑皯。令人面色好。男子阴疡病。生平泽。"《药性论》认为僵蚕"能入皮肤经络，发散诸邪热气也。"《医学起源》更谓其可"去皮肤间诸风。"

蝉蜕又名蝉衣、知了壳。为蝉科昆虫黑蚱羽化时脱落的皮壳。本品始载于《证类本草》，其性寒，味甘、咸，入肺、肝二经，可宣散风热、祛风止痉、透疹利咽、明目退翳。《本草纲目》曰："蝉乃土木余气所化，饮风吸露，其气清虚。故其主疗，皆一切风热之证。"《本草纲目》道："蝉蜕，治头风眩晕，皮肤风热，痘疹作痒，破伤风及疔肿毒疮。"《外科证治全生集》更载其："治目昏翳障，痘疹……"

2. 伍用功效　白僵蚕，僵而不腐，得清化之气为最，气味俱薄，轻浮而升，可清宣郁热、疏风止痒、祛湿化痰、息风解痉；蝉蜕，其体轻浮，其气清虚，化自土木余气，得处极高之上，自感风露，吸风得清阳之真气，所以能祛风而胜湿，饮露得太阴之精华，所以能涤热而解毒。二药参合，相互为用，升散之力大增，共收宣郁热、行肌表、透斑疹、祛风邪、止瘙痒之功效。

3. 用法用量　蝉蜕 4.5～6g；白僵蚕 6～9g。

4. 用药心得　白僵蚕、蝉蜕伍用，源自《伤寒瘟疫条辨》。刘老指出，杨璿之"升降散"等十五方，均以僵蚕、蝉蜕为主药，取其轻清宣透之性，以升阳中之清阳，可使温热疫毒得以升散而出。刘老从师温病名家杨香谷，深得杨璿学术思想之精髓，对于温病治疗，强调"急以逐秽为第一要义"，遵循"上焦如雾"之生理特点，主张采用"升而逐之"之法，尤忌"热邪闭郁"发生。故临证之时，刘老常常并用僵蚕、蝉蜕，疏泄风热、轻清透表，不仅能避免表气郁闭，热不得越，邪陷于内的危情发生，也可因势利导，迅速透邪外出。此外，刘老认为，僵蚕、蝉蜕相配，可宣发上焦肺气，气化则湿化，气行则湿行。如若用于湿热证治疗，则可使湿、热诸邪，难于搏结，其势孤矣，分而击之，必可收事半功倍之效。因此，刘老治疗湿热之证，亦多伍用二药，每每可获显著疗效。

四、蝉衣　薄荷

1. 单味功效　蝉衣（见白僵蚕、蝉蜕）。

薄荷，又名人丹草、鱼香草等，为唇形科多年生宿根性草本植物薄荷属的地上部分。其味辛、性凉，入肺、肝二经。本品辛以发散、凉以清热，清轻凉散，为疏散风热之良药。《医学衷中参西录》称其"力能内透筋骨，外达肌表，宣通脏腑，贯串经络，服之能透发凉汗，为温病宜汗解者之要药。"因此，薄荷常被用于治疗风热感冒，温病初起伴见发热、微恶寒、无汗等症。薄荷质轻宣散，芳香通窍，又功擅清利头目、宣毒透疹。《本草求真》载其："于头痛、头风、发热恶寒则宜……于咽喉、口齿、眼、耳、瘾疹、疮疥、惊热，骨蒸、衄血则妙。"薄荷入肝经，其性轻扬上升，为药中春升之令，更有疏肝解郁之功，可用于治疗肝郁所致抑郁、焦虑、善太息、胁痛等症。《本草新编》赞其："薄荷不特善解风邪，尤善解忧郁，用香附以解郁，不若用薄荷解郁更神也……薄荷入肝、胆之经，善解半表半里之邪，较柴胡更为轻清。"此外，薄荷芳香辟秽，还可用于治疗夏令感受暑湿秽浊之气，所致痧胀、腹痛、吐泻诸证。

2. 伍用功效　蝉蜕，为土木余气所化，其体轻浮，其气清虚，善走皮腠，能散风热、利咽喉、定惊痫。薄荷，轻清芳香，辛凉行散，可疏风热、通清窍、利咽喉、透疹毒、解郁滞、辟秽浊。两药参合，相须为用，升散清利之力倍增，共收散风解热、开窍利咽、宣透斑疹、祛风止痒之功效。

3. 用法用量　蝉蜕4.5～6g；薄荷6～9g。

4. 用药心得　蝉衣、薄荷伍用，出自《景岳全书》，名曰二味消风散，用于治疗皮肤瘙痒、风疹等症。刘老用之，则并不拘泥于此。刘老对于风热感冒、温病初起，邪在卫分，症见发热、微恶风寒、头痛目赤、咽喉肿痛者，即并书二药，急散风热之邪；若表邪偏重者，则辅以荆芥、防风；咽喉肿痛明显者，又佐用桔梗、甘草；头目不清者，多配合桑叶、菊花。刘老对于夏季感受暑湿之气而见腹痛、吐泻者，常在二药伍用的基础上，增以藿香、佩兰，以加强芳香辟秽之功。对于肝气郁滞、胸闷胁痛患者，刘老习用柴胡、芍药，以助蝉衣、薄荷疏肝解郁之力。此外，刘老对于小儿惊热、夜寐喜啼之症，也应用该药对，以收清热定惊、宁心安神之效。

五、蝉衣　大黄

1. 单味功效　蝉衣（见白僵蚕、蝉蜕）；大黄（见石膏、大黄）。

2. 伍用功效　蝉衣，咸寒而甘，为清虚之品，气质轻扬，善行肌腠，长于升散，疏风解热；大黄苦寒，苦能泻火，寒能胜热，且其性重浊，沉降下行，凡亢盛之阳，非其莫折，为泻火攻下之要药。二药伍用，蝉衣以升为主，大黄以降为要，一升一降，升降相因，表里双解，使温热邪毒随药功而迅速消散。

3. 用法用量　蝉蜕 4.5～6g；大黄 6～9g，后下。

4. 用药心得　蝉蜕、大黄伍用，出自杨璿之升降散，方中蝉衣配大黄表里分解。杨璿谓："一升一降，内外通和而杂气之流毒顿消矣……名升降，亦双解之义。"刘老非常重视运用表里双解法治疗温热疾病。刘老认为，外感热病发热，常源于内有伏热，外邪诱发所致，单纯外感较少。刘老强调，外感热病常常初期就表现为表里同病，切忌不可仅着眼于表证，而忽视里证，治疗之初就宜尽早采用表里双解之法。若对于此类患者，治疗仅用汗法，表邪虽去而病不易解，反使里热更盛，邪热深入，病情危重。刘老主张，对于此类疾病，入手就以表里双解之剂，内外分消，切勿拘泥于先表后里之见，否则延误病机，变生他证。因此，刘老在临床上常常伍用蝉衣、大黄，以图内外分解、上下双清。刘老补充，用此药对之时，还应仔细分辨表里轻重主次，随证权衡二药药量比例，如此方可随心所欲，如鼓应桴。

六、桔梗　杏仁

1. 单味功效　桔梗又名符蒚、白药、利如、梗草等，为桔梗科植物桔梗的根。本品始载于《神农本草经》，其性平，味苦、辛，入肺、胃二经。桔梗辛而不燥，苦而不峻，既升且降，功擅宣通肺气、畅胸快膈、化痰止咳、利咽开音。用于各种咳嗽痰多、鼻塞胸闷、咽痛失音等症。桔梗长于消痈排脓，肺痈咳吐浓痰最为适用。《药征》就载其："主治浊唾肿脓也，旁治咽喉痛。""仲景曰：咽痛者，可与甘草汤，不瘥者，与桔梗汤也；是乃甘草者，缓其毒之急迫也，而浊唾吐脓，非甘草之所主，故其不瘥者，乃加桔梗也。"此外，桔梗入肺经，"系开提肺气之圣药，可为诸药舟楫，载之上浮。"（《本草求真》）故又可为引使之药。

杏仁又名苦杏仁、木落子，为蔷薇科植物杏、野杏、山杏、东北杏的种子。《本草经集注》谓其性温，味辛、苦，有微毒，入肺、脾、大肠经。杏仁，功专苦泄润降，兼能辛散除痰，故凡外邪侵袭、咳嗽气喘、胸闷不适、大便秘结等症皆可使用。《滇南本草》载："止咳嗽，消痰润肺，润肠胃，消面粉积，下气。"

2. 伍用功效　桔梗辛散，可宣肺气，祛痰浊，排痈脓，利咽喉，其升提之力为最，可载诸药上行；杏仁辛苦，能散风寒，降肺气，止咳喘，通秘结。两药配用，一下一上，一升一降，相互制约，相互为用，宣肺降气、化痰止咳之功增强。对于外邪束表、肺气失宣之咳嗽、胸闷、痰喘等症，尤为适用。

3. 用法用量　桔梗6～9g；杏仁6～9g。

4. 用药心得　桔梗、杏仁伍用，出自《景岳全书》，用于治疗咳嗽吐脓，痰中带血，或胸膈隐痛，将成肺痈者。刘老从中撷取二药，组成药对，用于咳喘病症的治疗。刘老认为，咳喘发生，不离于肺。《素问·至真要大论》就云："诸气膹郁，皆属于肺。""膹郁"一词，张介宾释为："膹，喘急也；郁，否闭也。"一旦肺气闭郁，则难行清肃宣降之令，其气势必上逆，冲击气道，导致咳嗽；且肺失宣肃，又可致水液输化失权，留滞肺络，聚而为痰，痰气搏结，阻塞气道，又为喘哮气急诸证。针对于此，刘老主张对其治疗，应首当恢复肺脏宣发肃降之能。桔梗辛散，可宣发肺气于上；杏仁苦泄，能通降肺气于下，二药参合，可使肺气升降有序，出入有恒，药中肯綮，气顺痰消，咳喘自愈。因此，刘老治疗外感肺气不宣，咳嗽气喘、胸闷痰多等症，常使用此药对，每每获得满意疗效。

七、川贝母　杏仁

1. 单味功效　川贝为百合科植物川贝母、暗紫贝母、甘肃贝母、梭砂贝母的干燥鳞茎。前三种按性状不同分别习称为"松贝"和"青贝"，后者习称"炉贝"。川贝之名，始见于《神农本草经》，列入中品。陶弘景曰："形如聚贝子，故名贝母。"本品性寒，味苦、甘，入肺、胃二经。川贝味苦性寒，归入肺经，故功善清肺化痰、降气止咳，可用于治疗痰热咳喘，咳痰黄稠之症；其兼甘味，又可润肺化燥，治疗肺中燥热所致的咳嗽痰少、阴虚劳嗽等证。此外，川贝尚有散结开郁之功，可除痰热郁结所致的胸闷心烦及瘰疬痰核等病。

杏仁（见桔梗、杏仁）

2. 伍用功效　川贝，苦泄甘润，长于润肺化痰、清热止咳；杏仁，苦泄润降，兼能辛散除痰，功专降气祛痰、宣肺平喘、润肠通便。两药合用，各擅所长，一润一降，润降合法，其化痰止咳、清热散结之力大增。用于治疗痰热壅肺、肺虚久咳、痰少咽燥等症更效。

3. 用法用量　杏仁6～9g；川贝母6～9g。

4. 用药心得　杏仁伍用川贝为刘老治疗咳喘之惯用药对。刘老指出，对于痰热蕴肺之证，若单纯止咳，则咳亦难除，若单纯清热，则咳亦难平。对此，刘老并用清热化痰、降气止咳之法，以图纠其根本，使痰浊得清，郁热得解，肺气得畅，咳嗽得止。因此，刘老对于痰热搏结，壅阻于肺者，恒常用此药对，每获良效。此外，刘老对于燥邪伤肺、或久嗽伤阴患者，则据《成方便读》所云："燥邪伤上，肺之津液素亏……辛苦温散之法，似又不可用矣；止宜轻扬解外，凉润清金耳。"故刘老常于方中辅以川贝、杏仁二药，借其寒润之功，以收滋肺阴、润肺燥、化燥痰、止劳嗽之效。

八、桂枝　知母

1. 单味功效　桂枝，又名柳桂，为樟科植物肉桂的嫩枝。《唐本草》载其性温，味辛、甘，归心、肺、膀胱经。桂枝芬芳馥郁，轻扬升散，味辛气温，善祛风寒，故可用于治疗体弱表虚、外感风寒，症见发热、恶寒、微有汗出，而表证不解者。桂枝性温，能化阴寒，温通经脉，亦常用于治疗胸阳不振之胸膈不利、胸闷胸痛、心悸气短，风寒湿邪侵袭经络所致关节疼痛，以及气血寒滞引起的妇女经闭、痛经等。此外，桂枝辛温可振奋阳气、开发腠理、通调水道、助三焦之阳，又为祛除痰饮水湿必用之品。《本经疏证》总结其"用之之道有六：曰和营，曰通阳，曰利水，曰下气，曰行痰，曰补中。"张寿颐更赞其功效："祛营卫之风寒，主太阳中风而头痛。立中州之阳气，疗脾胃虚馁而腹疼。宣通经络，上达肩臂。温辛胜水，则抑降肾气，下定奔豚，开肾家之痹着，若是阳微溲短，斯为通溺良材。"

知母，别名连母、水须、穿地龙，为单子叶植物百合科知母的干燥根茎。本品出自《神农本草经》，其性寒、味甘、苦，入胃、肺、肾经。知母甘寒质润，善清肺胃气分实热，能除烦止咳，常被用于治疗邪热亢盛而症见壮热、烦渴、脉洪大之阳明经证。知母性寒，入于肺经，又具清肺泻火、滋阴润燥之功，可治疗肺热咳嗽、痰黄黏稠，或阴虚燥咳等证。此外，知母气味俱厚，沉而下降，为肾经本药，可泻有余之相火，理消渴之烦蒸，故骨蒸潮热、盗汗心烦、口渴引饮、肠燥便秘也多用之。李杲谓其功用有四："泻无根之肾火，疗有汗之骨蒸，止虚劳之热，滋化源之阴。仲景用此入白虎汤治不得眠者，烦躁也。烦出于肺，躁出于肾，君以石膏，佐以知母之苦寒，以清肾之源，缓以甘草、粳米，使不速下也。又凡病小便闭塞而渴者，热在上焦气分，肺中伏热，不能生水，膀胱绝其化源，宜用气薄味薄淡渗之药，以泻肺火、清肺金而滋水之化源。若热在下焦血分而不渴者，乃真水不足，膀胱干涸，乃无阴则阳无以化，法当用黄柏、知母大苦大寒之药，以补肾与膀胱，使阴气行而阳自化，小便自通。"

2. 伍用功效 桂枝辛温，宣通发散，走而不守，可祛风寒、化湿浊、止痹痛；知母寒润，清热滋阴，守而不走，能泻积热、养阴液、止燥渴。两药参合，一寒一温、一走一守，一里一外，既散风寒湿邪，又清郁积内热，既杜温燥伤阴之弊，又防寒润助湿之患，用于治疗寒热错杂之证甚为契合。

3. 用法用量 桂枝9g；知母12g。

4. 用药心得 桂枝、知母药对，为刘老采撷于仲景所组"桂枝芍药知母汤"方。临床之时，刘老常伍用二药治疗寒热错杂痹。刘老指出，风寒湿侵入日久，常常渐次化热，已成寒热错杂之象，临床多见于慢性风湿性关节炎风湿活动期及合并关节感染之时，对于此型患者当以寒热并治之法；选取桂枝温散寒湿于表，配以知母和阴行痹于里，两药参合，相辅相成，表里兼顾，寒热并调，气血通治，共奏散风寒、祛湿浊、通经脉、止痹痛之功效，实为治疗风湿痹痛之佳对。

九、芦根 白茅根

1. 单味功效 芦根，又名苇根、顺江龙，为单子叶植物禾本科芦苇的新鲜或干燥根茎。本品始见于《神农本草经》，曰："主消渴客热"，其性寒，味甘，归肺、胃二经。芦根一药，长于水底，凉而体空，寒凉可清肺热，中空能理肺气，多液功善润肺，故为清泻肺热、消痈排脓之要药。本品性寒而味甘，甘能益胃和中，寒能除热降火，热解胃和而呕止，津液流通则渴消，故又常用于治疗温热病之热盛伤津、烦躁口渴、胃热呕逆之症。《玉楸药解》谓其："消荡郁烦，生津止渴，除呕下食。"此外，芦根尚有利水通淋之功，临床则用其治疗小便短赤，热淋涩痛。

白茅根，又名茅根、茅草根等，为禾本科多年生草本植物白茅的新根茎。本品出自《本草经集注》："茅根……今处处有之。春生苗，布地如针，俗间谓之茅针，亦可啖，甚益小儿。夏生白花，茸茸然，至秋而枯，其根至洁白，亦甚甘美，六月采根用。"其性寒，味甘，归肺、胃、心、膀胱经。白茅根善入肺胃，性味甘寒，清涤肺胃伏热，尤为专长，取效迅捷，主治胃火秽逆呕吐、及肺热气逆喘满。本品凉润，多含脂液，虽降逆而异于枯燥，止渴生津，能疗消谷燥渴。此外，白茅根功擅凉血止血，用于血热妄行所致衄血、咯血、吐血、尿血等证。《本草求原》赞曰："白茅根，和上下之阳，清脾胃伏热，生肺津以凉血，为热血妄行上下诸失血之要药。"

2. 伍用功效 芦根与白茅根皆为甘寒凉润之品，均具清热生津之功。白茅根味甘而不腻膈，性寒而不碍胃，利水而不伤阴，偏清伏热，善走血分；芦根中空，寒凉清透，善除气分之热。二药同用，一气一血，一清一透，相须相辅，气血同清，表里并治，清热生津之力倍增，且药性轻灵而不黏腻，清热不伤津、滋阴不恋邪，实为甘寒清热之妙对。

3. 用法用量　芦根 30～60g；白茅根 30～60g。

4. 用药心得　芦根、茅根相伍，出自《千金方》：芦根、白茅根各 60g，水煮四升，煮二升分服，治疗胃反上气，食即吐出。刘老用此药对，并不拘泥于此。刘老经验，温热之证，但见热盛津伤，即应大剂量配伍茅根、芦根，以清热生津。刘老尝伍用二药，施于猩红热合并肾炎患者的治疗。刘老指出，猩红热为热入营血而致全身出疹之证，本应疹消热清，如若热久不退，必是营血之热稽留不出所致，热入下焦，祸及于肾，继而小便不利，又为热病伤阴之象，此时治疗当于清营透热之中，兼以滋阴生津之法。刘老精选二药：一方面，既能宣透伏热于上，又可清利积热于下，一上一下，邪有所出，可使亢盛之热邪得以速消；另一方面，借助二药质润多液之性，滋阴生津，以助化源，能使耗损之阴津得以恢复；如此相参，选药得当、配伍合法，攻补并施、标本兼治，特别契合猩红热合并肾炎之病机特点，故能获得良好疗效。

十、白果　麻黄

1. 单味功效　白果，又名银杏核、鸭脚子，为银杏科植物银杏的种子。本品始见于《日用本草》："李时珍曰：原生江南，叶似鸭掌，因名鸭脚。宋初始入贡，改呼银杏，因其形似小杏而核色白也，今名白果。"其性平，味甘、苦、涩，归肺、肾二经，有小毒。本品气薄味厚，性涩而收，既上敛肺金除咳逆，又下行湿浊化痰涎，故功善敛肺气、平喘咳、止带浊，适用于咳嗽痰喘、带下淋浊之证。此外，白果入肾经，可补益肾精，助其封藏，能治遗精遗尿。白果虽有较高药用价值，但服用不当可致中毒发生。《本草纲目》载有："银杏，宋初始著名，而修本草者不收，近时方药亦时用之……然食多则收令太过，令人气壅胪胀昏顿。"《物类相感志》亦言："银杏能醉人"；《三元延寿书》也记："昔有饥者，同以白果代饭食饱，次日皆死也。"

麻黄，又名龙沙、狗骨等，为麻黄科植物麻黄、中麻黄、或木贼麻黄的草质茎。本品始见于《神农本草经》，列为中品，《别录》谓："麻黄生晋地及河东。立秋采茎，阴干令青。"其性温，味辛、微苦，归肺、膀胱二经。麻黄中空外达，以轻扬之味，而兼辛温之性，善行肌表、走经络、大能开腠理、通玄府、表散风寒，适用于外感风寒，恶寒发热、无汗、头身疼痛、鼻塞、脉浮紧等表实之证。麻黄，又为肺经专药，专疏肺郁，宣泄气机，故能开宣肺气、止咳平喘，对于风寒外束，肺气壅遏所致之咳喘证尤为适合。除此之外，麻黄尚有发汗利水之功，有助于消散水肿，常用于水肿兼见表证患者的治疗。

2. 伍用功效　麻黄，辛温气薄，轻扬发散，走而不守，能疏泄肺郁，宣畅气机，功善宣肺平喘；白果气薄味厚，性涩而收，守而不走，可收敛肺金，化消痰涎，长于敛肺定喘。二者同用，一走一守，一宣一敛，相反相成，宣肃有节，宣无耗散肺气之弊，敛无肺气壅塞之虞，共奏止咳定喘之功。

3. 用法用量　白果 6～10g；麻黄 6～9g。

4. 用药心得　白果、麻黄相伍，来自《摄生众妙方》定喘汤，原方本为外寒客肺，久则痰浊内蕴化热，以致寒热错杂之咳喘而设。刘老选取方中君药（白果、麻黄），组成药对。刘老指出：二者均有平喘之功，一擅敛肺定喘、一专宣肺平喘，两药参合，互制其短，各扬其长，既可增强平喘之效，又无耗散壅塞之弊，真乃平喘之利器。刘老经验，本药对药性偏温，临证之时，但见咳喘之证且无明显热象者，均可投之，屡试屡验，多年顽疾，如用之得宜，拔除宿疾，亦非罕见。

十一、柴胡　薄荷

1. 单味功效　柴胡，又名地薰、山菜等，为伞形科多年生草本植物柴胡（北柴胡）和狭叶柴胡（南柴胡）的根或全草。本品始见于《神农本草经》，列为上品，谓其具有"推陈致新"之功。其性微寒，味苦、辛，归肝、胆二经。柴胡性寒味薄，功擅透表邪热，可疏解少阳半表半里之邪，是治疗少阳证寒热往来之主药；柴胡香气馥郁，宣透疏达，能条达肝气，宣畅气血，散结调经，又为治疗肝郁气滞所致胸胁胀痛、月经不调、乳房胀痛等症之必用之品；柴胡气升为阳，能引清气上行，升阳举陷可治气虚下陷之内脏下垂、气短乏力等症。

薄荷（见蝉蜕、薄荷）

2. 伍用功效　柴胡，体轻性寒，为肝经本药，功善调畅肝郁、疏理气滞，为治疗肝气郁结之要药；薄荷，入肝胆之经，较之柴胡更为轻清，为药中春升之令，亦具疏肝解郁之功。两药伍用，相须相辅，顺肝之性，使之不郁，共奏调畅气机、开郁散结之功效。适用于各种肝郁气滞所致诸证。

3. 用法用量　柴胡 6～9g；薄荷 6～9g。

4. 用药心得　柴胡、薄荷伍用，出自《太平惠民和剂局方》所载之逍遥散。刘老取方中柴胡、薄荷，以为疏肝解郁之药对。刘老经验，柴胡一药，重用主治寒热往来，轻用方为疏解肝郁；薄荷，重用解表发汗，轻用才可清肝达郁。因此，使用本药对之关键在于，柴胡、薄荷剂量宜小而不宜大，量大则药非所用，不能为功。

十二、人参　熟地

1. 单味功效　人参，又名人衔、鬼盖，为五加科植物人参的根，属贵重中药材，被誉为"百草之王"。该药始载于《神农本草经》，列为药中上品，谓之"主补五脏，安精神，定魂魄，止惊悸，除邪气，明目，开心，益智。久服，轻身、延年。"本品性微温，味甘、微苦，归肺、脾二经。人参善补脾肺之气，脾为后天之本，生化之源；肺主一身之气，肺脾气足，则一身之气皆旺，实乃大补元气之佳品，故为治疗虚劳内伤，以及元气虚极欲脱之第一要药，《本草纲目》就赞其"治男妇一切虚证"。人参还具生津止渴之功，用于治疗消渴病、热性病耗伤津液等症。《仁斋直指方》所载玉壶丸，即以人参为主药治疗消渴引饮无度。

熟地，又名熟地黄、伏地，为玄参科植物地黄的块根，经加工炮制而成。《本草图经》："地黄……二月、八月采根，蒸三、二日令烂，暴干，谓之熟地黄。"本品性温，味甘，入肝、肾二经。熟地性平，味厚气薄，为补血养肝、填精益肾、滋阴退热之常用药物。适用于肝肾阴虚、精血两亏之骨蒸潮热、盗汗遗精、耳聋目眩、消渴引饮诸证。

2. 伍用功效　人参，大补元气、补肺益脾、生津止渴、宁神定智；熟地，滋阴养血、生精补髓；人参补气为主、熟地滋阴为要，两药相合，阴阳并补，气血同生，相须为用，其功益彰，共奏补虚扶正之功。适用于面色不华、头昏目眩、心悸失眠、体瘦气短等症治疗。

3. 用法用量　人参 6～9g；熟地 15～30g。

4. 用药心得　人参、熟地伍用，来自《景岳全书》所载之两仪膏。方中以人参半斤、大熟地一斤，熬膏，白汤点服，治精气大亏、诸药不应，或以克伐太过，耗损真阴。刘老取二药伍用，大补气血之功效，常常用于胸痹患者的治疗。刘老认为，胸痹发病，首先当责之正气虚弱，如五脏衰弱、气血阴阳亏虚等；其中尤以"宗气不足为病之因"，"心阳亏虚为病之本"，"肾元匮乏为病之根"。刘老指出，若气衰阳虚，则行血无力，血滞成瘀，痹阻心脉，诱发胸痹心痛。若肾中阴精不足，肾水虚则不能上济于心，心阴亦随之而亏，心脉失其濡养，虚风妄动，心脉痉挛，血脉阻滞，不通则痛，乃发胸痹心痛；肾精不足，精血同源，血亦亏少，心血一虚，神气失守，神去则舍空，空则郁而停痰，痰居心位，易阻心脉，而发心痹。因此，刘老治疗胸痹心痛之时，多选两药伍用方中，以人参温补，益气温阳；熟地甘滋，滋阴填精，从而以达扶正治本之目的。

十三、苏叶　前胡

1. 单味功效　苏叶，又名紫苏叶，为唇形科紫苏属植物紫苏的带枝嫩叶。《本草图经》谓之"紫苏，叶下紫色，而气甚香，夏采茎叶，秋采实。"本品性温，味辛，入肺、脾二经。苏叶辛温发散，偏于走肺，适用于风寒感冒合并肺气闭塞的发热咳喘、胸闷不舒者。苏叶气味芳香，其性走窜，又具行气宽中、芳化湿浊之功，常用于脾胃气滞，胸腹胀满、恶心吐泻之症。此外，苏叶尚可解鱼蟹之毒。

前胡，又名姨妈菜、罗鬼菜、水前胡等，为伞形科植物紫花前胡和白花前胡的干燥根。《雷公炮炙论》曰："凡使勿用野蒿根，缘真似前胡，只是味粗酸。若误用，令人反胃不受食。"其性微寒，味苦、辛，归肺、脾、肝经。前胡辛散苦降，可散风热、净表邪、降逆化痰实、止喘嗽，李时珍赞其："有推陈致新之绩，为痰气要药。"适用于外感风热、肺热痰郁、咳喘痰多、痰黄稠黏、呃逆食少、胸膈满闷诸症治疗。

2. 伍用功效　苏叶辛温，轻扬升散，芳香走窜，功善宣肺气、散风寒、化痰浊、理气机、平喘咳；前胡辛凉，既宣且降，长于宣散风热、下气化痰。二药合用，一温一凉、一宣一降，又均长于散风解表、调气止咳，相须为用，共治肺气壅塞、咳嗽痰喘等症，相得益彰，寒热皆宜。

3. 用法用量　苏叶6～9g；前胡6～12g。

4. 用药心得　苏叶伍用前胡，为刘老化裁于《太平惠民和剂局方》之参苏饮。刘老认为，咳嗽一证，不独在肺，又不离于肺。肺为娇脏、外合皮毛、开窍于鼻，风、寒、暑、湿、燥、火六淫邪气，各随其时，或从皮毛而入，或从口鼻而袭，皆首先犯肺，壅遏气机，肺气不得外扬下达，呼吸升降出入之机受阻，咳嗽遂作。针对于此，刘老指出，此时治疗应祛邪、止咳并行，双管齐下，方可速效。苏叶、前胡，既能疏散外邪，又能宣肃肺气，两药相合，诸邪得去，痰浊得清，肺气得畅，咳嗽得止。因此，刘老临证之时，凡见外邪袭肺、肺失清肃、咳嗽咳痰者，恒用此对，常常可收满意疗效。

十四、柴胡　白芍

1. 单味功效　柴胡（见柴胡、薄荷）。

白芍，又名杭芍，为双子叶植物药毛茛科植物芍药（栽培种）的根。该药始载于《神农本草经》，列为中品，记有"主邪气腹痛，除血痹，破坚积，寒热，疝瘕，止痛，利小便，益气"之效。其性微寒，味苦、酸，入肝、脾二经。本品味酸，收敛津液而益荣血，可治血虚所致月经稀发，痛经、崩漏，以及自汗、盗汗等症。芍药养阴，能柔刚木桀骜之威，适用于肝阴不足、肝阳上亢之头胀、头痛、眩晕、耳鸣等症。此外，白芍尚有止痛之功，为治疗诸痛之良药。

2. 伍用功效 柴胡，轻清辛散，疏肝解郁，和解透邪；白芍，酸寒收敛，养血柔肝，缓急止痛。二药伍用，以柴胡之辛散补肝之用，以白芍之酸敛补肝之体，体用兼顾，补散兼施，刚柔相济，动静结合，以达疏肝解郁、和解止痛之妙用。

3. 用法用量 柴胡 6～10g；白芍 10～15g。

4. 用药心得 柴胡、白芍伍用，源出《太平惠民和剂局方》之逍遥散。刘老撷取二药，常用于郁证治疗。刘老指出，郁证病变脏腑主要在于心、肝、脾三脏，六郁之中，又以气郁为首；其病变发展也有一定的规律可循，初起以实证为主，多属肝气郁滞、心神受扰；病久多兼阴血暗耗、虚火上扰之证。此时治疗，但用疏肝理气之法，疗效欠佳，应佐以补血滋阴之品，方能获得满意效果。刘老正是抓住郁证这一病机特点，以柴胡疏肝，行肝经逆结之气；以芍药养血，补肝之体、制肝之用，配合使用，互制其短而展其长，共奏调气解郁之功效，实为治疗郁证之佳对。

十五、生石膏 知母

1. 单味功效 生石膏（见生石膏、大黄）；知母（见桂枝、知母）。

2. 伍用功效 生石膏辛甘大寒，辛透肌热、寒胜邪火，其质重浊，其性偏走，功擅清泻肺胃实火；知母苦甘而寒，苦以降火，寒可除热，其质柔润，其性偏守，长于滋润肺胃燥热。二药相伍，一守一走，一清一滋，相须为用，共走肺胃诸经，既清气分之火而除热，又润肺胃之燥而消烦，实乃清热泻火、滋阴除烦之佳对。

3. 用法用量 生石膏 60～120g；知母 6～12g。

4. 用药心得 生石膏、知母伍用，源于仲景所制之白虎汤。刘老指出，生石膏直入肺胃，既走表以解肌退热，又入里以清阳明气分实热，清热使津不伤；辅以知母，能助石膏清泻肺胃之热，并滋阴以生津液。选此二药，组对伍用，药简力宏，对于外感温热疾病，壮热不恶寒，一派阳热表现者，均为适用。刘老特别强调，对于热性病重症、急症患者治疗，生石膏用量一定要大，有时一天可用至斤余，如此方可力挽狂澜。刘老曾治一患重症流行性乙型脑炎的六岁男童，时见高热、嗜睡、抽搐、牙关紧咬。刘老遣方择药，以重剂石膏为君，用量竟达 120g 之多，辅以知母、牛黄等药滋阴生津、开窍醒神。服药两剂，体温降至 38℃，痉厥、呕吐已止，能进饮食，病情转危为安。

十六、杭菊花　杭白芍　桑椹　鳖甲

1. 单味功效　杭菊花，亦名纽扣菊、小白菊，为菊科菊属植物杭白菊的花蕾。菊花始载于《神农本草经》，位列上品，"主治风头眩肿痛，目欲脱，泪出，皮肤死肌，恶风湿痹。"本品性凉，味甘、苦，入肺、肝二经。菊花甘寒清凉，轻清发散，善疏风热之邪，常用于风热感冒之证。本药亦入肝经，清泻肝经郁热，对于肝阴不足、肝火上炎之头晕、目赤、目翳、视物昏花等症尤为适用。

杭白芍（见柴胡、白芍）。

桑椹，又名桑椹子、桑实，为桑科落叶乔木桑树的成熟果实。本品性寒，味甘、酸，入心、肝、肾经。桑椹长于滋阴养血、生津止渴，并兼除血热，为清补肝肾之要药。凡阴虚血少、眩晕耳鸣、腰膝酸软、肠燥便秘、津少消渴、须发早白等，均可使用。

鳖甲，又名甲鱼壳、上甲等，为鳖科动物鳖的背甲。鳖甲始载于《神农本草经》，列为中品，谓其"主心腹癥瘕坚积，寒热，去痞息肉，阴蚀，痔恶肉。"本品性寒，味咸，入肝、脾二经。鳖甲咸寒，咸入血而走阴分，寒能清热可镇亢阳，故有清热凉血、滋阴潜阳之功。凡阴虚阳亢之头晕目眩、耳鸣耳聋、潮热盗汗等，均为适宜。鳖甲味咸，咸能软坚，又具软坚散结、消积破瘀之力，可用于肝脾肿大、腹中癥块的治疗。

2. 伍用功效　杭白菊，长于清肝，兼以益阴；杭白芍，养阴柔肝，兼清肝火，二药并用，可清肝、柔肝而制肝阳、肝火。桑椹，滋阴养血；鳖甲，益精填髓，二药联手，补肾力彰。菊、芍偏于清肝养肝，椹、甲功专补肾填精，四药携手，相须为用，共奏滋阴潜阳之功。

3. 用法用量　杭白菊9～15g；杭白芍9～15g；桑椹9～15g；鳖甲10～30g。

4. 用药心得　刘老治疗肝阳上亢之眩晕，常于基础方外伍用四药。刘老指出，治疗肝阳上亢所致眩晕，治疗重心在于平肝潜阳。肝为刚脏，内寄相火，用菊花可清肝泻火、平抑肝阳；肝以阴为体，以阳为用，用白芍能滋肝阴、养肝血、制亢阳；乙癸同源，精血互生，以桑椹、鳖甲，补肾填精，滋水涵木，亦可制约肝阳。因此，四药配伍，可奏平肝息风、潜阳降逆之功。

十七、黄芩　竹茹

1. 单味功效　黄芩，又名腐肠、黄文等，为唇形科植物，黄芩、滇黄芩、黏毛黄芩和丽江黄芩的根。《吴普本草》谓本品性寒，味苦，入肺、心、肝、胆、大肠经。黄芩苦能燥湿、寒可清热，尤善清除肺、大小肠、胆经之湿热。正如《本草经疏》所谓："黄芩，其性清肃，所以除邪；味苦所以燥湿；阴寒所以胜热，故主诸热。"因此，黄芩被广泛用于湿温、黄疸、肺热咳嗽、高热烦渴、血热吐衄、暑温胸闷呕恶、湿热痞满、泻痢、痈肿疮毒、胎动不安等证治疗。

竹茹，别名竹皮、竹子青等，为禾本科植物淡竹、青竿竹、大头典竹等的茎秆去外皮刮出的中间层。竹茹出自《金匮要略》，仲景所制橘皮竹茹汤和竹皮大丸，首开竹茹入药之先河。本品性微寒，味甘，入脾、胃、胆经。竹茹轻可去实、凉能清热、苦能降下，专清热痰，为涤痰开郁之佳品，适用于胆虚痰热郁结、烦闷不宁、不得眠等证及中风痰迷心窍、舌强不能言等。此外，竹茹甘寒质润，善走阳明经，能清胃腑之热，故为治疗虚烦烦渴、胃热噎膈、胃虚干呕之要药。

2. 伍用功效　竹茹，甘而微寒，功善清胆化痰，除烦和胃；黄芩，性味苦寒，长于清热燥湿，泻火除烦。两药相伍，相须相辅，清热、燥湿、除烦之力倍增。适用于胃热炽盛所致噎膈、干呕；胆火肆逆之胸闷痰多、心烦失眠、惊悸不宁；内热亢盛、迫血妄行之出血诸症。

3. 用法用量　黄芩9～12g；竹茹9～12g。

4. 用药心得　黄芩、竹茹伍用，出自《太平惠民和剂局方》之竹茹饮，原方本为治疗热病吐血、衄血不止。刘老选方中黄芩、竹茹组成药对，用于治疗胆胃不和所引起的心悸、胸闷等症。刘老指出，心悸之病，不离于心、亦不止于心；若病人表现为：心悸烦闷，触事易惊，坐卧不安，饮食无味，则属胆胃不和之证。胆胃不和，酿热生痰，痰热扰心，故见心神不安。黄芩、竹茹，均擅清热化痰，且同入胆、胃二经，两药参合，相辅相成，正可共奏清胆和胃、化痰宁心之功。

十八、川楝子　延胡索

1. 单味功效　川楝子，又名金铃子、楝实等，为楝科植物川楝的果实。《本草正》载"其性寒、味苦，有小毒，入肝、胃、小肠、膀胱经。"川楝子长于疏泄肝热、解郁止痛。对于肝气郁滞、肝胃不和所致之脘腹胁痛、小肠疝痛以及湿热下注所引起的睾丸胀痛等症十分适用。《本草纲目》释之为："楝实……导小肠膀胱之热，因引心胞相火下行，故心腹痛及疝气为要药。"此外，本品尚有杀虫之能，对于虫积腹痛及疥、癣、恶疮等，均能治疗。

延胡索，又名元胡、玄胡，为罂粟科植物延胡索的干燥块茎，与白术、芍药、贝母等并称"浙八味"。《本草拾遗》言其："生奚国，从安东来，根如半夏色黄。"其性温,味辛、苦,入心、脾、肝经。延胡索,以其性温,则于气血能行能畅,以其味辛,则于气血能润能散,既入血分,行血中气滞,又入气分,疏气中血瘀,实为活血、理气、止痛之良药,凡内外上下气血不宣之病,用之中的,妙不可言。

2. 伍用功效　川楝子,清热行气,泄气分之热而止痛;延胡索活血行气,行血分之滞而止痛。两药配伍,可使肝郁解而热自清,气血行而疼痛止,共奏活血散结、行气止痛、清肝解郁之效。

3. 用法用量　川楝子6～10g;延胡索6～10g。

4. 用药心得　川楝子、延胡索伍用,名为金铃子散,方出《素问病机气宜保命集》,主治心胸胁肋诸痛、或发或止、口苦、舌红苔黄、脉弦数。刘老取其理气、活血、止痛之效卓著,对凡属气滞血瘀之胸痹心痛、脘腹胁痛、疝气作痛、跌打肿痛,以及妇女痛经、闭经、腹中肿块、产后血瘀腹痛等证,恒常用之,疗效迅捷。

十九、淫羊藿　甘松

1. 单味功效　淫羊藿,又名仙灵脾,为小檗科植物淫羊藿、前叶淫羊藿、箭叶淫羊藿、巫山淫羊藿、朝鲜淫羊藿、柔毛淫羊藿等的茎叶。本品始载于《神农本草经》,列为中品,言曰:"主阴痿绝伤,茎中痛,利小便,益气力,强志。"淫羊藿性温,味辛、甘,入肝、肾二经。该药辛甘而温,甘温可益真阳,辛温能散风湿,实乃补肾壮阳、祛风除湿、强筋健骨之佳品。适用于阳痿遗精、虚冷不育、肾虚喘咳、筋骨痿软、风湿痹痛、半身不遂、麻木不仁诸证。近年来,淫羊藿更被应用于更年期高血压证属阴阳两虚者的治疗,疗效满意。

甘松,又名甘香松、香松,为败酱科植物甘松和宽叶甘松的根和根茎。本品出自《本草纲目》,载曰:"甘松芳香能开脾郁,少加入脾胃药中,甚醒脾气。"甘松性温,味辛、甘,入脾、胃二经。该药温通辛散,有行气止痛之功,适用于寒凝气滞所致之心胸、脘腹疼痛。《开宝本草》言其:"主恶气,卒心腹痛满。"另外,甘松温而不热,甘而不滞,其气芳香,为醒脾畅胃之要药,凡脾胃虚弱之食欲不振、食而无味、食后腹胀者,皆宜用之。

2. 伍用功效　淫羊藿,秉性辛温,长于温命门火,壮肾中阳,兼有祛风除湿之功;甘松,气味芳香,长于走窜行散,兼有逐寒止痛之效。两药相合,淫羊藿得甘松行散之力,则祛风湿、止痹痛之能倍添;甘松获淫羊藿温煦之助,则温通逐寒、行气止痛之效大增。两药参合,相须为用,共奏温阳逐寒、行气止痛、祛风除湿之功。

3. 用法用量　淫羊藿10～15g;甘松6～10g。

4. 用药心得　刘老常伍用淫羊藿、甘松治疗胸痹心痛。刘老认为，"阳微阴弦"为胸痹心痛发作的基本病机。"阳微"即上焦阳气亏虚，阳虚则血运无力，停留成瘀，不通则痛；此外，阳虚不振，阴寒自生，寒凝导致心脉挛急，亦可诱发胸痹心痛，治疗当遵"虚者补之"。然而，人一身之阳气均根植于肾中真阳，故扶助心阳当以温补元阳为要。刘老进一步指出，阳气以通为用，走而不守，内通脏腑，外达肌腠，上行清窍，下走浊窍，旁达四末，无所不止。因此，只有维持阳气"运行不息，贯通无阻"，才能使其正常发挥功用。胸为阳位，其气如离照当空，胸阳更是宜通不宜阻。若痰浊、瘀血、水饮、寒邪等阴邪阻遏、蒙蔽阳气之运行，必然会影响阳气温煦、推动作用，导致胸痹心痛的发生。治疗当以宣通为重，务必保持心阳通畅。药对之中，淫羊藿功擅温补命门、生火助阳，能使下焦元阳充旺；甘松专长芳香宣通、行气导滞，可保阳气运行畅通。两药相合，一补一通，一守一走，相得益彰，既使心阳旺盛，又保畅达无阻，契合发病病机，故收满意疗效。

二十、山楂　红曲

1. 单味功效　山楂，又名山里红果、赤枣子，为蔷薇科植物山里红、山楂的成熟果实。《本草衍义补遗》言其功能："健胃，行结气，治妇人产后儿枕痛，恶露不尽，煎汁入砂糖服之，立效。"山楂性微温、味酸、甘，入脾、胃、肝、肺经。本品味酸而甘，能补助胃酸，促进消化，具有化饮食、健脾胃之功效，可治疗肉食积滞，脘腹胀痛，泄泻痢疾。此外，山楂善入血分，能除癥瘕，适用于血瘀痛经、闭经，产后腹痛、恶露不尽诸症治疗。

红曲，又名赤曲、红米、福曲，为曲霉科真菌紫色红曲霉寄生在粳米上而成的红曲米。本品始载于《饮膳正要》，谓其："健胃、益气、温中。"红曲性温、味甘、平，入脾、肝、大肠经。该药色红，能走营气以活血，用于赤白下痢、产后恶露不尽、跌打损伤等症。加之，其性温味甘，可健脾暖胃，消食化积，又适用于饮食积滞，脘腹胀满诸症治疗。

2. 伍用功效　山楂，消化食积、健运脾胃、行气活血；红曲，健脾燥湿、和胃消食、活血化瘀。二药相合，相辅相成，则消食除积、健脾益胃、散瘀活血之力增强。

3. 用法用量　山楂 9～12g；红曲 6～12g。

4. 用药心得　刘老伍用二药，乃取二者消食化积、活血降浊之力，用于高脂血症的治疗。刘老指出，现代人习惯于高脂饮食，又常静坐工作，缺乏必要活动，导致高脂血症，即中医所谓"血浊"。"血浊"发病主要为起居失常，脾失健运、水谷积滞，精微不化、痰浊内生、血脉瘀阻所致，治疗当以健脾消积、祛痰化浊、活血散瘀为要。应用山楂、红曲，完全符合"血浊"中医治疗大法之要求。同时，现代药理也证实：山楂具有降低胆固醇的作用；红曲中亦含有天然他汀成分，有较好的调节血脂作用，对肝功能损伤远小于他汀类药物。综上可见，山楂、红曲联用，实为治疗高脂血症（血浊）之妙对。

二十一、石菖蒲　远志

1. 单味功效　石菖蒲，又名山菖蒲等，为天南星科植物石菖蒲的干燥根茎。本品始载于《神农本草经》，位列上品，言曰："主风寒湿痹，咳逆上气。开心孔，补五脏，通九窍，明耳目，出声音。久服，轻身、不忘、不迷惑，延年。"宋人王敬美总结："菖蒲以九节为宝，以虎须为美，江西种为贵。"石菖蒲性温、味辛，入心、胃二经。该药入于心经，芳香走窜，具有开窍醒神、健脑益智、聪耳明目之功效，可治疗中风神昏、痰厥癫痫、健忘耳聋、心悸怔忡、失眠多梦。此外，石菖蒲辛温芳香，善化湿浊，又能醒脾胃、行气滞、消胀满，能疗脘腹胀满、不思饮食等症。

远志，又名葽绕、小草根等，为远志科植物细叶远志和西伯利亚远志的根。本品始载于《神农本草经》，列为上品，谓其："主咳逆伤中，补不足，除邪气，利九窍，益智慧，耳目聪明，不忘，强志倍力。"远志性温、味辛、苦，入心、肾二经。该药辛散，宣泄通达，既能开心气而宁心安神、又能通肾气而强志不忘，为交通心肾、安定神志、益智强志之佳品，主治心肾不交之心神不宁、失眠、惊悸等症。加之，其气芳香清冽，能利心窍、逐痰涎，治疗痰阻心窍所致之癫痫抽搐、惊风发狂等症，其效甚著。此外，远志苦温性燥，入肺经，尚能祛痰止咳。

2. 伍用功效　石菖蒲辛香宣通，能除痰开窍，宁心安神，又聪耳明目；远志芳香清冽，辛温行散，交通心肾，安神益智，又散郁化痰。两药相配，相济奏效，可使养心安神、健脑益智、开窍启闭之力倍增。

3. 用法用量　石菖蒲 6～10g；远志 6～10g。

4. 用药心得　远志、石菖蒲伍用，出自《圣济总录》之石菖蒲丸，主治风虚，安寝寐，镇心神，止恍惚，化痰滞。刘老认为，二药皆入心经，又均具祛痰化浊、开窍醒神之功，最宜用于痰湿秽浊蒙蔽清窍所致之中风神昏、痴呆、癫狂、抑郁、不寐等神志疾病的治疗。

二十二、海桐皮　忍冬藤

1. 单味功效　海桐皮，又名钉桐皮、鼓桐皮等，为豆科植物刺桐、乔木刺桐的干皮或根皮。《开宝本草》载：海桐皮，性平、味苦，入肝、脾二经。该药具有祛风除湿、舒筋通络、杀虫止痒之功效，内服可治风湿痹痛、肢节疼挛、脚气痛风、痢疾、跌打损伤等症，外用可疗皮肤疥癣、湿疹、风火牙痛、目赤等。

忍冬藤，又名金银藤、老翁须等，为忍冬科植物忍冬的干燥茎枝。《本草经集注》载：忍冬藤，性寒、味甘，入心、肺二经。该药甘寒，清热解毒、通络止痛，适用于温病发热、疮痈肿毒、热毒血痢、风湿热痹。

2. 伍用功效　海桐皮、忍冬藤皆为祛风湿、通经络、止痹痛之要药，但海桐皮偏于祛湿通络以止痛，忍冬藤则善疏经络风热以止痛。二药配用，一祛其湿、一清其热，湿去热清、热去湿利，相辅相成，共治风湿热痹之证。

3. 用法用量　海桐皮 10～12g；忍冬藤 10～15g。

4. 用药心得　刘老治疗热痹之时，常于方中伍用二药。刘老认为，热痹发生，乃是风湿与热相搏，流注关节、阻于经络、气血流通不畅所致。其治疗应以清热祛湿、疏风通络为法。应用海桐皮，取其祛风湿、通经络、消肿痛之力强大，配合忍冬藤，意在疏风热、通经脉、调气血；如此配合，丝丝入扣，切中病机，风湿得祛、郁热得散，血脉得通、气血得畅、痹痛得止，故能治其本而获良效。

二十三、黄芪　当归　杭白芍

1. 单味功效　黄芪，又名绵黄芪、绵芪等，为豆科植物蒙古黄芪或膜荚黄芪的干燥根。该药最早的应用记录见于马王堆汉墓出土的帛书《五十二病方》,《神农本草经》将其列为上品。其性微温、味甘，入肺、脾二经。黄芪，皮黄肉白，黄入脾土，白补肺金，加之质轻气浮，能入表固卫，实乃升阳补气之圣药。凡脾肺气虚所致之头眩短气、困倦乏力、食少便溏；中气下陷之脏腑下垂、久泻脱肛；气血不足之痈疽不溃或溃久不愈；气不摄血之便血、崩漏；气虚失运之肢体面目浮肿、小便不利诸症，均可用之。但本品功偏温补，易于助火，凡属气滞湿阻、消化不良或疮疡初起、表实邪盛之证不宜使用。

当归，别名干归、马尾当归、秦哪等，为伞形科植物当归的根。该药首见于《神农本草经》，名曰"干归"，列于中品，谓其"主咳逆上气，温虐，寒热，洗在皮肤中。妇人漏下绝子，诸恶创疡、金创。"该药性温，味甘、辛、苦，入肝、心、脾经。当归，味甘而重，功善补血，其气轻辛，又可行血，补中有动，行中有补，诚乃血中之气药，血病之圣品，可主一切血证。凡血虚、血滞所致之月经不调，痛经，崩漏，癥瘕积聚；胸闷，腹痛；痿痹，肌肤麻木；肠燥便难，赤痢后重；痈疽疮疡，跌仆损伤诸证，皆可使用，而血分有寒者最为适宜。

杭白芍（见柴胡、白芍）。

2. 伍用功效　黄芪，长于补气，兼能生血；当归，功擅补血，兼能行血。两药相伍，气血双补，且补中有散，补而不滞。佐以芍药，苦酸微寒，养血滋阴，既制黄芪之温、当归之动，又助滋养阴血。三药联袂，实乃并补气血之佳对。

3. 用法用量　黄芪15～30g；当归10～15g；杭白芍10～15g。

4. 用药心得　刘老治疗痹证之时，常于风药之中伍用芪、归、芍。刘老指出，痹证是由风寒湿气侵袭人体，与营卫相合而致，多为正虚而邪气稽留之证，故调理气血实为治病求本之法。刘老临证中，总视病程之久暂、邪正之虚实，于祛风之剂中配伍黄芪以益气、归芍以养血，意在扶正与祛邪并施。且《本草纲目》载黄芪祛"诸痛之痛"；当归治"一切风"；白芍"除血痹、止痛"，三药配合，既补气血，又祛风湿、止痹痛，一药二功，故为刘老喜用。刘老体会，治疗痹证调气血与祛风湿并举，虚实皆顾，不仅可快速缓解痹痛，还能从根本上改善机体状态，此为西药所不及；反之，若忽视调理气血，一味只知攻邪，正气不复，邪气何以能祛？只会事与愿违，伤正碍胃，于病不利。

二十四、姜黄　生蒲黄

1. 单味功效　姜黄，又名宝鼎香、黄姜，为姜科植物姜黄的根茎。《唐本草》言其："叶、根都似郁金，花春生于根，与苗并出，夏花烂、无子……其味辛少苦多，与郁金同，惟花生异尔。"姜黄性温、味辛、苦，入肝、脾二经。该药苦胜辛劣，辛香燥烈，破血立通，下气最速，实为气血兼调之佳品，凡一切结气积气、癥瘕瘀血、血闭痈疽，并皆有效。

蒲黄，又名蒲花、蒲棒花粉等，为香蒲科植物狭叶香蒲、宽叶香蒲、东方香蒲和长苞香的花粉。本品始载于《神农本草经》，列为上品，载其："主心腹膀胱寒热，利小便，止血，消瘀血。久服轻身，益气力，延年神仙。"蒲黄性平、味微辛、甘，入肝、心、脾经。该药甘平不峻，无寒热之偏，生用性滑，长于散瘀活血，炒用收涩，可以止血。生熟不同，功效各异，故治疗血瘀停滞之证，宜于生用；治疗出血之时，当宜炒用；若血瘀出血者，则生、炒同用。

2. 伍用功效　姜黄，辛温通达，破瘀血、行气滞、止痹痛之力强；生蒲黄，善入血分，可行血中之瘀，其气清香，兼行气分，能消气中之滞。二药参合，相须为用，其活血化瘀，行气消滞之力倍添。

3. 用法用量　姜黄 6～10g；生蒲黄 10～15g。

4. 用药心得　姜黄、生蒲黄伍用，来自《杂病源流犀烛》之三黄散，原方主治颈痈、面痈、打腮痈、小儿丹毒兼阴证疮疡。刘老撷取二药，组成药对，既行气滞、又破血瘀，共奏止痛之效，对胸痹心痛之气滞血瘀型患者尤为适用。刘老在此药对基础上，对气滞甚者，还常配沉香、檀香，增其行气之力；对血瘀重者，则多合三七、川芎，助其破瘀之功。诸药联袂，气顺血行，脉络通畅，心痛之证，亦自豁然。

二十五、全蝎　蜈蚣　地龙

1. 单味功效　全蝎，又名全虫、蝎子等，为钳蝎科动物东亚钳蝎的全体。《开宝本草》载："蝎出青州，形紧小者良。"全蝎性平、味辛，有毒，入肝经。全蝎为血肉有情之品，主入肝经，其性走窜，能穿透筋骨，既平息肝风，又搜风通络，有良好的息风止痉之效，为治痉挛抽搐之要药，广泛用于惊痫抽搐、中风、口眼㖞斜、关节痹痛等治疗。此外，全蝎尚有散结、攻毒之能，多作外敷之用，适用于疮疡肿毒，瘰疬结核诸证。

蜈蚣，又名天龙、百脚等，为蜈蚣科动物少棘巨蜈蚣的干燥体。《本草衍义》称："蜈蚣背光黑绿色，足赤，腹下黄。"蜈蚣性温、味辛，有毒，入肝经。本品搜剔走窜，可升可降，截风定搐之力最强，乃息风止痉之要药，并能攻毒散结、通经活络，对于中风、惊痫、破伤风、瘰疬、结核、疮疡肿毒、毒蛇咬伤等，内服外用功效均佳。

地龙，又名蚯蚓、土龙等，为钜蚓科动物参环毛蚓或缟蚯蚓的干燥体。前者习称"广地龙"，后者习称"土地龙"。本品出自《神农本草经》，下品载有白颈蚯蚓。陶弘景谓："入药用白颈，是其老者。"地龙性寒、味咸，入肝、肺、膀胱经。该药为虫类灵动之品，走经络、通血脉，加之性寒体滑，下行降泄，又可清热泻火、凉肝息风、解痉止痛。适用于高热昏厥、惊搐烦躁、肢体不仁、半身不遂、关节痹痛、喘嗽顿咳、热结尿闭等症治疗。

2. 伍用功效　三药同为祛风止痉之要药。全蝎力弱性润，偏于息风解痉，对抽搐震颤、舌强言謇，头摇不止之症，疗效较佳；蜈蚣力猛性燥，善于截风定搐，对于风中经络之颈项强直、角弓反张、四肢痉挛者，更为恰当。地龙性寒降泄，长于入络搜风、清热解痉，对于高热烦躁、神昏惊搐、肢体麻木、关节痹痛者尤为适合。三药相合，同入肝经，相须为用，内风得息、肝热得清、血脉得通、痉搐得止，实属佳配。

3. 用法用量　全蝎 3～6g（入煎剂）；蜈蚣 1～3g（入煎剂）；地龙 6～15g（入煎剂）。若入散剂，应酌减药量。

4. 用药心得　全蝎、蜈蚣伍用，为现代验方止痉散，主治惊厥、四肢抽搐等症。刘老用其治疗中风、癫痫、风湿痹痛、顽固疼痛、疮疡肿毒等。刘老增以地龙，使息风止痉之功大增，同时更俱清热泻火、凉肝息风之力。临床之时，刘老应用该药对并不局限于中风、痹证等的治疗，对于流脑、乙脑、及热病惊风抽搐属实证者，亦恒用之，收效甚著。

二十六、炒酸枣仁　首乌藤

1. 单味功效　酸枣仁，又名山枣仁、山酸枣等，为鼠李科植物酸枣的种子。本品始载于《神农本草经》，列为上品，谓其："久服安五脏，轻身延年。"酸枣仁，性平、味甘，入心、脾、肝、胆经。该药酸平甘润，专补肝胆，又经炒制，其气芳香，其性微温，香气入脾，能醒脾阴，得温则可助心神，故凡心脾亏虚、精神失守、惊悸不寐、恍惚多忘、虚汗烦渴，所当必用。

首乌藤，又名夜交藤、九真藤、赤葛等，为双子叶植物蓼科植物何首乌的藤茎或带叶的藤茎。《本经逢原》谓其性平、味甘，入心、肝二经。该药入夜交缠，善养心阴、安心神，可治夜少安寐（《本草正义》）。夜交藤亦有祛风、止痒之功，《本草纲目》载："风疮疥癣作痒，煎汤洗浴，甚效。"此外，《本草从新》更言其尚能："补中气，行经络，通血脉，治劳伤。"

2. 伍用功效　二药均为安神之要药，但炒枣仁偏于补养肝血以安神，首乌藤偏于滋养心血而宁心神。二药相伍，相须为用，心肝得养，魂藏神安，血虚失眠，投之有效。

3. 用法用量　炒酸枣仁 15～30g；首乌藤 15～30g。

4. 用药心得　刘老对于血虚不足，以致心肝失养、神魂不安之失眠、惊悸、心悸、怔忡等症，多伍用二药于方中治疗。此外，刘老对于中风后遗症患者，属气血亏虚、脉络瘀阻型，症见：面色黯淡无华，手足不利，口唇麻木，头昏头胀、反应迟钝、言语謇涩、夜眠不安、大便干燥，亦常用炒枣仁配首乌藤养血安神、祛风活络、润肠通便。

二十七、瓜蒌　薤白

1. 单味功效　瓜蒌，又名栝蒌、苦瓜等，为葫芦科多年生草质藤本植物栝蒌和双边栝蒌的成熟果实。本品始载于《神农本草经》，列为中品，其性寒、味甘，入肺、胃、大肠经。瓜蒌甘寒而润，上可清肺胃之热，兼以涤痰化湿；中能宽中下气，而散结导滞；下又润燥滑肠，以治便秘。故凡上焦郁热，痰火咳嗽、痰稠难咳、胸痹心痛、结胸痞满、乳痈、肺痈、肠痈肿痛、大便秘结等症，皆可用之。

薤白，又名薤子、野蒜等，为百合植物小根蒜、薤子、长梗薤白或天蓝小根蒜等的鳞茎。本品始载于《神农本草经》，其性温、味辛、苦，入肺、心、胃、大肠经。薤白辛温通畅，可宣胸中之阳、善散阴寒之结，为治疗胸痹之要药。对于胸阳不振、水饮痰浊停聚所致之胸痹心痛彻背、喘息咳唾、短气不得卧诸症，用之皆宜。此外，薤白味苦而降、体滑而通，降则能使在下寒滞立下，通则能使久痼寒滞立解，故可除下痢、散瘀血、敷疮肿。《本草求真》赞其"实通气、滑窍、助阳佳品也。"

2. 伍用功效　瓜蒌化痰宽胸、润燥滑肠；薤白通阳散结、行气导滞；瓜蒌甘寒滑润，以清降为要；薤白辛散苦降，以宣通为主。两药相合，一宣一降，一散一通，共奏涤痰泄浊、通阳行气、开痹散结之功效。

3. 用法用量　瓜蒌 9～15g；薤白 9～15g。

4. 用药心得　瓜蒌与薤白伍用，来源于仲景之瓜蒌薤白白酒汤，即《金匮要略·胸痹心痛短气病脉证治》所曰："胸痹之病，喘息咳唾，胸背痛，短气，寸口脉沉而迟，关上小紧数，瓜蒌薤白白酒汤主之。"刘老指出，仲景伍用瓜蒌、薤白，缘因胸痹乃上焦阳气不足，以致浊阴内生所致。瓜蒌善于荡涤，可祛痰浊水饮诸邪，但其性寒凉，更伤阳气，使虚者更虚，故合用辛温通阳之薤白，以温补宣通上焦之阳，可确保万全。此外，对于二者之用量，刘老以为不必拘泥于瓜蒌与薤白之比为 2：3 之说。刘老认为，二者用量比例应根据患者的临床症状和舌脉斟酌而定。对于面红、口中有秽气、便干、舌红、苔黄腻、脉滑数等热象明显者，瓜蒌用量就应大于薤白；对于面白、口淡、舌淡胖、苔白滑、脉濡、便稀或不稀偏寒象者，薤白用量就宜大于瓜蒌，切忌不可墨守成规、不知变通。

二十八、丹参　三七

1. 单味功效　丹参，又名赤参、紫丹参、红根等，为双子叶植物唇形科丹参的干燥根及根茎。本品始载于《神农本草经》，列为上品，载其："主心腹邪气，肠鸣幽幽如走水，寒热积聚；破癥除瘕，止烦满，益气。"该药性微寒、味苦，入心、心包、肝经。丹参善治血分，去滞生新，为调经顺脉之良药，主治月经不调，经闭痛经，恶露不尽，癥瘕积聚，胸腹刺痛，热痹疼痛，疮疡肿痛诸症。《妇人明理论》曾赞"丹参一物，而有四物之功。补血生血，功过归、地，调血敛血，力堪芍药；逐瘀生新，性倍川芎。"

三七，又名田三七、血参、金不换等，为五加科植物三七的根。本品始载于《本草新编》，谓其："止血神药也。无论上、中、下之血，凡有外越者，一味独用亦效，加入于补血补气之中则更神。盖止药得补，而无沸腾之患，补药得止，而有安静之休也。"三七性温、味甘、微苦，入肝、胃、心、肺、大肠经。该药具有补血之功，《本草纲目拾遗》赞其"补血第一……为中药之最珍贵者。"此外，三七善化瘀血，又能止血妄行。因此，三七能通能补，独具止血不留瘀、祛瘀不伤新的优点，适用于各种内、外出血、胸腹刺痛、跌仆瘀血、痈肿疼痛等。

2. 伍用功效　二药均为活血化瘀之品，但侧重有所不同。丹参功擅活血化瘀、养心安神；三七长于养血止血、散瘀定痛。二者相伍，相辅相成，活血不耗血、止血不留瘀，且定痛之力倍添，实乃治疗血瘀之胸痹疼痛之妙对。

3. 用法用量　丹参15～30g；三七粉1～3g（冲服）。

4. 用药心得　刘老认为，胸痹心痛（冠心病）为慢性疾病，久病除多瘀之外，久病还多兼虚。针对于此，刘老强调，治疗胸痹切忌一味追求祛瘀，而使用峻猛逐瘀之品，置其伤正之弊于不顾。临证之时，当宜以"祛瘀而不伤正"为遣方用药之标准。刘老于众多活血药中，精选丹参、三七，组成药对，皆因二药均为活血妙品，又兼养血之功，更具定痛之效。方中伍用二药，祛瘀生新、通脉止痛，治疗胸痹尤为适宜。

二十九、何首乌　桑椹　桑寄生

1. 单味功效　何首乌，又名首乌、地精等，为蓼科植物何首乌的块根。《日华子本草》载其："治一切冷气及肠风"。该药性微温、味苦、甘、涩，入肝、肾二经。何首乌生则苦涩，制熟则味甘而补，专入肝肾，滋精血、乌须发、悦颜色、长筋骨、延天年，加之其质平和，又无腻滞之弊，实为滋补佳品。凡肝肾精血亏虚所致头昏目眩、面色萎黄、须发早白、腰酸遗精、耳聋耳鸣、体倦乏力等症，皆可用其治疗。

桑椹（见杭菊花、杭白芍、桑椹、鳖甲）。

桑寄生，别名寄生、桑上寄生，为桑寄生科植物桑寄生的干燥带叶茎枝。本品入药始载于《神农本草经》，名"桑上寄生"，列入上品。该药性平、味苦、甘，入肝、肾二经。桑寄生本于桑而抽其精英，性专祛风逐湿，通调血脉，对于风湿痹痛、腰膝酸软、筋骨无力诸证最为适宜；此外，该药入肝肾二经，乃滋补肝肾、养血益精之佳品，对于肝肾阴虚之高血压，以及崩漏经多、妊娠漏血、胎动不安等证，均有良效。

2. 伍用功效　制首乌，不寒不燥，补血养肝，填精益肾，兼敛精气；桑椹，性味甘寒，滋阴生血，补肝益肾，兼清血热；桑寄生，性平气缓，可升可降，养肝肾，益精血，通血脉，兼能除湿。三药配合，相得益彰，滋阴养血，填精益髓、补养肝肾之力倍增，且无腻滞生热之弊。

3. 用法用量　制首乌 15～30g；桑椹 10～15g；桑寄生 10～15g。

4. 用药心得　刘老常将该药对伍用于老年病治疗之中。刘老体会，老年人多虚损之证，但无论是生理性的衰退，还是病理性的致虚，总以精血亏耗，脏腑阴津损耗为先，这是导致老年慢性疾病的根本原因。据此，刘老提出了"老年病治在肝肾"的学术观点。临证之时，刘老将"滋养肝肾"作为治疗老年病的重要法则。但是，刘老并不赞同峻补，主张龟甲胶、阿胶、紫河车等血肉有情之品，非在精血大亏之时不用，以防味厚滋腻，阻碍胃气，欲速不达，事以急败。基于此，刘老精选药性平和之制首乌、桑椹、桑寄生三药，滋而不腻，无碍胃气，徐徐图之，效从缓得。

三十、西洋参　冬虫夏草

1. 单味功效　西洋参，又名花旗参，为五加科植物西洋参的干燥根。本品原产于美国北部到加拿大南部一带。我国对西洋参药性记载最早见于清康熙年间的《补图本草备要》。该药性凉，味甘、微苦，归心、肺、肾经。西洋参性味甘凉，补气养阴、清热生津，为滋补佳品。适用于气阴不足、虚热烦倦、咳喘痰血，或热病伤阴，肺胃津枯、消渴咽干等症。

冬虫夏草，又名虫草、冬虫草，是中国传统的名贵中药材，为麦角菌科真菌、冬虫夏草菌的子座及其寄主蝙蝠蛾科昆虫虫草蝙蝠蛾等的幼虫体（菌核）的复合体。《本草备要》载："冬虫夏草，甘平，保肺益肾，止血化痰，止劳咳。四川嘉定府所产者佳。冬在土中，形如老蚕，有毛能动，至夏则毛出土上，连身俱化为草。若不取，至冬复化为虫。"该药性温，味甘、香，归肺、肾二经。冬虫夏草既能滋肺阴，又能补肾阳，乃阴阳双补之药。凡肺虚咳喘、劳嗽痰血、自汗盗汗、阳痿遗精、腰膝酸痛，用之甚效。

2. 伍用功效　西洋参，补心气、养肺阴、清虚火、生津液；冬虫夏草，滋养肺阴，温补肾阳。两药配伍，相须为用，共奏气阴双补、阴阳并调之功效。

3. 用法用量　西洋参 3～6g（研末冲服）；冬虫夏草 1～3g（研末冲服）。

4. 用药心得　《景岳全书·怔忡惊恐》有云："凡治怔忡惊恐者，虽有心脾肝肾之分，然阳统乎阴，心本乎肾，所以上不宁者，未有不由乎下，心气虚者，未有不因乎精。"刘老赞同此言，认为心悸怔忡病位在心、根源在肾，治疗当益气养阴、心肾同调。补气佳品，非"参"莫属，但诸参皆为甘温之品，助火伤阴；唯西洋参甘凉微苦，可补气益阴、养心安神。冬虫夏草，更是名贵滋补药品，补肾养肺、滋阴固精之力甚宏。两药相伍，契合病机，治以根本，可奏止惊悸、定怔忡之功效。

第二节 刘老独创效方

一、调脂化浊丸

【组成】 制首乌 75g、丹参 50g、桑椹 80g、杭白芍 45g、生黄芪 75g、党参 50g、麦冬 45g、生地 60g、西洋参 60g、南山楂 45g、红曲 45g、五味子 25g。

【用法】 上方一料，共为细末，炼蜜为丸，10 克/丸，2 次/日，1 丸/次。

【功效】 益肾健脾、祛痰化浊。

【主治】 肝浊（脂肪肝），因饮食不节、缺乏锻炼，使脾肾受损、痰浊困阻，而致体型肥胖、精神萎靡、周身困乏、不耐劳累、纳食无味、夜寐欠安、大便黏腻不爽，舌质淡红、苔薄白或腻，脉弦或滑。

【方解】 方中制首乌、桑椹、生地、麦冬，滋阴益肾；白芍、五味子，味酸入肝脾心经，补脾益肾；黄芪、党参、西洋参，补益脾气；山楂、红曲、丹参，活血化瘀、化痰降浊。

【歌诀】
大腹便便脂肪肝，首乌桑椹地麦丹，
参芪山曲芍五味，降脂化浊病可痊。

【临证心得】 刘老指出，随着生活习惯、生活方式的改变，疾病谱也随之发生变化。现代人习惯于高脂饮食，且多静坐工作，缺乏必要锻炼，如此摄取过多，而代谢不足，导致高脂血症、脂肪肝成为现代社会的常见病、多发病。刘老体会：肝浊一病，病机主要为脾胃失健运，升降失常；肾脏受损，虚不泄浊，造成营养物质过剩而堆积体内，日久成痰化浊，发为本病。刘老针对于此，治以益肾健脾、祛痰化浊为法，并创制调脂化浊方进行治疗。刘老鉴于本病治疗需长期服药方可获效，故变换剂型改为丸药，便于患者携带、服用。临床用之，常收显著疗效。

二、泻肝汤

【组成】 龙胆草 6g、山栀子 9g、青子芩 10g、青黛 3g^(冲服)、全当归 6g、生地黄 12g、杭白芍 12g、醋柴胡 6g。

【用法】 上方，每日一剂，水煎 500ml，早晚分服。

【功效】 清肝泻火、疏肝养阴。

【主治】 眩晕（肝火炽盛型），或因郁怒、忧思不解，导致肝气郁结，郁而化火，肝火上炎，扰乱脑窍，出现面红目赤、口干口苦、头晕耳鸣，甚者昏仆强直，舌质红、苔黄，脉弦数。

【方解】 方中以龙胆草、青黛为君，直折肝火；据《易经》所谓"水就湿、火就燥"之义，选当归、生地、芍药为臣，滋肝阴、益肝血、润肝木，勿使木燥，以绝火源；佐以栀子、黄芩，清透邪热，使热有所出，辅助君药，以防郁遏；柴胡为少阳、厥阴引经之药，又可疏肝理气，用其为使，可引药入肝，发挥其力。诸药相合，君臣佐使，共奏清肝泻火、消晕定眩之功效。

【歌诀】

木火炽盛头晕现，龙胆青黛以泻肝，

归芍生地抽釜薪，栀芩柴胡保万安。

【临证心得】 刘老认为，肝火炽盛的发生与患者体质密切相关。此类患者多为青壮年少之人，素体阳盛，若遇忧思郁怒等诱因，则"皆从火化"，肝火上炎，扰动清窍，而致头晕耳鸣，甚则昏仆强直。此正如《素问·六元正纪大论》所谓："木郁之发……民病胃脘当心而痛，上支两胁，膈咽不通，食饮不下，甚则耳鸣眩转，目不识人，善暴僵仆。"刘老依据"热者寒之""木郁达之""火郁发之"之旨，提出该型眩晕的治疗当以清肝泻火为主，同时应辅以疏肝养阴之品。刘老解释，若治疗一味清泻肝火，则为"扬汤止沸"之举，稍一停药，死灰复燃，肝火旋起，徒劳无功，且长时间使用苦寒之品，又有损阳伤脾之虞。故适当配伍疏肝养阴之药，滋润肝木，则可釜底抽薪，绝其火源。刘老依据这一观点，制定泻肝汤，方中清润同用，标本同治，双管齐下，以收良效。

三、补肾生髓汤

【组成】 熟地 15g、当归 12g、生杭白芍 9g、阿胶 12g^(烊化)、川断 12g、桑寄生 12g、桑椹 15g、党参 12g、珍珠母 24g、酸枣仁 9g、白茯苓 12g、炙甘草 6g。

【用法】 上方，每日一剂，水煎 500ml，早晚分服。

【功效】 补肾填精、养髓止眩。

【主治】 眩晕（肾精不足型），或先天不足、肾阴不充，或老年肾亏，或久病伤肾，或房劳过度，导致肾精亏耗，不能生髓，髓海不充，上下俱虚。症见：头晕，精神萎靡，耳鸣健忘，头重脚轻，腰膝酸软，遗精阳痿，舌质淡红，脉象沉细。

【方解】 方中以熟地、桑椹、桑寄生为君，补肾填精，取"乙癸同源""精血互生"之意；臣以当归、芍药、川断、阿胶，补血益精；以党参、白茯苓，健运脾胃，佐制君臣，防其滋腻生湿；更增珍珠母、酸枣仁，平潜肝阳，佐助止晕定眩之效；甘草为使，调和诸药。

【歌诀】

补肾熟地与双桑，归芍胶断补血当，
佐以参苓珍珠枣，国老为使味调尝。

【临证心得】 刘老指出，此型眩晕者，多为年老、久病以致肾虚体衰之人，肾虚精亏，无以充海，"髓海不足，则脑转耳鸣，胫痠眩冒，目无所见，懈怠安卧。"（《灵枢·海论》）肾精不足为此型眩晕证之根本病机，针对于此，刘老遵《难经·十四难》中"损其肾者，益其精"之论，以补肾填精、养髓止眩为法，创制补肾生髓汤治疗。刘老以益精养血之品为君臣主药，并根据患者多为年老久病之人，其脏腑消化吸收功能衰退的特点，佐以健脾之品以助运化。综观全方，思虑周详，君臣佐使，配伍得当，补而不腻，实为填精养髓、止晕定眩之良方也。

四、补虚益损定眩汤

【组成】 怀地黄 15g、怀山药 10g、枸杞子 12g、山萸肉 12g、菟丝子 9g、牛膝 24g、杜仲 10g、川断 9g。

【用法】 上方，每日一剂，水煎 500ml，早晚分服。

【功效】 平补阴阳、养脑定眩。

【主治】 眩晕（阴阳两虚型），发病日久，伤损于肾，阴阳俱虚，以致头晕空痛，精神萎靡，少寐多梦，健忘耳鸣，腰酸遗精，齿摇发落。偏阴虚者，则兼颧红咽干、烦热形瘦，舌嫩红、少苔、脉细数；偏阳虚者，四肢不温，舌质淡、脉沉细无力。

【方解】 方中以地黄、山萸肉滋补肾阴，杜仲、菟丝子温助肾阳，四药相合，共为君药以收平补阴阳之效；枸杞、山药益气养血，共为臣药；川断、牛膝，同为佐使，通达血脉，引药入肾。诸药相伍，共奏平补阴阳，养脑定眩之功效。

【歌诀】

补虚益损怀地黄，山萸杜仲菟丝放，
杞药川断与牛膝，平补阴阳眩晕康。

【临证心得】 刘老论治阴阳两虚之眩晕，推崇张介宾之先天学说。张介宾在《灵枢·卫气》所提"上虚则眩"论的基础上，着重对"下虚致眩"作了补充论述。《景岳全书·眩晕》曰："头眩虽属上虚，然不能无涉于下。

盖上虚者,阳中之阳虚也;下虚者,阴中之阳虚也……阳中之阳虚者,宜治其气……阴中之阳虚者,宜补其精。"张氏之说着重强调了精气并补为治疗阴阳两虚眩晕的不二法门。刘老赞同张氏之见,但并未拘泥于张氏之说,而是结合自身体会,提出己见,认为阴阳俱虚之眩晕其发病根本在于肾,肾为阴阳水火之宅,主张以阴阳为纲论述眩晕的病因病机,以阴阳互生互长之论确定治疗大法。据此,刘老拟定补虚益损定眩汤,以平补阴阳、养脑定眩。对于阳虚偏甚者,刘老常增以鹿角胶、肉桂;对于阴虚甚者,则多加龟甲、鳖甲;对于年老体弱、脾胃消化功能较差者,刘老每每配以焦三仙助其运化。

五、胸痹饮

【组成】 全瓜蒌 15g、薤白 12g、何首乌 12g、三七粉 3g^(冲服)。

【用法】 上方,每日一剂,水煎 500ml,早晚分服。

【功效】 滋肾活血、通阳化浊。

【主治】 胸痹(肾阴亏虚、心阳瘀阻型),或因年老肾亏、或因久病伤肾、或因劳累损精,肾虚则不能上承,心气失养,胸阳不振,浊阴内生,气血失调,导致胸痛频发、气短乏力、腰膝酸软、精神萎靡、口干纳少、大便微干、舌质淡紫、舌苔薄白、脉弦细、沉取无力。

【方解】 方中(制)何首乌为君,补肾精、滋肝血,精血互化、心脉得养;瓜蒌开胸涤痰,薤白通阳散结,二者合用为臣,痰去结散,胸阳得展;佐以三七,活血化瘀、血脉通畅。四药合用,共奏滋肾活血、通阳化浊之功。

【歌诀】

胸痹饮中用首乌,瓜蒌薤白共臣辅,

佐以三七通血脉,心肾同治痹痛无。

【临证心得】 刘老指出:首先,流行病学显示胸痹(冠心病)发病多在四十岁以后,与衰老发生密切相关,人体衰老发生、发展的过程,也是肾元始亏、匮乏、衰微的过程,二者亦步亦趋。肾虚伴随衰老、衰老伴随本病,且现代冠心病的发病年龄与中医学肾元始衰的时间相吻合。以此推之,年老肾虚是冠心病发病的始动因子。其次,五脏之中,心肾相通,关系密切。心肾以经络维系,上下联络,相互交通。《灵枢·经脉》对其描绘曰:"肾足少阴之脉……其直者,从肾上贯肝膈,入肺中……其支者,从肺出络心,注胸中。"结构上的紧密联系,不仅决定了生理上相互依存,病理上亦相互影响。肾阳不足,心阳失助,鼓动无力,血行瘀滞,脉络痹阻,胸痛发作;肾阴亏虚,心阴失滋,心火偏亢,耗伤阴血,心脉不荣,脉道

211

失润，塞涩作痛。故《景岳全书》明言："心本乎肾，所以上不宁者，未有不因乎下；心气虚者，未有不因乎精。"再次，肾元亏虚，痰浊、血瘀、阴寒诸邪随之丛生。一则，肾阳亏虚，心失温煦，阳不胜阴，阴寒内盛，寒性收引，则心脉挛急，发为胸痹心痛；二则，气化失司，运化失常，聚湿成痰，停聚心脉，阻滞气机，发为胸痹。三则，肾精虚损，生髓不能，血无所生，"心血一虚，神气失守，神去则舍空，空则郁而停痰，痰居心位，易阻心脉，而发胸痹。"四则，肾中元气为人体原动力，若元气不足，诸气必虚，推动无力，血行不畅，而成血瘀之患。据此，刘老提出，胸痹一病"肇始于肾""肾匮为根"的学术观点，并依据这一理论观点，确立"补肾""通阳""祛邪"为胸痹心痛治疗大法，创制胸痹饮一方，用于治疗肾阴亏虚、心阳瘀阻型冠心病。

临证之时，刘老针对患者自身情况，在胸痹饮的基础上灵活变化，加减用之，务求契合病机。若年老久病，肾亏严重，无力化精生气者，刘老常增以桑椹、桑寄生、太子参，以补肾填精、益气养心；若胸阳不展者，刘老辅以枳实通痹消滞，黄酒走窜血脉、扶阳宣通，以助瓜蒌、薤白畅达胸中阳气之功效；若瘀血显著者，刘老选用川芎、当归、丹参，与三七伍用，活血养血，祛瘀而不伤正；若痰浊壅盛，胸中憋闷明显者，刘老则遵仲景之说，即"胸痹，胸中气塞，短气，茯苓杏仁甘草汤主之"，合用茯苓、杏仁，从而配合瓜蒌以祛胸中之痰；若胸痛剧烈者，刘老多用细辛、蒲黄、姜黄，辛散寒邪、行气导滞、畅通血脉，共奏止痛之效；若伴见心中悸动、惴惴不安者，刘老取法仲景所言"其人叉手自冒心，心下悸，欲得按者，桂枝甘草汤主之"，加以桂枝、甘草，辛温扶阳、通血脉、止悸动。刘老强调，临证之时，应知常达变，紧扣病机、灵活化裁，切忌死守成方，生搬硬套，此即白石老人所谓："学我者生，似我者死"。

六、热痹饮三方

【组成】

I号方：当归12g、黄芩9g、知母12g、栀子9g、连翘12g、生甘草12g、生薏苡仁24g、防风12g、防己12g、羌活12g、独活12g、海桐皮15g、忍冬藤15g。

II号方：当归15g、生薏苡仁24g、防己12g、苦参15g、滑石15g^(包煎)、生甘草12g、半夏9g、黄芩9g、连翘12g、防风12g、秦艽12g、忍冬藤15g、海桐皮12g。

III号方：当归15g、生地黄18g、知母12g、黄芩9g、连翘12g、生甘草15g、生薏苡仁24g、苦参12g、半夏9g、防己12g、防风12g、海桐皮

12g、忍冬藤 15g、滑石 15g^(包煎)。

【用法】　上方，每日一剂，水煎 500ml，早晚分服。

【功效】

Ⅰ号方：清热宣痹、祛湿通络。

Ⅱ号方：祛湿宣痹、清热通络。

Ⅲ号方：养阴清热、祛湿宣痹。

【主治】　热痹

Ⅰ号方：热盛证。多见于痹证初期，发病较急，病程较短。症见关节红肿疼痛、灼热感明显，皮肤可见环形红斑，伴发热、恶寒、口干喜饮、大便秘结、小便灼赤，舌质红、苔黄腻偏燥，脉象滑数。

Ⅱ号方：湿盛证。可见于痹证初起或复发期，患病关节肿胀较甚、疼痛重着、灼热感轻度或不明显，伴发热或身热不扬，身体沉重，疲乏无力，纳呆欲呕，大便溏，小便短黄，舌苔黄腻，脉濡滑而数。

Ⅲ号方：阴虚证。多见久患痹证反复发作之患者，其病程较长，患病关节疼痛，或有肿胀灼热感，甚则轻度变形，常伴低热、五心烦热、形体消瘦、口干咽燥、大便干结、小便短少，舌红无苔或苔少，脉细滑数。

【方解】

Ⅰ号方：方中黄芩、知母、栀子、连翘，清热泻火、解毒镇痛；防风、防己、羌活、独活、生薏仁，祛风胜湿、通其滞塞；海桐皮、忍冬藤，祛风湿、通经络、消肿痛；当归、甘草，充实正气、鼓动血脉，调畅气血、既利于他药发挥效力，又具止痹痛之功。诸药相合，清热宣痹、祛湿通络，实乃治疗热痹证之良方。

Ⅱ号方：方中以防己、苦参苦寒燥湿，半夏辛温燥湿，滑石、薏苡仁淡渗利湿，五药相合，共祛湿邪；以防风、秦艽，驱散风邪；黄芩、连翘，清热解毒，共逐邪热；忍冬藤、海桐皮、当归，通经络、畅气血、止痹痛；生甘草，调和药性，兼以清热止痛。诸药配伍，相辅相成，共奏祛湿宣痹、清热通络之功效。

Ⅲ号方：方中以生地、当归润燥滋阴，知母、黄芩、连翘、忍冬藤清热养阴；防己、苦参、半夏、滑石、薏苡仁清利湿浊；防风、海桐皮，祛风胜湿、通利经络；生甘草，调和诸药，兼以清邪热、止痹痛。诸药相配，共奏养阴清热、祛湿宣痹之功。

【歌诀】

Ⅰ号方：

热痹热胜用芩翘，知母山栀当归草。

羌独二防生薏仁，海桐忍冬共奏效。

Ⅱ号方：

热痹湿胜苦参己，半夏滑石与薏苡。

秦艽忍冬风芩翘，当归甘草海桐皮。

Ⅲ号方：

热痹阴虚归地草，知芩冬夏海风翘。

苦参防己滑薏仁，养阴清热效力高。

【临证心得】 刘老认为，热痹的发病主要取决于两大因素，即患者的体质和感受外邪的性质。刘老指出，就患者体质而言，素体阴虚阳盛者，感受风、寒、湿邪，容易发生热痹；以感受外邪而论，风、湿、热邪相兼侵袭人体，湿热蕴蒸，亦能产生热痹。此外，风、寒、湿三痹经久不愈，邪留经络，郁而化热，也可转化为热痹。刘老总结，热痹实乃湿与热相搏、流注关节、阻于经络、气血运行不畅所致；其病因应以湿热为源，兼有风寒；其临床表现有热偏盛和湿偏盛之异，其兼证可见寒象而成寒热错杂之证，而热邪最易伤阴，故热痹每有阴虚见证。据此，刘老将热痹分为热盛型、湿盛型、阴虚型，临床之时辨证施治。对于热痹热盛证，刘老治以清热祛湿、宣痹通络之热痹Ⅰ号方，服用该方十五剂后，一般均能退热，关节疼痛明显减轻，若能治疗月余，效果更好。对于热痹湿盛证，刘老以祛湿宣痹、清热通络为法，给予热痹Ⅱ号方治疗，服用该方二十剂，发热可除，关节肿胀疼痛可明显减轻，全身症状均能改善。对于热痹阴虚证，刘老以养阴清热、祛湿宣痹为治则，给予Ⅲ号方治疗，服用上方十至二十剂，一般低热能够逐渐减退，关节疼痛症状减轻，关节肿胀消除，关节活动困难亦随着症状好转，运动功能逐步恢复。刘老强调，热痹多见于痹证初起或复发期，是疾病的一个阶段。治疗时一旦热邪已除，黄芩、栀子、连翘等清热泻火药物就当及时减去。但风、湿之邪缠绵难愈，祛风胜湿之品须继续使用，同时还应增加调理气血之品以善后，如此则可扶正与祛邪并举，增强疗效，缩短病程。热痹后期患者，久病多虚，正气亏损，以致余邪留恋，治疗之时又当参以补气养血之药，如黄芪、太子参、当归、白芍等，以辅助正气，鼓动血脉，逐邪外出，方达祛邪务尽之目的。

七、肾炎经验方

【组成】 猪苓 12g、茯苓 15g、泽泻 12g、阿胶 9g^(烊化)、滑石 15g、苇茎 24g、金银花 12g、连翘 12g、玉竹 12g、白芍 9g、太子参 9g、白茅根 15g、生甘草 9g。

【用法】 上方，每日一剂，水煎 500ml，早晚分服。

【功效】 清利湿热。

【主治】 慢性肾小球肾炎，可由急性肾小球肾炎发展而来，也可起病之时即为慢性改变，临床常以蛋白尿、血尿、高血压、水肿为主要临床表现。该病相当于中医学中"水肿""水气"范畴，其特点主要为湿热伤肾，治疗以清补兼顾为法。

【方解】 本方以猪苓汤为基础方，增金银花、连翘、萆荠、白茅根，以助清热祛湿之功；辅以太子参，健运脾胃，脾健则升、胃和则降，脾胃升降得调，则湿热之邪易化；反佐生地、玉竹、白芍、生甘草，滋养阴液以杜利水伤阴之虞。诸药配伍，和缓不峻、补而不滞、利而不伤，既可清利湿热，又能育阴固本，实为治疗肾炎之良方。

【歌诀】

肾炎水肿猪苓汤，银翘萆荠茅根尝，

参地玉竹白芍草，清补兼施组良方。

【临证心得】 刘老认为，慢性肾炎病程较久，单纯的实证或单纯的虚证较为少见，其病机常表现为虚中夹实、实中夹虚、虚实错杂。其正虚主要有肺、脾、肾之不同，然尤以肾虚最为病机关键；其邪实主要责之水湿、热毒、瘀血等，诸邪是导致疾病不断加重、发展的条件。对其治疗，刘老主张"主以治肾，辅以健脾，兼以祛邪。"刘老认为仲景猪苓汤既可清下焦湿热，又可以滋少阴之源，十分切合湿热伤肾的病机特点，实为治疗肾炎的一张良方。故刘老治疗肾炎常以此方为基，增二花、连翘、萆荠、白茅根，以助清热祛湿之功；辅以太子参，健运脾胃，脾健则升、胃和则降，脾胃升降得调，则湿热之邪易化；反佐生地、玉竹、白芍、生甘草，滋养阴液以杜利水伤阴之虞。

八、益阳活血方

【组成】 黄芪30g、当归15g、红参10g、附子6g^(先煎)、生地15g。

【用法】 上方，每日一剂，水煎500ml，早晚分服。

【功效】 益阳活血，强心复脉。

【主治】 迟脉证（病态窦房结综合征），此病多见于老年患者，乃心肾阳虚、气血鼓动无力、运行缓慢，以致心失所养而成。临床以心跳缓慢、心悸、怔忡、胸闷、头晕、舌质暗红为主要症状。

【方解】 方中黄芪健脾补中，当归养血活血，红参大补元气，三药相伍，气血并补、补虚扶正；附子入心肾经，上助心阳、下补肾阳；另用生地滋阴补肾，与附子配伍，取"阴中求阳"之义，并减轻附子大辛大热、升温助阳之副作用，避免全方燥烈之性。诸药相伍，共奏益阳活血、强心复脉之效。纵观全方，用药精炼，配伍得当，药味少，剂量轻，副作用少，疗效显著。

【歌诀】

心肾阳亏病窦生，芪参当归共扶正，

附子温阳生地佐，强心复脉心率增。

【临证心得】 病态窦房结综合征，是窦房结及其周围组织的器质性病变，造成起搏及（或）冲动传出障碍所引起的一系列临床表现，是临床难治的重大心血管疾病。刘老认为，病态窦房结综合征属中医"迟脉证""心悸""胸痹"之范畴，其病机关键是心肾阳气亏虚、气血运行不畅、气滞痰瘀痹阻心脉；老年患者又多气血亏虚、心脉不荣。本病病位在心肾，病性为本虚标实。刘老针对其病机，治以"温阳活血"为法，精选黄芪、当归、红参、附子、生地，组成益阳活血方治疗。临证之时，刘老对于面色苍白、心胸满闷、胸背冷痛、头晕乏力、少气懒言，舌质淡暗、上有瘀斑、舌苔薄白、脉沉迟涩之阳虚血瘀型病窦患者，多用此方加减治疗。

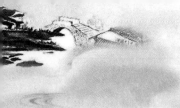

第五章 医论医话

第一节 久泻无火，亦非绝对

对于腹泻一病，中医学认为暴泻属实，久泻属虚。昔贤更有"久泻无火"之说。如张介宾云："凡脾泄久泄证，大都与前治脾弱之法不相远。但新泻者可治标，久泻者不可治标，且久泻无火，多因脾肾之虚寒也。"及"肾为胃关，开窍于二阴，所以二便之开闭，皆肾脏所主，今肾中阳气不足，则命门火衰……阴气极盛之时，则令人洞泄不止。"此外，清·汪昂亦道："盖久泻皆由肾命火衰，不能专责脾胃。"

诚然，久泻发病多由脾阳虚、肾火衰所致。如中阳素虚，或寒湿直中，脾阳运化失司，清阳之气不升，浊阴不降，精微物质不得上升，反而并趋大肠，以致泻下不止；肾阳不足，命门火微，不能蒸化，亦致久泻。然而，吾临床观察发现，久泻并非仅有"无火"一因，湿热内蕴也是久泻发生的常见病因。兹举例如下。

洪某，男，56岁。初诊日期：1980年6月24日。

患者腹痛、泄泻反复发作8年余，每次发作见左上腹隐痛，或阵发性剧痛，痛则必泻，一日数次。先后就诊于多家医院，皆诊断为"慢性结肠炎"，治疗数年，未见好转，故求诊于余。就诊时患者诉：腹痛泄泻，泻后痛减，一日数作，便下酸腐；胸闷，脘腹胀痛，胃纳减，嗳腐吞酸；精神萎靡；舌红，苔薄黄腻，脉滑数。辨证：湿热内阻、气血不和。治法：清热导滞、调气和血。方用芍药汤加减。处方：赤芍药9g，当归9g，柴胡9g，黄芩9g，黄连3g，肉桂6g，槟榔9g，木香9g，砂仁9g，五灵脂9g，诃子9g。5剂，每日1剂，水煎，分2次服。

二诊（1980年6月29日）：腹胀疼痛减轻，大便成形，每日1次，食纳增；舌淡红，苔薄黄腻，脉弦数。治法同前，上方化裁，服药2周泻泻未复作，诸症若失。

本例患者病久，却见舌红、苔黄、脉弦数、嗳腐吞酸、便下酸腐等里热征象，故虽有"久泻无火"之论，但亦不可固执。如此例当为肝脾久郁、湿热内生，以致气滞血瘀，故治宜清化肝脾湿热，兼以理气和血。刘老投以芍药汤以清利肠道湿滞、调理气血。并于原方去大黄、甘草，以防大黄泻下、甘草壅滞；加柴胡以疏肝解郁、调畅气机、升发阳气，《神农本草经》称其"去肠胃中结气、饮食积聚、寒热邪气，推陈致新"；加五灵脂以理血；加砂仁以和胃；加诃子以涩肠止泻。由此案可见，久泻无火，并非绝对，故临床虽应重视理论，但亦应联系实际，辨证论治。

第二节　癌肿治疗，扶正为先

癌肿，是一类严重威胁人类生命健康的常见、多发疾病。刘老于临床观察发现，癌肿多是在正虚的基础上产生，特别是脾肾二脏的虚损尤为严重，此正如《内经》所云："正气存内，邪不可干；邪之所凑，其气必虚。"正气衰退，引起气滞、血瘀、痰凝、热毒、湿浊诸邪积聚、交阻，为癌肿的生成、生长创造了条件；癌肿的快速发展，又进一步耗伤正气；如此恶性循环，终使癌肿难以治愈。由此可见，正气亏虚不仅是癌肿发生的病理基础，更是导致其不断发展、恶化的推动力。若能及时顾护正气，勿使虚衰，则可截断恶性循环链条，预防癌肿发生、发展。因此，刘老提出"癌肿治疗，扶正为先"的观点。临床实践之中，据此治疗理念，以扶正为主，祛邪为辅之方药施治，疗效颇佳。

一、小肠肉瘤

常某，男，49岁，干部。腹痛、腹泻、血便、消瘦半年于1991年8月初诊。患者1991年2月初，始觉低热、腹痛、腹泻。腹痛固定在右腹，呈阵发绞痛，腹痛时自觉右腹有条索状块物，腹泻每日10余次，为脓血便，有时为鲜血便。呈进行性贫血，进行性食欲下降及消瘦，体重由60kg下降至45kg，全身极度衰竭。于1991年3月至5月先后两次经纤维结肠镜检查，发现距肛门20cm处结肠局部狭窄；前列腺活检：少许恶性组织。诊疗过程中，肿瘤呈进行性增大，并出现严重的肠梗阻，频发腹绞痛，1991年7月1日于北京某医院在全麻下行剖腹探查，发现肿块8cm×10cm×6cm，肠的末端、回肠坠入盆中与周围膀胱、肠管均有粘连，无法完成切除肿瘤，仅解除肠梗阻。术后病理诊断为多形性脂肪肉瘤或恶性纤维组织细胞瘤。

经过放射治疗 5 周后，复查腹部 B 超示，肿瘤缩小至 4cm×3.4cm×2.8cm。由于放射治疗使血白细胞下降至 2000/mm³，血红蛋白降至 79g/L，患者无法继续接受放射治疗，于 1991 年 8 月出院。出院后立即求治于中医。诊见：胸闷泛恶，腹痛腹胀，纳呆，时欲呕吐，夜间盗汗，四肢无力。诊查：精神疲乏，形体消瘦，体重仅 45kg，头发稀少，面色萎黄无华，舌质淡红、苔薄黄，脉细弦濡。证属病久及放疗刺激致中气受损、脾运失健、气血亏虚。治拟养血和肝、理脾化滞，佐以软坚散结。处方：当归 9g，白芍 9g，苍术 9g，厚朴 9g，甘草 6g，焦三仙 27g，槟榔 9g，黄芩 6g，川楝子 6g，延胡索 6g。10 剂，日 1 剂，分 2 次服。

服药 10 剂后，腹痛腹胀、胸闷泛恶好转，胃纳渐增，精神好转，但盗汗、乏力无明显改善。随症改方，增加补气健脾之品，处方：太子参 18g，当归 9g，白芍 9g，甘草 6g，生黄芪 18g，云茯苓 9g，白术 9g，厚朴 9g，广陈皮 6g。另：西黄丸 2g/日，分两次服。

服上方 40 余剂，自觉症状消失，食欲好转，精神体力明显好转，大便恢复如常。并于 1991 年 11 月复查，腹部 B 超示：腹部及盆腔未见明显肿物影；复查血常规示：血红蛋白 135g/L，白细胞 4500/mm³。上方随症加减，另以制乳香 60g，制没药 60g，研成细末和匀，每日用汤药送服 2g，分 2 次服。

又服药 480 余剂，于 1993 年 2 月 20 日复诊，患者自述无任何不良感觉，饮食、起居正常，体重已增至 65kg，二便正常，面色红润，精神、体力较前更有好转。昨日在某医院复查 CT，结果示："左侧髂总动脉旁软组织影较前明显缩小；未见转移病灶。"该患者已带瘤存活 3 年，现仍继续服中药治疗，健康状况很好。

按：本病的发生、发展，关键在于人体正气亏虚，体内外各种致病因素乘虚而入，导致脏腑及其气血功能失常，使气滞、血瘀、痰凝、毒聚，最后形成结而不散的肿块。古代医家提出了"治杂病宜以脾胃为主"的治疗观点，因而本病之治，以黄芪、白术、茯苓、甘草、人参、当归等药健脾益胃；厚朴、陈皮、砂仁香燥健脾化痰；芍药、当归合用滋养胃液、润燥兼施、刚柔并用，使脾健胃安，营血有源；伍以黄芩，取其清热解毒；取槟榔、神曲、山楂、麦芽行滞消导；佐以乳香、没药，活血止痛、软坚散结、去腐生新。全方合用，健脾养胃化滞、软坚化瘀、清热解毒、活血止痛、补虚而不滞实，通泄而不伤正，从而使病情好转，存活期延长。

二、结肠腺癌

易某，女，56 岁，教师。腹痛、脓血便伴消瘦半年，于 1989 年 5 月 3

日初诊。患者自1980年1月开始出现阵发腹痛，便后腹痛无缓解，同时出现脓血便，每日6～10次，无明显里急后重感，食欲明显减少，由正常每餐150g减少至每日150g，体重明显减轻，伴体倦无力，面色苍白。于同年2月10日，在某医院检查，血红蛋白80g/L，行乙状结肠纤维镜检查发现肿块，经病理活检确诊为结肠腺癌（混合型，中分化Ⅱ级）。于同年3月14日手术治疗，术中见直肠与乙状结肠交界处约2.5cm×2.5cm大小肿块，呈环状增大，肠腔变窄，出血溃烂，肠旁淋巴结转移，因病属晚期，仅做姑息性肿瘤切除术。术后用丝裂霉素、阿霉素、氟尿嘧啶化疗一周期，化疗后出现严重眩晕呕吐、耳鸣脱发，食量明显减少，白细胞降至2700/mm³，被迫停止化疗，经过输血等支持疗法，病情稍好转出院。出院后仍感腹部不适，大便时稀时干、且有黏液，腹痛弥弥，全身乏力，精神疲倦，食量极少，于1989年5月求治于刘老。诊见：精神疲倦，声音低沉，形体消瘦，面色萎黄，舌质淡，脉沉细。证属脾肾两虚、湿浊凝聚。治宜补肾健脾利湿。处方：太子参24g，当归9g，白芍9g，白术12g，生黄芪21g，焦三仙27g，茯苓12g，甘草6g，广陈皮9g，厚朴12g，首乌9g。

服上方20余剂，自觉精神好转，体力恢复，食欲好转，腹痛明显减轻，大便转调，一日一行，无黏液。仍守前方加赤芍9g，桑椹15g。

又服药30剂，精神、体力基本恢复正常，食量和体重增加，腹痛已愈。去桑椹加山药15g，枳壳9g。西黄丸每日2g，分两次服。

1992年11月10日，复查CT、B超及癌胚抗原等均在正常范围。自诉服中药已3年余，自我感觉良好，食欲、精神、体力均恢复正常，体重增加10kg，能从事家务劳动，二便调。诊查：精神好，面丰满，舌质淡红、苔薄白微黄，脉细弦。前方去枳壳，改白术为炒白术，西黄丸仍每日2g。又服药半年，于1993年5月来信告知，健康状况良好。

按：癌肿一病，治疗原则多宗：初起邪实正未衰，以攻为主；中期邪伤正虚，宜攻补兼施；后期则正气大伤，多以补益为主。本案属结肠癌晚期，不能耐受化疗，故采用中药治疗。该病本在肠，但伤及脾、胃、肾，致肠胃的运化功能失常，水谷精微吸收差，导致气虚血衰，因此治疗时健脾补肾、脾胃并重。方中用异功散意在健脾益气和胃；当归补血汤补气生血，黄芪大补脾肾之气；更用山药、芍药、当归益血和营，以使阳生阴长、气旺血生；厚朴、焦三仙健脾行气消积。全方合用，益气健脾和阴、顺气降逆。再佐以西黄丸，泄浊降其毒，而获良效。

三、肺癌

徐某，女，69岁，干部。咳嗽、胸痛、消瘦1年余，于1989年3月初诊。患者于 1988 年因咳嗽，咯血，经某医院行痰脱落细胞病理检查和胸片检查，确诊为慢性支气管炎、肺气肿、右上肺癌。行右上肺癌切除术，术后病理为肺泡癌。因患者年高体弱及手术创伤，不能耐受化疗、放疗，住院时经中药治疗，病情无明显好转，仍咳嗽、咳痰、胸痛，寐食俱差，卧床不起，故于 1989 年 3 月求诊于刘老。诊见：形体消瘦，精神萎靡，面部晦黯，语声低弱，舌质淡、苔薄白微黄，脉沉细无力。此属气阴两虚、虚实夹杂、肺失肃降。治宜益气养阴、清肺化痰。处方：生黄芪 18g，当归 9g，太子参 12g，北沙参 21g，白芍 9g，苇茎 24g，半夏 9g，枳壳 9g，黄芩 9g，白花蛇舌草 21g，全瓜蒌 15g，柴胡 9g，云茯苓 12g，川贝母 6g，甘草 6g。另：制乳香面 30g，没药面 30g，每日 2g，分两次服。服药 30 剂后，咳嗽、咳痰、胸痛明显好转，食欲转佳，精神好转，能下地行走。连服 90 剂，咳嗽、咳痰、胸痛消失，生活自理，能自己来门诊看病，声音洪亮，精神可，食欲正常，体重增加，同年 7 月复查胸片及 CT 等检查未见转移病灶。追踪观察治疗 6 年余，健康状况良好。

按：肺癌主要因正气虚损，阴阳失调，六淫之邪乘虚入肺，导致肺气郁滞，宣降失司，气机不利，津聚为痰，痰凝气滞，日久形成肺部积块。刘老辨治本例从气阴两虚、痰瘀互结着眼。以黄芩、半夏、苇茎、川贝母、白芍、北沙参，宣肺祛痰、滋阴止咳；瓜蒌、白花蛇舌草软坚活络，清肺止咳；柴胡、白芍、枳壳、云苓，透邪解郁、疏肝理脾；太子参、生黄芪、当归、甘草，补气活血、扶正祛邪；乳香、没药，活血止痛、去腐生肌。全方相合，有清热解毒、止咳祛痰、软坚化瘀、活血止痛、补虚扶正之效。

第三节 "细辛不过钱"质疑

张某，男，19 岁。

初诊时间：1958 年 6 月 3 日。

主诉：头痛反复发作 10 年。

病史：患者 10 年前因头部受伤伴有昏迷，送至医院抢救，诊断为"脑震荡"，后遗症见头昏、头胀，继而出现头痛，痛势时轻时重，重者头痛如裂，致夜不能寐，不寐则痛势更甚，病情反复发作，经久不愈，严重影响学习和生活。迭经中、西医诊治，均不能明显改善症状，遂来求诊。就诊时见：头痛如针刺，固定于后脑受伤部位，舌紫，苔薄白，脉细涩。

中医诊断：头痛

西医诊断：脑震荡后遗症

辨证：瘀血阻络。

治法：活血化瘀，通络止痛。

处方：通窍活血汤加减

桃仁 9g、红花 9g、川芎 6g、赤芍 6g、细辛 9g、生姜 6g、白芷 3g、麝香 0.3g^(研末冲服)、蜂房 9g、荆芥 6g、防风 6g、全蝎 3g^(研末冲服)。

水煎服，日一剂，七剂。

二诊（1958 年 6 月 10 日）

服药后痛势较前轻缓，效不更方，继续服用，至头痛完全缓解，随访 1 年，未见复发。

按：本例患者有头部外伤史，头痛近 10 年，"久病多责之瘀"，外伤后离经之血瘀滞不去，脉络不畅，不通则痛，缠绵难愈。故针对其瘀血头痛之病机，方选通窍活血汤加减治之，并重用细辛以增强止痛力度。

细辛辛烈、窜透、通阳气、散寒结，《神农本草经》谓之上品，列为治疗头痛之要药。但古人又有"细辛不过钱"之戒，以致医家对其心怀恐惧，用之避重。然而，本方之中重用细辛达 9g（3 钱）之多，为常用量之 3 倍，却获佳效，病患并无任何不良反应发生，可见细辛不过钱之说，值得商榷。

"细辛不过钱"出自宋·陈承《神农本草经读》："若单用药末，不可过一钱，多则气闭塞不通而死"。然，陈承对"不可过一钱"尚有两个限制条件，即"单用""药末"。若细辛伍于复方或煎煮而用，就不一定拘泥于此说。细察古代医籍文献，医家用量破格者比比皆是。如清代《石室秘录》治疗头痛二方，曾用"细辛五钱和一两"；近代张锡纯《医学衷中参西录》亦有"细辛二钱非不可用"之语。

由此可知，细辛是否能过"钱"使用，当视具体情况而定，不可一概而论。若用于配伍方中，并经长时间煎煮服用，则可无需过于拘泥李时珍之说；若单用、散剂、冲服，则因其确有毒性，一定要慎重使用，切勿随意过量，当严格遵守"不过钱"之戒。

第四节　癫狂治验

患者卢某，女，21 岁，北京医学院学生。

自考入大学一年来，学习紧张，成绩有所下降，遂感不快，五天前偶遇其父之厉斥，当夜即不能入睡，精神反常，思绪混乱，语无伦次，悲观疑虑，心悸易惊，寐差纳少，肢体困乏。今诊其脉弦细，观舌苔薄白。知证属思虑太过，伤及心脾，更加精神刺激，致肝气不舒，气郁痰结，阻蔽神明。当治以疏肝解郁，养心安神，佐以化痰为法。处方为：柴胡9g、白芍9g、云苓9g、枣仁9g、远志6g、竹茹12g、胆南星4.5g、薄荷4.5g、栀子9g、神曲12g、丹参9g、甘草6g。服上药十剂后情绪转安，再十剂神志如常人，后以本方加减善后而安。

按：盖癫与狂皆属精神失常之疾病，沉默痴呆，语无伦次，心悸易惊，静而多喜者为癫；喧扰不宁，躁妄打骂，多言兼惊，动而易怒者为狂，故古论癫狂有阴阳之分。《难经·二十难》云"重阴者癫""重阳者狂"此之谓也。

癫狂发病之由，大都以七情所伤为首要。正如《证治要诀》所云"癫狂由七情所郁"。大凡癫病多由思虑积忧，所欲不遂而伤及心脾，致使气郁痰迷、神志不能自主；狂病则多因恼怒惊恐，肝阳火郁，痰火上扰，心窍被蒙；二者在病因病机及证候上虽有差异，但又不可截然分开，癫病日久，痰郁化火可呈狂证。狂病既久，心血内耗，痰火渐盛而表现为癫证，故癫狂常并称，但在治疗上要注意根据不同情况，权衡虚实，给予不同的处理。癫痫多以养心、解郁、化痰为主；狂病则多以泻火、涤痰、开窍为法。

观本例属心脾两伤，肝郁痰结之癫证，故以柴胡、薄荷、白芍疏肝解郁；云苓、甘草、枣仁、远志，养心安神；竹茹、南星化痰，栀子、丹参清热除烦，配伍用药，切合病机，故其效亦著。若不分阴阳，一味拘于攻伐，则贻害无穷矣。

当然，针对患者发病之原由，解除忧虑，做细致的思想工作，调动其主观能动性，增强患者战胜疾病之信心，是保证治疗的重要条件之一。若见病不见人，据方套病，实难取得患者配合而影响治疗，此不可不知。

第五节　失音治验

薛某，男，57岁，北京市第一服务局工人。患者平素血压偏高，肢臂常感麻木，一周前因感冒着凉而致声音嘶哑，语言难出，服用西药无效，遂来求治。失音一证，《内经》称为"喑"。盖会厌为声音之门户，肺脉通于会厌，肾脉夹舌本，故失音多责之肺肾两脏。肺者主气，声由气而发，若外邪侵袭，内遏于肺，肺气失宣，会厌开合不利，则音猝然不出而成喑哑之症，此即所谓"金实不鸣"。肾者主水，肾亏无水上承，肺金失养既久而成声哑，此即谓"金破不鸣"。前者为实，后者为虚。故《景岳全书·声喑》云："喑哑之病，当知虚实，实者其病在标，因窍闭而喑也；虚者其病在本，因内夺而喑也。"论治则实者当宣肺，虚者宜滋肾。此患者外感风邪而猝然暗哑，其病在肺，当以宣肺为治，唯其年近六旬，肝肾阴亏，肝阳偏亢，故又当增益肝肾之品。药用：蝉衣 9g^(后下)，薄荷 6g^(后下)，防风 12g，荆芥穗 9g，甘草 6g，菊花 9g，黄芩 9g，寄生 15g，牛蒡子 4.5g，牛膝 12g。

五日后复诊，声音已洪亮如前。

第六节　论中医对小儿肺炎的认识及治疗法则

我们和中国医学科学院儿科研究所、北京市儿童医院协作，在中西医密切合作下，临床观察小儿肺炎数百例，从中摸索到中医中药治疗肺炎的一些辨证治疗规律，同时在临床上提高了治愈率。本着百花齐放、百家争鸣的精神，在此和中西医同道交流，以为抛砖引玉。

一、中医对于肺炎的认识

（一）对肺炎证候的认识

根据小儿肺炎的临床证候，如发热、咳嗽、气喘、鼻煽等症状，中医文献里早有类似的记载。如《素问·脏气法时论》云："肺病者，喘咳逆气，肩背痛，汗出。"《金匮要略·肺痿肺痈咳嗽上气病脉证治》云："咳而上气，此为肺胀。"《医宗金鉴·幼科杂病心法·喘证门》所载"火热喘急"等。这些证候都和小儿肺炎症状颇相近似。近代许多医家，因为肺炎好发于冬春两季，而以属于"风温"范畴。风温证的描述，确乎符合肺炎症状，如陈平伯《外感温病篇》云："风温为病，春月与冬季居多，或恶风，或不恶风，必身热咳嗽烦渴。"风温初起，以身热、口渴、自汗、恶寒、咳嗽等症为主，其病机易逆传心包；至于冬温，则是发作于冬季的新感热病。冬温与风温同为新感，证型亦相近似，均能包括小儿肺炎。

（二）对病因和病理生理的认识

小儿肺炎的发病原因，从中医文献的研究和临床实践的体会，是属于外感疾病，而机体内在因素也是很重要的，这正如《黄帝内经》所说的"邪之所凑，其气必虚"。特别是严重疾病、久治不愈病例及死亡病例，平日多有不同程度的营养不良、佝偻病、先天性心脏病等。由于本病多发于冬春，故对外因一般归纳为风寒与风温两大原因。我们从临床体会，应当属于风温。至若风寒外束，腠理壅遏不通，肺气郁闭，宣降失宜，其气上逆，亦能导致咳嗽，其症状虽与风温似同，而为病实异。故风温乃易为肺炎，风寒乃多属感冒。

然而，其病机乃是肺气闭郁，不能行其清肃通降之令。《素问·至真要大论》云："诸气膹郁，皆属于肺。""膹郁"，张介宾解释说："膹，喘急也；郁，否闭也。"因为肺主一身之气，通调水道，下输膀胱，故以下降为顺，上升则逆。若病邪痹阻肺气，致使肺金清降失权，其气势必上逆，形成发热、咳嗽、气急、鼻煽等症状。叶桂说："温邪上受，首先犯肺，逆传心包。"指出风温病机的传变，首先就是逆传。肺气既因外邪郁闭，水液之输化失权，以致水液留滞肺络，变而为痰；如果风温之邪不解，或寒温两感化热，均能烁灼津液为痰。痰随肺气上逆，所以发生咳嗽痰多，甚至痰鸣辘辘。可见痰和喘咳在病机上有密切关系。气逆既能导致痰涎上壅，而痰盛也能引起气急喘咳，二者互为因果。肺佐心而主治节，《素问·灵兰秘典论》云："心者，君主之官……肺者，相傅之官，治节出焉。"故肺病当累及心病。心主血，肺主气，肺气郁闭，血流则不畅，临床常见病重患儿有颜面苍白或青紫，口唇和指甲发绀等血瘀气滞现象，严重者则发生心力衰竭。肺开窍于鼻，《素问·阴阳应象大论》云："在脏为肺……在窍为鼻。"若肺气郁闭，清气不升，则肺窍不通，啼哭不见泪涕。肺司呼吸，鼻为呼吸出入之门户，今肺为风寒所闭郁、为热邪所蒸郁，故致鼻翼煽张。肺合皮毛，《素问·咳论》云："皮毛者，肺之合也，皮毛先受邪气，邪气以从其合也。"所以外感风寒或风温之邪，则肺先受伤。而外邪犯肺，邪正相搏，皮毛失于开合，故发生发热恶寒。由此可以理解小儿肺炎临床所见症状，皆属于肺气郁闭，不能行相傅之职能，肺窍为之不利，皮毛失于开合，因而发生发热、喘咳、鼻煽、发绀、涕泪闭塞等病象。

（三）对辨证与诊断的认识

小儿肺炎的一般临床共有症状，已如上所述。但由于感受之邪有深浅，病机有外达内陷之传变，病情有轻重之不同，故临床上有不同的证候表现。我们经过文献的研究和临床的体会，将临床证候归纳为三种类型。

1. 表证型 本型是肺炎初起之证型，如风温上受、闭于肺金，或夹寒束热、金令不行，其症为：发热，恶寒，无汗或有汗，面色潮红，咳嗽气喘，鼻塞流涕，或鼻翼煽动，口干，咽喉有痰，或兼胸闷泛恶，呕吐痰涎；脉象浮数或浮紧，舌苔薄白或微黄或薄腻。

2. 表里俱实型 本型乃肺胃同病、表里受邪，乃因温邪传变而成，多数因温邪炽盛、肺受蒸迫。肺与大肠相表里，与阳明同属燥金，肺热移肠，则现阳明证候。其症为：身发高热，鼻塞流涕，口渴引饮，烦躁不宁，面色红赤，唇干鼻燥，有汗或无汗，咳嗽气急，痰盛或痰多黄稠，甚则胸高胀满，精神烦乱，胸腹热盛，大便秘结，或热结旁流，小便短赤；舌苔白腻或黄燥，舌质红绛，脉象滑数，或浮数，或弦大而数。

3. 热盛伤阴型 热盛伤阴型也包含邪盛正衰之意义。本型由于厉邪闭肺,烁灼津液,生痰生喘,治不及时,则变化多端;或因本体素弱,厉邪闭肺,更易形成邪盛正衰、热盛伤阴。此型表现,常先阴伤,继而气阴两耗,正气不支;严重的乃出现阴阳离决、阴阳交之险证。其症见:壮热神昏,狂言烦躁,喉有痰声,胸高气急,涕泪俱无,两目上窜,肢体抽搐,颈项强直,四肢厥冷,面色潮红或青紫;或咳嗽痰盛,身热无汗,午后及夜间热盛,手足心热。若气阴两耗,临床出现呼吸喘促、精神萎靡、虚烦汗出、肢体不温、神昏不省人事之危笃证候;舌苔多黄燥或淡黄,舌质干绛,脉多细数或濡细而疾促。

分析以上三型,表证型较轻,病亦较单纯,因邪气趋表,经过治疗,绝大多数都能逐渐康复;表里俱实型病症较为复杂严重。所以表证型、表里俱实型属实热者居多,在临床最为多见。第三型则多是由表里俱实型转变而来,病较严重,亦有因素体虚弱有慢性疾病者不能抵抗病邪,所以本证多属变证与坏证。所分三种证型,是根据肺炎在发展过程中三个阶段划分的;但是体有强弱,邪有盛衰,或某证先出、某型后现,或一型独见,或数型同出,此证之有常有变,而不能胶柱鼓瑟。

二、对于肺炎的治疗法则

临床上我们体会小儿肺炎属于温病范畴。温病学说,是在《伤寒论》辨证论治基础上的进一步发展与提高。然而温病与伤寒在治疗方法上各有所长,亦各有所短:伤寒长于发汗,而短于清营解毒;温病长于清营解毒,而短于发汗。以治温病而论,若发汗而不清营解毒,则有汗出辄复热,不为汗衰,徒伤其正之弊;若清营解毒而不发汗,则有邪无出路,逆传心包之弊。因此,将这两门学说的辨证与治法融会贯通起来,对于小儿肺炎的辨证施治就更为细致。

肺炎既然属于温病,故治疗肺炎时,一般都主张以"卫气营血"作为辨证施治手段。叶桂"卫气营血"的辨证施治,即温病在卫分:见发热、恶寒、无汗等症时,应以辛凉轻剂发汗,使邪从外解,药宜清轻,过重则过病所,非但不能解表,反而引邪深入。温病在气分:由于温病在卫分不解,转入气分,见气分热炽等证候,此时则用辛凉重剂以泄热保津;若成里结,则以苦辛咸寒通降法以通阳明腑气。温病在营分:由于温病在气分不解,传入营分,以清营转气;若气血两燔,又必须气血兼治。温病在血分:"直须凉血散血"(血分治法比较复杂,血分证候比较危重)。叶氏卫气营血的辨证施治,诚然是温病理论学说的基础,是温病临床治疗的指南。但是对于卫气营血辨证,在我们治疗小儿肺炎时,也有一些新的体会。这些体会包括卫气营血与肺炎的证治、上工治未病与肺炎的证治、阴阳交与肺炎的证治。

（一）卫气营血与肺炎的证治

《灵枢·热病》云："热病三日而气口静、人迎躁者，取之诸阳五十九刺，以泻其热，而出其汗，实其阴，以补其不足者。"吴瑭说："实其阴，以补其不足，此一句实治温病之喫紧大纲。盖热病未有不耗阴者，其耗之未尽则生，尽则阳无留恋，必脱而死也，真能体味此理，思过半矣。"根据经文及吴氏之论，说明热病未有不伤阴者，故治疗热病，用辛凉泄热的同时，必须伍以甘寒，以补其阴，凉其营血。清·周学海云："温毒（伤于温毒为温病）起手，须用凉散，接手即宜苦寒以化之，咸寒以润之，甘寒以补之。"又说："至于瘟疫……初起即在血分。"亦是指出治疗温病要及时凉营育阴。临床接治肺炎时，绝大多数患儿的发病时间都在三日以上。且肺炎是肺脏本身有了实质性病变，其邪传变迅速，此时多已入营血。此时治疗，必须乘其邪势未盛，发汗透表、清营解毒（如麻黄、杏仁、石膏、甘草、连翘、金银花、丹皮、生地、局方至宝丹等）同时并进，半渡而击之，可收事半功倍之效。若按叶氏卫气营血四层来治疗，病轻者尚可有效，病重者则今日治在"卫"，而明日已入"气"；等你治在"气"，而又入"营"入"血"矣。这种临床现象，叶氏本人也有所体会，他说："前言辛凉散风、甘淡驱湿，若病仍不解，是渐欲入营也。"陆九芝对于叶氏用药过于轻淡，亦加以批评。因为病之现象，往往落后于本质，若拘于"开门揖盗，引邪入里"之说，则温邪传变迅速，必致表里俱实、热盛伤阴，甚或由轻转重，由重至危，终致无法挽救。故肺炎早期虽必现表证，治之也必须解表，但在发表中必须佐以清营解毒，奏效乃捷。

（二）上工治未病与肺炎的证治

从卫气营血论肺炎的辨证施治，已经涉及"上工治未病"。《金匮要略·脏腑经络先后病脉证》云："问曰：'上工治未病，何也？'师曰：'夫治未病者，见肝之病，知肝传脾，当先实脾。'"仲景以肝病治法来举例，开宗明义说明治病须先防止其传变而为之预防。《难经·七十七难》亦持此说。然上工治未病之文，并现于《灵枢·逆顺》，其曰："上工刺其未生者也，其次刺其未盛者也，其次刺其已衰者也。"这段经文的意思，是说明治疗疾病，应在疾病尚未发生以前治之，或者已经发生而没有严重以前治之，或者由严重而快将衰减之时治之。我们体会古人治未病，是治病之本质，即"治病必求其本"的精神。结合理论与临床实践的体会，刘老认为治疗小儿肺炎，特别是病毒性肺炎，必须以治未病的精神防止病情恶化，用药处方必须重在治"本"。肺炎临床表现，固然有不同证型，而治"本"之法则始终不变，不过依据不同证候而损益之，并非一证一法。因而我们今天有条件认识到肺炎病机在肺，而因细菌或病毒感染。因此对肺炎的治疗必须全面考虑，不失病机，迎头赶上，切断病程，以期轻者得以早愈，危重者得以提高治愈率，则不违反上工治未病之精神。

（三）阴阳交与肺炎的证治

《素问·评热病论》云："有病温者，汗出辄复热，而脉躁疾不为汗衰……病名阴阳交，交者死也。"又曰："今汗出而辄复热者，是邪胜也。"张隐庵注释说："阴阳交者，谓汗乃阴液，外出于阳，阳热不从汗解，复入之阴，名曰阴阳交，交者乃正不能胜其邪，而邪复伤正气，故为死证。"章虚谷曰："阴阳之气，本来相交而相生者，今因邪势弥漫，外感阳分之邪，与内发阴分之邪，交合为一，而本元正气绝矣，故病名阴阳交，交者死，非阴阳正气之相交也。"章虚谷之解释阴阳交与张隐庵之解释阴阳交虽稍有出入，但认为阴阳交为正不胜邪之死证乃相一致。清代莫枚士在论"阴阳并交"一文中说："阴阳并交二者，乃热病表里俱实者之诊法也。其表里俱实而复相连互曰交，续自分清曰并……故交者皆死，并者皆生。"莫枚士的论点，是本着《灵枢·热病》："热病，已得汗，而脉尚盛躁，此阴脉之极也，死，其得汗，而脉静者生。热病者，脉尚躁，而不得汗者，此阳脉之极也；死，脉盛躁，得汗静者生。"莫枚士根据这两节经文来说明阴阳交者则死，续自分清者生，但未提及如何治疗阴阳交证。阴阳交证，一为汗后脉躁，阴虚之极，此时若以甘寒育阴为主（如增液汤、清营汤、生脉散），同时佐以泄热解毒（如白虎汤、局方至宝丹）以期扶正祛邪。一为脉躁无汗，阳盛之极，此时若以辛凉泄热为主，同时佐以清营解毒（方意同上），以期祛邪扶正。因此，治疗阴阳交证必须辛凉泄热、清营解毒并举，邪去正复。小儿肺炎属危重症和病毒感染者，均持续高热，或汗后热不解，或高热无汗。这种类型肺炎，我们从阴阳交之体会，灵活运用辛凉泄热、清营解毒的治疗方法，确能提高临床疗效。综上所论，肺炎乃属温病，温病乃由温毒所感染，而风温首先犯肺，温病伤阴。且肺炎之病机在肺，邪易传变而入营血。因此，我们治疗肺炎则以辛凉泄热、甘寒凉营、芳化解毒综合运用。至于随症加减，仍不能离开病之本质。从肺炎临床体会，《黄帝内经》先因伏主之说，与上工治未病之精神，在治疗温病上，尤有指导意义。

第七节　风水治在宣肺

风水的症状特点是全身水肿伴有发热恶寒之表证，与急性肾炎的初起症状很相似。

《金匮要略·水气病脉证并治》中明确指出："风水，其脉自浮，外证骨节疼痛，恶风。"说明风水是由于风邪外袭、肺气不宣，则肺不能通调水道，下输膀胱，风遏水肿，风水相搏，溢于肌肤而致。由此可知，风水的病机是肺气失宣，故其治疗亦应以宣肺为主，而不宜分利。仲景提出："风水恶风，越婢汤主之。"即是重用麻黄（原方为六两）以宣肺，肺气得通，水湿得下，风水自除。现多用此方治疗急性肾炎，实有一定疗效。关于宣肺方药，后世较仲景时代有了很大的发展，因此治疗风水如果只局限于麻黄一法，则不免片面。新中国成立以前，刘老在家乡行医，见到水肿发热病人，大多按照风水治疗。记得曾有一小孩，全身水肿，头大如斗，面目皆非，伴有发热恶寒，那时没有化验，现在回想起来，可能是急性肾炎。我用荆防败毒散宣肺解表，几剂药便肿消热退，症状解除。按照当时水平讲这就算治好了，如果今天有化验条件，小便可能不会正常。这个小孩以后未再复发，看来肾脏损害是慢慢自行恢复了。新中国成立后刘老接触了西医，认为在急性肾炎初期，属于中医风水症状者，多以荆防败毒散加减，宣肺以治之。荆防败毒散较之越婢汤宣肺力大，且作用全面，临床应用确实行之有效。总之，刘老认为，风水的治疗原则是宣肺，只要不失这个原则，遣方用药有相当大的灵活性，越婢汤可用，荆防败毒散可用，其他宣肺方也可用。不能认为只有仲景之麻黄一方可用。师古而不泥古，要以发展、变化的观点看待中医，思想不能僵化，这是我们从事中医工作的同志所应具备的态度。

第八节　猩红热合并肾炎治疗心得

李某，男，17岁，中学学生，1979年12月19日初诊。

患者11月20日突然恶寒发热，体温最高达40℃，伴咳嗽、咽痛、流涕、全身酸楚。5天后出现全身密集皮疹，色红；三天后皮疹逐渐消退，继而出现脱皮现象，在躯干为糠屑样，在手上成片状。曾在当地医院就诊，确诊为猩红热，给予多种抗生素口服和静脉注射，高热始终不退，体温呈弛张热，波动在37～40℃之间。现患者感神疲乏力，消瘦，面色㿠白，头痛，咽痛，咳嗽轻微，痰少；测体温37℃，血常规：白细胞$15×10^9$/L，中性粒细胞82%，淋巴细胞16%，嗜酸性粒细胞2%。尿常规检查：蛋白（＋＋），红细胞1～2个/HP，白细胞1～2个/HP，上皮细胞4～5个/HP。脉弦细，舌苔薄黄，西医诊断为"猩红热合并肾炎。"

刘老观其面色苍白、形体消瘦、软弱无力，认为高热耗气伤津所致。然此热何以迟迟不退？盖猩红热一病，热入营血而致全身出疹，本应疹退热清；今热不退，必是营血之热稽留不去所致，故清营退热是当务之急。但患者小便化验不正常，知肾脏已罹患炎症，故清营之中，又当佐以清利，遂以清营汤方加减。处方：生甘草9g，通草9g，竹叶9g，川连3g，生地12g，栀子9g，丹皮4.5g，黄芩9g，白茅根18g，芦根24g，滑石12g^(包煎)，玉竹12g，连翘12g，薄荷4.5g^(后下)。

三日后患者来诊，欣然告曰：月余之热，竟然一剂而退，又服两剂，精神好转，除咽痛，咳嗽之外，余无不适，确是奇效。恐其余热未尽，灰中仍有伏火，当击鼓再进，以防死灰复燃，嘱原方再进5剂，而诸症尽消，患者自觉如常人。但尿检蛋白（＋＋），血常规：白细胞15×10^9/L，中性粒细胞82%，淋巴细胞17%，嗜酸性粒细胞1%，随诊之医师问曰："患者热已经退，亦无任何症状，如何辨证呢？"刘老答曰："往昔中医无化验检查作参考，只凭症状解除便为病愈，所谓的辨证，主要是患者的自觉症状；今时则不然，除患者自觉症状外，许多现代医学手段的检查结果，也是辨证的参考内容。此患者虽然无任何主观症状，但小便和血常规的化验有异常，这就是辨证的依据。且该患者已经明确诊断为'肾炎'，亦为辨证施治的参考。"此即现代中医学辨证论治的提高与发展，实为古人所不及也。刘老的临床体会：急性肾炎以下焦湿热为多，治当清利为法，拟经验方如下：萆薢24g，白茅根24g，石韦24g，金银花12g，连翘12g，猪苓12g，泽泻12g，玉竹12g，滑石15g^(包煎)，生甘草9g，白芍9g，生地12g，太子参9g，阿胶9g^(烊化)。本方服用20余剂，血、尿常规化验均已正常，自感体健如初，为防其反复，又嘱其服六味地黄若干，以竟全功。

第九节　功能性水肿治在调补气血

功能性水肿是一种比较常见的水肿，因其发病原因不明，亦称原因不明性水肿。本病男女均可发生，但以女性为多，水肿往往局限于两下肢，少数有扩展至全身者，呈轻度或中度，可间歇或持续数年，常伴有头晕、乏力、纳差、失眠等症状。应用西药利尿剂治疗，水肿可减轻或消失，但停药后又常反复发作，缺乏根治办法，给患者造成一定痛苦。

中医对水肿的治疗，多责之于肺、脾、肾三脏，在汉唐以前主要有攻逐、发汗、利小便等大法，其后乃增入健脾、补肾、温阳以及攻补兼施等法，但此类水肿，效果多不满意。刘老认为功能性水肿的病因病机与一般水肿有别，故治疗不可拘泥于常法，此类水肿主要是气血失调所致，故治疗应该注重调补气血。

水液代谢与气血生化有密切关系。《素问·经脉别论》云："饮入于胃，游溢精气，上输于脾，脾气散精，上归于肺，通调水道，下输膀胱。"《灵枢·营卫生会》云："人受其气于谷，谷入于胃，以传与肺，五脏六腑，皆以受气，其清者为营，浊者为卫。"说明人生之气血与水液本同出一源，均化生于后天脾胃。张介宾在《景岳全书·肿胀》中更为明确指出："故凡病水者，水即身中之血气，但其为邪为正，总在化与不化。"这说明水液亦是身之气血，气血之气化正常，则水液为正常的营养物质；若气血之气化失常，则水液可成为水湿之邪而留于肌肤之中，遂成水肿之症。可见，水肿与气血功能的失调有密切关系，"功能性水肿"多属此类。

清代吴瑭在《温病条辨》"治血论"中指出"善治水者，不治水而治气"。所谓"治气"，即包括益气和调气。气为阳，血为阴，欲达阴平阳秘，气血调和之目的，必须健脾调气与养血和血并举，况本病经常伴经水不调等症，故养血之品必不可少。临证中，刘老多以归脾汤加减，其中党参、黄芪、白术、云苓、苡仁等健脾益气，当归、白芍等养血调血，并酌用枣仁、远志等养心安神，共奏益气养血、健脾养心之功，俾气血调和，水液代谢有常，不利水而肿自消矣。

功能性水肿属于本虚标实之证，治疗应以补虚扶正为主；如重用分利之品，不仅水肿不消，反易伤正气。曾遇患者李某，西医诊断为功能性水肿已半年，西药治疗罔效而求治中医。初诊时我即用党参、黄芪、白术、云苓，配当归、白芍以健脾益气、养血调血治之，服药五剂而肿见消。患者第二次复诊，某医生观我所用方药有术、苓等健脾利湿之品，以为意在利水，故又于原方中加入若干分利之品，但三诊时患者肿未消反甚。不得已遂又求治于余，我再处以第一方，数日后，患者欣然告曰水肿已消尽。何以第二方无效？因过于分利，反致气血不调之故。

在多年的临床实践中，我每以此法用于功能性水肿而获效，故调补气血法不失为治疗本病的一种有效方法。

第十节 臌胀（肝硬化腹水）治疗体会

何某，女，66岁，家庭妇女，1973年6月14日初诊。

患者自觉腹胀已两月余，逐日加重，形体消瘦，疲乏无力，面浮肢肿，食欲减退，泛呕不吐，两胁痞满，嗳气不爽，小便短少，大便秘结。在某医院诊断为"肝硬化腹水",给予保肝及利尿药,效果不显,故求治于中医。查体:肝大可及,腹部有移动性浊音。化验肝功能不正常,麝香草酚浊度试验7U,硫酸锌浊度试验14U,白蛋白2.8g%,球蛋白3g%,凡登白试验间接反应阳性。察其脉迟细,苔薄白。盖肝硬化腹水属于中医"臌胀"范畴,因其肿胀多在腹部而四肢无恙,故又有意称之为"单腹胀"。肝硬化腹水的形成是因肝之气血郁结不舒而横逆犯脾土,脾土受克则运化失常,清阳不升,浊阴不降,水谷之精微不能洒陈五脏六腑,水湿之浊阴不能转输排泄,清浊相混,壅塞而成本病。其本为脾土之虚,其标为水湿之实。故治疗宜补益脾胃、运化水湿,标本兼顾,而关键在于健运脾气,不再分利水湿。俾脾气一振,水湿自能运化。朱震亨云:"单臌胀乃脾虚之甚,正气虚而不能运化,浊气滞塞其中,今扶助正气,使之自然健运,邪无所留而胀消矣。"治疗时需用"大剂人参、白术佐以陈皮、云苓、苍术之类。"此诚属经验之谈。此患者虽苦于胀急,但不可用利水药以图一快。破气活血、攻下逐水诸法,最伤脾胃,用之不当不仅腹水不消,反伤正气而犯虚虚之戒。然病初起,尚有可救之机;若日久病深,恙根蒂固,则虽竭力亦难徒功矣。今处方如下:党参24g,苍术9g,白术9g,茯苓12g,泽泻9g,陈皮9g,桑皮9g,神曲9g,大腹皮9g,草豆蔻3g,以本方加减20余剂而腹水消、腹胀除。后又以平胃散加四君子汤调理以善其后,共服药30余剂。6年之后偶遇之,其云自上次病愈后,身健无恙,再未服任何中西药物。

第十一节 表里双解法在风温治疗中的应用体会

风温是感受风热之邪而引起的新感温病。包括现代医学所说的上呼吸道感染、流行性感冒、肺炎、急性支气管炎等多种疾病。叶桂云:"温邪上受,首先犯肺。"风温初起,邪在肺卫,表现为发热、恶风、咳嗽、口渴、脉浮数等症。其治法以辛凉宣泄以驱邪外出,即"在卫汗之可也"之意。吴瑭的辛凉轻剂桑菊饮、辛凉平剂银翘散等,至今仍为临床所常用。但是,风温初期的治疗并不那么简单,尤其对于发病急、病情重的某些风温病,有时难以控制病情的发展。因此,如何控制风温早期病势,遏制其传变,以提高风温的治愈率,是个值得研究的问题。

个人多年的临床观察发现,风温早期多表现为肺卫症状,但有不少是属于卫气表里同病。这是由于风热为阳邪,不仅起病急,且传变快,虽然邪中肺卫,但很快就出现里热的症状。尤其是就诊病人往往已经发病数日,表邪多有入里化热之势,因此,此时欲控制病情,须用表里双解之法;若单纯以透表法治之,药不达病所,疗效就会受到影响。因而在风温早期,注意分析是否有表邪入里化热之势,而及时地使用表里双解法,在风温早期的治疗中,有着更实际的意义。兹举两例加以说明。

例一:张某,男,40岁,1978年10月初诊。主诉:发热2天。体温高达40℃,恶寒,头痛,咳嗽,胸闷,恶心,纳差,小便黄,脉浮数,苔黄腻,病后自服解热镇痛西药和中药一剂,热未退。辨证为风温束表,兼入里化热之势,处方如下:荆芥穗9g,薄荷9g(后下),防风12g,半夏9g,藿香9g,连翘12g,栀子9g,黄芩9g,滑石15g(包煎),甘草6g,服上药一剂而热退身凉。此为解表清里之法,以荆芥穗、防风、连翘辛凉解表,栀子、黄芩、滑石清里泻热,半夏、藿香和胃化痰,虽高热40℃,予以表里双解、内外分消,热邪得以迅速驱除。

例二:王某,女,52岁,1980年9月初诊。主诉:发热恶寒7天。体温在38～39℃之间,身痛,口干苦,纳差,大便干,脉浮弦,舌苔黄燥。发热恶寒为风热束表,口苦、便干、苔黄是热入阳明,宜表里双解。处方:荆芥穗9g,薄荷6g(后下),连翘12g,防风9g,甘草6g,石膏18g(先煎),黄芩9g,大黄3g,服上药两剂热退。本方以荆芥穗、连翘、薄荷、防风辛凉解表,黄芩、石膏清气分热,大黄攻下泻热,为解表攻里并施也。

上两例在初诊时表现为表里同病,前者以解表与清里并用,后者解表与清热攻下同施,由于切中病机,故仅一二剂便愈。若仅按照辛凉宣透之法施治,可能取效慢,甚至不能控制病情。

表里双解一法是为表里同病而设,而风温病虽然初起表现为肺卫症状,但由于其发病急、传变迅速,不少病人在初诊时就可见表里同病的症状,此时只有表里同治,方能及时抓住病机,有效地截断病情发展。刘老临证体会,在温病初期,只要有入里化热之势,就应酌情采用表里双解法,即便是里证初显而不重;否则,若等到里证完全具备,再施清里之法,则疗效差而取效慢矣!

表里双解法用于温病初期,为历代医家所重视,如刘完素创双解散治疗热病初起,即是以荆芥、防风配大黄、滑石,表里双解;清·杨栗山创升降散,以蝉衣配大黄,内外分解;民国张锡纯创清解汤用于"温病初得,头痛、周身骨节酸痛,肌肤壮热,背微恶寒,无汗,脉浮滑者。"是以薄荷、蝉蜕配石膏而用,为我们在温病初期使用表里双解法提供了经验。

温病早期应用表里双解法,关键在于用药得当与否,只要分清表里轻重主次,权衡表里药物的比例而后用之,即无太过不及之弊。还应注意,若里证不甚严重,则不宜过用寒凉之品。

第十二节　痹证的辨治精要

痹证为临床上常见的疾病。寒痹不外散寒祛风、除湿、温经通络诸法，热痹又应宣痹清热。但病程有久暂，邪正有虚实，部位有上下，病性有寒热，故理法方药又当灵活多变，现略述几点临床体会，以供参考。

一、调气血

痹者即气血痹涩不通之意。《黄帝内经》也指出痹证是由风寒湿气之侵袭，与营卫相合而致，多正虚邪气稽留，故调理气血实为治病求本之法。然此法常为医者所忽视，临床常见一些医生治痹只重于祛邪，常处以大堆风药及活血化瘀之品，以为是遵"通者不痛"之经旨，其实不然，正气不复，邪气何以能却？故古人有"治风先治血"之经验。再观现代治痹之名方，如独活寄生汤、蠲痹汤、三痹汤、羌活续断汤等，皆为风药与参、芪、归、芍并用，其意在扶正与祛邪并施。我临证中总视病程之久暂，邪正之虚实，于祛风之剂中配伍参芪以益气，归芍以养血。且《本草纲目》载黄芪祛"诸痛之痛"；当归治"一切风"；白芍"除血痹、止痛"，补气血又兼祛风湿、止痹痛，一药二功，故为我所习用。临床证明治疗痹证调气血与祛风湿并举，虚实皆顾，不仅痹痛可较快缓解，而且往往会使患者精神振作，体质增强，此为西药所不及。尤其是类风湿关节炎，这是一种全身之慢性进行性疾病，患者不仅形体虚弱且精神上悲观失望。若徒用攻法，往往伤正碍胃，于病不利；反之，祛风通络之中注重调理气血，则能从根本上改善机体状态，使其缓慢产生抗病能力，树立战胜疾病的信心，最后达到控制病情之目的。

二、辨寒热

尽管痹证表现症状复杂，但总不越寒热两端。《素问·痹论》云："风寒湿三气杂至，合而为痹"是指寒痹而言，所谓"阳气多，阴气少"是指热痹而言。临床以寒痹为多，其关节冷痛，舌苔白，脉紧，非大辛大热之附子、乌头之属不能祛其寒气。然乌头辛热有毒，炮制不佳则易出事故，且本品易伤脾胃，故用之宜慎。附子作用较乌头和缓平稳，而有效成分与乌头相同，故为我临床所喜用。其次，寒痹兼热象而呈寒热错杂之候者，亦属多见，治疗又当寒热并用，仲景有桂枝芍药知母汤为医家所习用，但不必拘泥于这一方。1978 年我治疗一风湿性关节炎合并关节感染患者，其左膝关节肿痛积液，痛不可忍，呈被迫半屈位而不能着地。余辨证寒热错杂之痹证，投附子、桂枝以温通，知母、生地、忍冬藤以清热，伍以生黄芪、当归调和气血，寒热并用，补通兼施，服药二十余剂而症状完全缓解，调治数月即上班工作。可见寒热错杂之证，只要不离其治疗大法，遣方用药相当灵活。至于热痹一证多为风湿活动期，或急性风湿热初起，其表现发热、关节红肿热痛、苔黄脉数，血沉快，抗链"O"增高，治疗又当清热疏风胜湿，我习用《温病条辨》之加减木防己汤和宣痹汤。吴瑭称加减木防己汤为"治痹之祖方"，用于热痹确有实效。去年我曾治一女性患者，西医诊断为"类风湿关节炎急性进展期"，关节畸形，生活已经不能自理，用激素治疗难以控制，我即以加减木防己汤化裁应用，调治半年后不仅生活可以自理，而且能坚持工作。总之，分清痹证之寒热，这是用药的关键，临证中必须仔细辨别。

三、分上下

痹证之部位有上下之偏，药物的作用部位也各有不同，故临证中需要注意药物的选择应用，何种方药偏治何种部位，医者应熟练掌握，方能提高疗效。《金匮要略》麻杏薏甘汤治"一身尽疼"，实际上是祛风湿的一个方剂，但麻杏毕竟是肺经药，故作用偏表偏上，我曾经用本方治愈下颌关节炎多例。余曾经在江西医疗队期间，因受潮湿而患下颌关节炎，痛不能张口，我自拟麻杏薏甘汤加苓、术、附，几剂药便豁然而愈，至今不再复发。羌活胜湿汤为治疗风湿在表的方剂，风湿在表或偏上时多常用之。《伤寒论》葛根汤治疗太阳伤寒项背痛，我以此方加减治疗背部的痹证，疗效可靠，如曾医治一工人，因肺结核球而行病灶切除术后，又遇寒而致背部酸痛，夜间痛甚，难以入睡，屡治不效，我用葛根汤加防风、羌活、独活等祛风湿药，十余剂而治愈。腰腿痛亦为痹证常见症状，腰为肾之府，故用药以杜仲、川断、牛膝、寄生等健肾祛湿之品为佳。以独活寄生汤加减为适宜。湿热下注最易引起两膝关节之湿热痹，清热利湿宣痹是治疗大法，我多用宣痹汤加苦参、泽泻、赤小豆等清利之品，使湿热之邪由膀胱而去。当然痹证之部位虽然有上下之偏，但是不是绝对的，临床上还需要灵活对待。

此外，痹证是由风寒湿三气杂至而引起，大凡风气胜者为行痹，寒气胜者为痛痹，湿气胜者为著痹，其实这只是强调风寒湿三气各有所偏胜而已。我们用药就要依据病邪偏盛的不同选择不同的方药。如我最近治疗一位外伤性关节炎患者，两膝关节肿胀而积液，西医用消炎、止痛、抽液等方法无效，每次抽液 30～50ml，三天后积液又出现。我即于祛风湿之剂中重用防己、薏仁、苦参，显然此痹证是以湿为主。果然一周后积液基本消尽，疼痛亦明显减轻。

痹证是一种多发病，从仲景直至今日，中医积累了丰富的治疗经验，我的体会仅九牛一毛而已。

第十三节　热痹证治

热痹的发生，主要取决于患者体质和感受外邪两大因素。素体阴虚阳盛者，感受风、寒、湿邪，容易发为热痹。以感受之外邪而论，风、湿、热邪相兼侵袭人体，湿热蕴蒸，亦能产生热痹。此外，风、寒、湿三痹经久不愈，邪留经络，郁而化热，又可转化为热痹。由此可知，热痹实乃湿与热相搏，流注关节，阻于经络，气血流行不畅所致。故其病因应以湿热为源，风寒为兼；其临床表现有热偏盛和湿偏盛之异；其兼证可见寒象而成寒热错杂之证；而热邪最易伤阴，故热痹每有阴虚见证。因此，热痹有热胜、湿胜、阴虚、兼寒之证，临床必须明辨之。

热痹的治疗，总的原则是清热利湿、疏风通络。李杲之当归拈痛汤，主治湿热为病，肢节烦疼、肩背沉重、胸膈不利、遍身疼痛、足胫肿痛等症。吴瑭之宣痹汤，主治湿聚热蒸、蕴于经络、寒战热炽、骨节烦痛、舌质灰滞、面目萎黄的湿痹证。两方皆为治热痹之良方。故宗二位前贤制方之义，结合自己临床体会，治疗时随证选用，灵活变通。多年来治疗热痹患者甚多，疗效满意。

因所受外邪与患者体质的不同，在临床中，本病可见以下四证。

热痹热胜证，多见于痹证初期，发病较急，病程较短。患者关节红肿疼痛、灼热感明显，皮肤可见环形红斑，伴发热、恶寒、口干喜饮、大便秘结、小便灼赤，舌质红、苔黄腻偏燥，脉象滑数。治宜清热利湿、宣痹通络。处方：当归 12g，黄芩 9g，知母 12g，栀子 9g，连翘 12g，生甘草12g，生苡仁 24g，防风 12g，防己 12g，羌独活各 12g，忍冬藤 15g，海桐皮 15g。本方服 15 剂后，一般能退热，关节疼痛明显减轻，若能治疗月余，效果更好。

热痹湿胜证，可见于痹证初起或复发期，患病关节肿胀较甚、疼痛重着、灼热感轻度或不明显，伴发热或身热不扬，身体沉重，疲乏无力，纳呆欲呕，大便溏，小便短黄，舌苔黄腻，脉濡滑而数。治疗宜利湿宣痹、清热通络。处方：当归 15g，生苡仁 24g，防己 12g，苦参 15g，滑石15g(包煎)，生甘草 12g，半夏 9g，黄芩 9g，连翘 12g，防风 12g，秦艽 12g，忍冬藤 15g，海桐皮 12g，服本方 20 余剂，发热可除，关节肿胀疼痛可明显减轻，全身症状均能改善。

热痹阴虚证，多见于久罹痹证又复发作之患者，其病程较长，患病关节疼痛，或有肿胀灼热感，甚则轻度变型，常伴低热，五心烦热，形体消瘦，口干咽燥，大便干结，小便短少。舌红无苔或苔少，脉细滑数。治疗宜养阴清热、利湿宣痹。处方：当归 15g，生地黄 18g，知母 12g，黄芩 9g，连翘 12g，生甘草 15g，生苡仁 24g，滑石 15g^(包煎)。服上方 10 至 20 剂，低热能渐退，关节疼痛能减轻，关节肿胀消除，关节活动困难随着症状好转，亦能逐步恢复。

热痹多见于痹证初起或复发期，是疾病的一个阶段。治疗时一旦热邪已除，黄芩、栀子、连翘等清热泻火药物就当及时减去。但风、湿之邪缠绵难愈，祛风胜湿之品须继续使用，同时增以调理气血之品以善后，如此则能扶正与祛邪并举以增强疗效，缩短疗程。热痹后期，病人大多正气已虚，以致余邪留恋，影响疗效。此时如增以补气血之品，如黄芪、太子参、当归、白芍等品，使正气充实，鼓动血脉，则气血流行畅通，且能发挥祛风湿药物的功效，达到祛邪务尽之目的。

第十四节　淋证（泌尿系感染）治疗体会

程某，女，干部。年逾六旬，肾气已虚，因常食肥甘厚味及滋补之品，近又以思虑劳累而致周身不适、尿急尿痛、腰酸腿软、阴部发胀。曾赴某医院诊治，化验小便：尿蛋白（＋＋），白细胞 40～60 个/HP，红细胞 6～10 个/HP，诊断为急性泌尿系感染。口服及注射多种抗生素，症状改善不明显，尿培养有大肠杆菌，药敏试验除了庆大霉素为中度敏感外，其他抗生素均不敏感，故求治于中医。

泌尿系感染大抵包括在中医"淋证"范畴中，淋证有虚实之异，实者多责之膀胱湿热，虚者多属肾亏。此患者年逾六旬，肾气不足，正气内虚，加之平素多食肥甘厚味，常啖滋补，湿热内蕴，又值虚劳过度、正不御邪，致外在虚热之邪乘虚而入，湿热内外相合，留滞下焦，遂成是证。观其脉细滑，舌苔黄腻，脉证相符，此乃本虚标实，急者治其标，当以清利下焦虚热为务，以八正散合猪苓汤加减，处方如下：木通 4.5g，萹蓄 12g，黄柏 6g，甘草 6g，滑石 15g^(包煎)，车前子 9g^(包煎)，栀子 9g，瞿麦 12g，阿胶 9g^(烊化)，白茅根 15g，猪苓 9g，泽泻 9g，连翘 9g。服上方 14 剂后，尿痛及尿频、尿急明显好转，化验小便常规已无异常，小便培养无大肠杆菌生长。

因小便时仍稍有不适，故再进清利膀胱湿热之剂调理善后。

八正散一方为清利下焦湿热效方，现多用治疗急性泌尿系感染，余用此方并加若干清利之品以助利尿通淋之力，合猪苓汤意在利湿而不伤阴，祛邪而不伤正。

第十五节　辨证论治肝火胃痛一例

王某，男，20岁，患胃痛已5年，因年轻逞强不介意，不料近1个月来突然疼痛难忍，服西药效不显，遂来我院求治。据云过去胃痛绵绵而不甚，近1个月来痛剧，每晚加重，致彻夜难眠。但饮食尚佳，且易饥，并伴心烦口苦，烧心反酸，大便干，四五日一行，观其苔薄黄，查其脉弦，一派火热之象，乃肝胃气痛，日久化热，火性急迫所致，故疼痛难忍。河间在《素问玄机原病式》中云："酸者，肝木之味也，由火盛制金，不能平木，则肝木自甚，故为酸也。"肝脏体阴而用阳，肝阴不足则肝火偏旺。欲泻肝火，养血而柔之，苦寒以清之，故取芍药甘草汤合当归酸甘化阴以柔肝，金铃子散苦寒泻肝以止痛，左金丸寒热并用以清火制酸。取数方合用，共奏泻肝清胃之功。肝火犯胃之证忌刚宜柔，故香附、木香等理气之品，香燥走窜，易助火伤阴，所当慎用。乃书方如下：生甘草15g，白芍12g，半夏9g，黄芩6g，太子参12g，藿梗12g，川楝子6g，玄胡6g，当归6g，尾连6g，吴茱萸4.5g。5日后患者欣然而至曰：胃痛全消，夜寐得酣，我五年之痼疾，竟3剂而收功。为巩固疗效，故再来诊，并请赐给原方，以备旧疾复发时再用。刘老告曰："中医治病贵在辨证施治，今日之方只治今日之病，他日有病证候不同，方亦变更，否则恐难奏效也。"现胃痛虽除，尚需调理，并应注意饮食之寒热，食勿过饱，以养脾胃，则病有彻底痊愈之望，否则难保旧疾不复发也。患者深感言之有理，频频点头称是，遂索取新方，称谢而去。

第十六节　浅谈热入血室

热入血室一病，《伤寒论》一书中早有论述，是指妇女在月经期间感受风寒之邪所致。《伤寒论》对热入血室的症状描述，可归纳为三点：一是风寒之邪感于"经水适来"或"经水适断"之时；二是出现明显的精神症状，如"谵语""如见鬼状"等；三是寒热往来"如疟状。"

刘老曾参加赴山西医疗队，在某县医院协助门诊工作。遇一女患发热如疟，数日不退，烦躁抽搐，神志不清，西医用消炎、解热、镇静之剂，治疗罔效。经仔细询问，得知患者正当经水来潮时感受风寒而致此病，刘老曰此正是仲景所谓热入血室也，当以小柴胡汤解之。遂先用针刺合谷透后溪，三阴交透绝骨，强刺激，使患者稍稍安静；随后又处以小柴胡汤两剂。两天后，患者复诊时已经热退神清，基本治愈。可见仲景对热入血室的论述是符合实际情况的。

刘老认为外感热病与月经的变化有联系，因而临证中就要注意妇女的月经情况。有些医生对女患者不问月经变化，这是不对的。外感发热拖延日久不解，其中一些就是因为月经的"适来"或"适断"之时，感受外邪所致。遇到此类病人，于解表之中参以和解之剂，效果较好，这种思想就是受到仲景治疗热入血室方法的启发。

第十七节 谈桂枝加龙骨牡蛎汤的临床应用

桂枝加龙骨牡蛎汤出自《金匮要略》，其谓"夫失精家，少腹弦急，阴头寒，目眩，发落，脉极虚、芤、迟，为清谷亡血失精；脉得诸芤动微紧，男子失精，女子梦交，桂枝加龙骨牡蛎汤主之。"失精是由于阴阳两虚，则精关不固、封藏失守。故治以调补阴阳，令其阴平阳秘而精气内守。刘老用之治遗精，亦多效验，今举一例如下。

王某，男，19岁，学生。患遗精数月，多二三日一次，甚则每日皆作，自感神疲乏力，记忆力减退，经泌尿外科检查无异常发现。刘老拟桂枝加龙骨牡蛎汤加味：桂枝9g，白芍9g，甘草6g，五味子9g，龙骨18g^(先煎)，牡蛎24g^(先煎)，干姜3片，大枣3枚。仅服五剂而瘳。

刘老不但用该方治疗遗精，亦用之治疗遗尿，以其功能为调补阴阳，故主治肾虚遗尿，其理与治疗遗精相通。如张某，男，12岁，自幼遗尿，10余年来，曾多方求治，但苦于无法根治。我处以此方加减：桂枝6g，白芍6g，甘草4.5g，牡蛎24g^(先煎)，五味子9g，生黄芪15g，生姜3片，大枣4枚。仅服八剂，10余年之遗尿症竟获治愈。类似病例尚多，不一一赘举。

仲景用桂枝汤治自汗，乃取桂枝汤调和营卫，若加龙骨、牡蛎，则其止汗之功更强，故本方亦可用于盗汗、自汗之证，刘老临证用之，每获捷效。如马某，女，42岁，干部，患溃疡病多年，近1个月来汗出甚多，尤以夜间为重。刘老疏方如下：桂枝9g，白芍9g，甘草6g，牡蛎24g^(先煎)，浮小麦15g，五味子9g，生黄芪15g，生姜3片，大枣4枚。服5剂后，不仅汗出止，且胃痛亦缓解，以桂枝汤外能和营卫、内能调脾胃故也。

形成遗精、遗尿、自汗、盗汗的原因很多，而对于阴阳两虚，失其协调者，本方能补虚调阴阳，又有固涩之功，故用于临床，效果颇佳。

第十八节 从肝肾论治眩晕八法

眩晕乃临床常见内科疑难病，患者甚众，深受历代医家重视。古今医者论述颇多，《黄帝内经》有"诸风掉眩，皆属于肝"及"上气不足""髓海不足"等记载；河间崇风火，丹溪力倡痰，景岳独主虚；近代医家皆归因于风、火、痰、虚、瘀五端。刘老临证70余载，体会到眩晕乃肝肾两脏本虚标实之证，总结从肝肾论治眩晕八法。在具体临证时辨证施治，灵活运用八法；或从肝治，或从肾治，或肝肾同调，所治甚众，往往覆杯而愈。

一、肝气郁结之眩晕当疏肝解郁、清利头目

肝木性喜升发条达，体阴而用阳。《丹溪心法·六郁》云："气血冲和，万病不生，一有怫郁，诸病生焉。故人身诸病，多生于郁。"人身之气血运行不息，升降有度，出入有节，全赖肝之疏泄条达。气机郁滞，则脏腑功能失调而发生多种病变。头目为清空之窍，忧思郁结，气机不疏，气血不调，久则化热。热郁伏于内不得发泄，可出现烦躁失眠、胸胁胀满、善太息等，甚者影响神明，导致头晕目眩。临床多见于中青年女性，表现为头晕目眩、郁郁寡欢、胁肋胀满、频频叹息，舌淡，脉弦。治疗当以疏肝解郁、清利头目为法。方用逍遥汤加蔓荆子、荷叶、蝉蜕。逍遥汤中柴胡重用主治寒热往来，轻用则疏肝解郁；薄荷重用解表发汗，轻用则清肝达郁。因此使用本方的关键在于柴胡、薄荷两药的剂量宜小不宜大，量大则药过病所，不能为功。

二、肝阳上亢之眩晕当平肝息风、潜阳降逆

肝为将军之官、风木之脏，其性刚主动主升，若肝阳上亢，易致气血并走于上，而产生眩晕。诚如《素问·生气通天论》所言："阳气者，大怒则形气绝，而血菀于上，使人薄厥。"薄厥实乃眩晕昏仆之病。情志不遂，阳升风动，肝阳上亢，扰乱脑中气血，故眩晕昏仆。临床常见于素体阳盛之人，表现为头晕目眩、耳鸣，甚者头痛而胀、心烦易怒、面红目赤、口苦、失眠多梦，舌红、苔黄，脉弦数。治疗当以平肝息风、潜阳降逆为法。

方用天麻钩藤饮加杭菊花、白芍、桑椹、醋鳖甲等。此类眩晕治疗重

点是平肝潜阳。但不可忽视以下三点：其一，肝为刚脏，内寄相火，平肝之中兼可清肝，清肝必用寒凉之品，此时谨防戕伤胃气。其二，肝以阴为体，以阳为用，补肝阴可平肝阳。其三，乙癸同源，滋补肾阴亦可制肝阳，但补肾阴切忌呆补、蛮补，而要滋而不腻、补而不滞。临证时常用杭菊花清肝，大剂白芍柔肝养阴，桑椹、醋鳖甲补肾阴。

三、肝火炽盛之眩晕宜清肝泻火、疏肝养阴

或因郁怒，或因忧思不解，而致肝气郁结，郁而化火，正所谓"五志过极，皆从火化"。如患者素体阳盛，盛极化火，肝火上炎，扰乱脑窍，故头晕耳鸣，甚者昏仆强直。正如《素问·六元正纪大论》所谓"木郁之发……民病胃脘当心而痛，上支两胁，膈咽不通，食饮不下，甚则耳鸣眩转，目不识人，善暴僵仆。"临床常见于青壮年阳盛火旺之体，表现为口干口苦、面红目赤，舌质红、舌苔黄，脉弦数。阳盛化火，肝火内炽，上炎为害，治宜清肝泻火。根据"热者寒之"，"木郁达之，火郁发之"之旨，刘老认为治疗肝火炽盛之眩晕，清肝泻火实属必须；但一味清肝泻火并非上策，适当配伍疏肝养阴之品方为良法。以自拟泻肝汤如下：龙胆草6g，山栀子9g，青子芩10g，青黛3g$^{(冲服)}$，全当归6g，生地黄12g，白芍12g，醋柴胡6g，另配合升麻、桑叶、薄荷等清轻宣散之品治疗。

四、肝血亏虚之眩晕宜补血养血、柔肝止眩

肝属木，主藏血，肝虚血少则虚风摇动，出现眩晕、肢麻、烦躁、易怒诸症。《素问·五脏生成》谓："肝受血而能视，足受血而能步，掌受血而能握，指受血而能摄。"《灵枢·脉度》云："肝气通于目，肝和则目能辨五色矣。"肝血亏虚，则目不能视，五色不分，则发为眩晕。《证治汇补·眩晕》谓："肝家不能收摄荣气，使诸血失道妄行，此眩晕生于血虚也。"肝血不足，血失濡养，血虚生风，风扰清空，眩晕乃作。刘老认为肝血亏虚之眩晕的主要特点在于眩晕不甚，但病程较长，可见到血失濡养之征象。临床表现为头晕目眩，眼睛干涩，视物模糊，唇淡面白，爪甲不华，手足麻木，发色不泽，心悸少寐；女性可见月经量少，甚则闭经；舌质淡、苔薄白或少苔，脉沉细弱。治法当取补血养血、柔肝止眩之法。以八珍汤合当归补血汤或者归脾汤加鸡血藤、阿胶等补血养血之品治之。补血乃治疗肝血亏虚眩晕之正法，然单用补血之法，手段过于单一，疗效不佳；"有形之血不能速生，无形之气所当急固"，补气乃治疗血虚之速法。用药宜气血并补，动静结合。

五、肝阳虚馁之眩晕应温阳暖肝、降逆和胃

肝为厥阴之脏，易寒易热。如肝阳不足，则阴寒内盛，清阳之气不得温运于上，故眩晕耳鸣。何以见得？《素问·至真要大论》曰："厥阴之胜，耳鸣头眩，愦愦欲吐，胃膈如寒。"肝为木脏，胃属阳土，肝寒犯胃，胃浊上逆，故愦愦欲吐、胃脘部有冷感。临床常见于素体阳虚而致肝阳渐衰或寒邪直中肝脉之人，临床表现为：头晕目眩，四肢不温，巅顶空痛而晕，口吐清涎，纳少腹胀，男子精冷、阳痿，女子月经不调，舌暗淡，苔薄白，脉弦迟无力。治疗宜用温阳暖肝、降逆和胃之法，方用吴茱萸汤加炒三仙、陈皮等药。肝阳虚馁之眩晕虽不多见，但亦不可忽视，对于辨证确属肝阳虚馁眩晕，可放胆使用吴茱萸汤。在使用吴茱萸汤时，刘老经验是：吴茱萸汤药味较少，药量可适当偏大，制大其服，收功甚捷。对于胃寒较甚者，生姜用量须大至 20～30g。

六、水不涵木之眩晕应育阴潜阳定眩

水不涵木则肝肾阴虚液亏，风阳易升。其变动在肝，根源在肾。正如《素问·五脏生成》曰："头痛癫疾，下虚上实，过在足少阴、巨阳，甚则入肾。"刘老在临证中体会到阴虚阳亢之证，其发展过程，阴虚与阳亢有轻重不同，或以阳亢为主，或以阴虚为主。当以平肝之法治其标，滋肾养肝之法治其本。平肝的同时，着眼于养肝之体，最后同调肝肾二脏以善其后。叶桂在《临证指南医案·中风》中指出："肝为风脏，因精血衰耗，水不涵木，木少滋荣，故肝阳偏亢，内风时起。"素体阳盛，或长期郁怒，熬夜工作，阴血暗耗，肝阳上亢，风阳升动，眩晕乃作。此为水不涵木、风阳上扰之机。临床表现为：头晕目眩，心烦不得卧，筋脉拘急，肢体震颤，手足蠕动，舌绛少苔，脉细数。治疗宜育阴潜阳定眩为法，以张锡纯之镇肝熄风汤为基础进行化裁。在应用镇肝熄风汤时须注意三点：其一，怀牛膝用量须大，可至 30～45g，重用怀牛膝以引血下行、直折亢阳，此乃平肝息风定眩之又一蹊径。其二，运用金石之药（如代赭石、龙骨、牡蛎）平肝潜阳实属必要，但不能久用，见好收工；否则易伤胃气，胃气伤败，得不偿失。其三，兼顾肝脏生理和病理两方面，平肝、镇肝的同时须注意疏肝、柔肝。

七、肾精不足之眩晕应补肾填精、养髓止眩

肾为先天之本，藏精生髓。若先天不足，肾阴不充，或老年肾亏，或久病伤肾，或房劳过度，导致肾精亏耗，不能生髓，髓海不充，上下俱虚，

发为眩晕。临床表现为：头晕日久，精神萎靡，耳鸣健忘，头重脚轻，腰膝酸软，遗精阳痿，舌质淡红，脉象沉细。如《灵枢·海论》所谓："髓海不足，则脑转耳鸣，胫酸眩冒，目无所见，懈怠安卧。"根据《难经·十四难》："损其肺者，益其气；损其心者，调其荣卫……损其肾者，益其精"之论述，宜采用补肾填精、养髓止眩之法。以自拟补肾生髓汤治疗，药物组成：熟地 15g，当归 12g，白芍 9g，阿胶 12g^(烊化)，川断 12g，桑寄生 12g，桑椹 15g，党参 12g，珍珠母 24g^(先煎)，枣仁 9g，茯苓 12g，甘草 6g。

八、阴阳两虚之眩晕应平补阴阳、养脑定眩

论治阴阳两虚之眩晕，吾推崇张介宾先天学说。张介宾在《黄帝内经》"上虚则眩"基础上，着重对下虚致眩做了论述。《景岳全书·眩晕》曰："头眩虽属上虚，然不能无涉于下。盖上虚者，阳中之阳虚也；下虚者，阴中之阳虚也。阳中之阳虚者，宜治其气……阴中之阳虚者，宜补其精。"着重强调精气并补是治疗阴阳两虚眩晕的不二法门。刘老认为阴阳俱虚之眩晕的根本在肾，而肾为阴阳水火之宅，故主张以阴阳为纲论述眩晕的病因病机，以阴阳互生互长之论确定治疗大法。阴阳两虚之眩晕临床常表现为：头晕空痛，精神萎靡，少寐多梦，健忘耳鸣，腰酸遗精，齿摇发落。偏阴虚者，颧红咽干，烦热形瘦，舌嫩红，少苔，脉细数；偏阳虚者，四肢不温，舌质淡，脉沉细无力等。根据"虚者补之，损者益之"之旨，治疗上采取平补阴阳、养脑定眩之法，方用自拟补虚益损定眩汤：怀地黄 15g，怀山药 10g，枸杞子 12g，山萸肉 12g，菟丝子 9g，牛膝 24g，杜仲 10g，川断 9g。偏于阳虚者加鹿角胶、肉桂；偏于阴虚者加龟甲、炒三仙。使用温肾药时，多用平和之剂，少用燥烈之品，取"少火生气，壮火食气"之意。同时虑及阴阳两虚之眩晕，患者多为年老体弱者，故常加炒三仙以助运化。

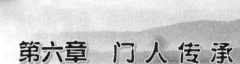

第六章 门人传承

第一节 传承脉络图谱

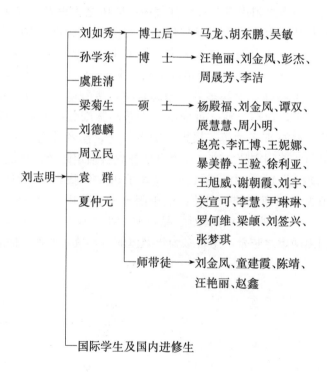

```
                  ┌─刘如秀──→ 博士后 ──→ 马龙、胡东鹏、吴敏
                  │
                  ├─孙学东      博  士 ──→ 汪艳丽、刘金凤、彭杰、
                  │                        周晟芳、李洁
                  ├─虞胜清
                  │            硕  士 ──→ 杨殿福、刘金凤、谭双、
                  ├─梁菊生                 展慧慧、周小明、
                  │                        赵亮、李汇博、王妮娜、
                  ├─刘德麟                 暴美静、王骏、徐利亚、
                  │                        王旭威、谢朝霞、刘宇、
  刘志明 ─────────┼─周立民                 关宣可、李慧、尹琳琳、
                  │                        罗何维、梁颀、刘签兴、
                  ├─袁  群                 张梦琪
                  │
                  ├─夏仲元      师带徒 ──→ 刘金凤、童建霞、陈靖、
                  │                        汪艳丽、赵鑫
                  │
                  └─国际学生及国内进修生
```

第二节 传承概况

刘老于 1925 年出生在湘潭中医世家。高祖是悬壶湘水两岸的名医，因出诊从不坐轿，常怀揣草药，步行出诊，被称作刘四差马。曾祖是国医刘

碧泉，叔父是当地的名医。刘老自幼在祖父辈的严格教导下学习中医。14岁时，刘老正式拜师于江南名医楚九郎中得意弟子杨香谷门下，从学三年，尽得真传。由于刘老家学深厚，又悉承名家衣钵，加之天资聪颖，勤奋刻苦，悬壶未久，即崭露头角，仁心仁术，广被传颂，闻名三湘。新中国成立后，刘老参加了卫生部中医进修学校学习。在此期间，刘老从师于清宫御医袁鹤侪老先生，得其亲授，医术精进。

如今，刘老已扬帆医海七十余年，取得了辉煌的成就，积累了丰富而宝贵的经验。为了发展中医药事业，刘老在精研中医的同时，更将大量心血倾注于中医药高级人才的培养工作。自1978年恢复研究生制度以来，刘老被确定为硕士研究生导师、全国首批博士研究生导师、首批博士后指导老师。对于研究生培养工作，从考试命题、复试录取，到指导研究生选题、开题、培训临床技术，再到论文修改，刘老都是不假他手，亲力亲为。1990年，刘老又承担起国家中医药管理局、卫生部、劳动人事部确定的第一批全国老中医药专家师带徒工作。刘老按照二部一局的文件精神，带徒之时兢兢业业、一丝不苟，对学术继承人高标准、严要求，更毫无保留地把自己多年的从医经验、研究心得传授给后学青年。

刘老深爱中医教育事业，执教几十年来，为培养中医药后继人才呕心沥血、辛勤耕耘。在刘老的精心培育下，其弟子门生现已遍布海内外，很多已成长为业务骨干、专业领导、学术带头人。原中国中医科学院副院长梁菊生研究员，原中国中医科学院广安门医院副院长孙学东主任医师，中日友好医院主任医师夏仲元，江西中医学院教授、主任医师虞胜清等，都曾师从刘老，现均为中医药行业的领军人物，正在各自的工作岗位上为中医事业的弘扬和发展做出贡献。

现任中国中医科学院广安门医院心内科主任医师、博士研究生导师刘如秀是刘志明的学术继承人，刘如秀早年毕业于具有"北协和，南湘雅"美名的湘雅医学院，随后在湘雅医院内科，心内科从事临床、科研、教学14年，具有雄厚的西医功底。1991年被卫生部、劳动部、人事部、国家中医药管理局录取为中国中医研究院全国第一批名老中医刘志明学术继承人。在刘志明的精心指导下刘如秀完成三年中医理论和临床的学习，期间发表论文获得1992年全国老中医药专家学术经验继承工作论文一等奖，其中医学术水平已达到相当的造诣。自1994年至今，刘如秀一直致力于刘志明临床经验、学术思想研究，科研成果斐然。其科研成果"刘志明通阳活血法治疗病态窦房结综合征经验传承研究"等荣获中华中医药学会科学技术三等奖1项，中国中医科学院科学技术进步三等奖2项，二等奖1项（一等奖空缺）。指导的博士后、博士、硕士论文"刘志明老中医通阳活血法治疗病态窦房结综合征的临床与基础研究"等多次获得中国中医科学院优秀论文奖。先后在国内外核心期刊杂志发表学术论文 120 余篇，其中 SCI 收录 4 篇，PUBMED 收录 10 篇。出版《实用中西医结合心律失常学》《充血性心力衰竭》《刘志明医案精解》等论著 8 部。其研制的强心复脉颗粒因疗效确切，安全性好，已申请国家发明专利和国家六类新药。此外，刘如秀主任传承刘老衣钵，先后培养博士后 3 人，博士 4 人，硕士 16 人，师带徒 3 人，为中医教育事业发展添砖加瓦。

第三节 从师心得

一、刘志明治疗中风八法及临床应用

中风列于风、劳、臌、膈四大难治病之首，它以偏枯、喎僻、言謇，甚或昏仆不知人为主证。并具发病年龄多在四旬以上、起病卒暴、变化迅速、见证多端、死亡率高、病后多有后遗症等临床特点。

刘志明老师根据经典论述，参照前贤论萃，结合自己的临床经验，认为中风乃本虚标实证。其发病年龄多在四旬以上是本虚的重要标志；长期情志失调，酒食不节，房劳损伤以及久病等是最终导致本虚的基本原因。中风证候有虚、实的不同，其中属实者虽有风、火、痰、瘀之别，但其病理机转均源于本虚，本虚不越阴、阳两端，阴阳任何一方的偏虚，都能导致另一方的偏胜。在一般情况下，阴阳偏衰偏胜并见者，临床多表现为虚实夹杂之证；阴阳偏胜发展严重，可致阴阳暴盛而发为闭证，阳暴张者为阳闭，阴暴盛者为阴闭；若阴阳偏衰严重，以致正虚已极，则可见阴阳虚竭之脱证。

由于中风为本虚标实证。故刘老根据《内经》"甚者独行""间者并行"的理论，提出中风治则：阴阳虚甚者固本；阴阳暴盛者治标；阴阳偏衰偏盛者标本兼顾。并在此基础上，将治本与治标的具体方法，综合为固脱、开闭、滋阴潜镇、养血息风、补肾化痰、健脾化湿、益气通瘀、扶正祛风等治疗中风八法。现介绍如下：

（一）固脱法

适宜中风阴血大亏，元阳虚绝之脱证。以突然昏仆，不省人事，目合口开，鼻鼾息微，手撒遗尿，脉细弱为主证。代表方如独参汤、参附汤。临床运用时，人参用量宜重，常倍于附子。

（二）开闭法

适宜中风阴阳暴盛之闭证。然闭证有阳闭、阴闭之分，故开闭之法亦有辛凉、辛温之别。

1. 辛凉开闭 主肝肾阴亏，风阳暴张，气血上逆，痰火壅塞，阳气暴盛之阳闭。以突然昏仆，不省人事，两手握固，牙关紧闭，面赤气粗，舌苔黄腻，脉弦滑而数为主证，若痰热偏甚者，应急用清热祛痰，芳香开窍之安宫牛黄丸、至宝丹为佳；风动抽掣者，投以清热解毒、镇痉开窍之紫雪丹为宜。

2. 辛温开闭 主痰壅气闭，阳气不运，阴气暴盛之阴闭。以静而不烦，面白唇紫，痰涎壅盛，四肢不温，苔白滑腻，脉象沉滑为主证。用苏合香丸辛温透窍以治标。此属治标之法，应中病即止，一旦神清，便当他图。

（三）滋阴潜镇法

滋养肝肾以治本，潜阳镇熄以治标，共奏滋阴潜镇之功。肝肾阴虚乃因精血衰耗所致，阴虚不能制阳，临床表现为中风兼见头晕头痛，目蒙耳鸣，或少寐多梦，脉细弦，舌偏红，多呈虚实夹杂证候，用此法虚实兼顾。甚则肝阳暴动，内风鸱张，气血上逆，痰火壅塞而发为阳闭，除急投辛凉开闭之外，多以此法重用潜镇。

历代滋阴潜镇方剂颇多，刘老常用天麻钩藤饮加减。常加菊花、珍珠母或牡蛎、龟甲、地龙等潜镇、通络，以及豁痰开窍之菖蒲、远志，清火化痰之竹沥、竹茹、天竺黄、川贝等药。若内风弛张而见惊厥抽搐者，可增羚羊角，或以水牛角代之，若肝火炽盛者，即加龙胆草。又因阳亢风动最多夹痰，故滋阴之品，刘老喜用何首乌、桑椹、白芍等药，取其滋而不腻。

（四）养血息风法

主治心营亏耗引动肝风，肝火上扰之中风。盖心主血，肝藏血，心血亏耗可导致肝血不足，而引起肝阳上亢、肝风内动；又因血虚液耗，阴不涵阳，易致心火夹厥阴相火升腾炎上，故心营亏虚多兼风阳内动、肝火上炎为患，临床多兼心悸头晕，虚烦少寐，脉细数或细弦，舌尖红苔干。可选复脉汤、生脉散等方。其中人参改太子参，去姜、桂加当归、白芍、何首乌等药以增强养血和营之功；加枣仁、柏子仁、茯神养心安神；加天麻、钩藤、石决明、珍珠母等平肝潜镇，或酌配豁痰开窍、清火化痰药。

（五）补肾化痰法

主治肾元亏虚所引起的中风，甚者兼见四肢逆冷、汗出痰壅、面赤如妆，脉浮大无根或沉细，此为肾阴衰竭于下，虚阳浮越于上，痰浊随之上泛，堵塞窍道，将成暴脱之中风危证。轻者仅见语声不出，肢体偏废。用此法固本为主，稍佐治标。方如地黄饮子，既可温补下元，摄纳浮阳，以防虚脱，又能开窍化痰，交通心肾，标本兼顾。临证时，兼见气虚者，增党参、黄芪；偏肾阳虚而见腰膝冷感者，加重附、桂之用量，或酌增淫羊藿、仙茅等药；偏肾阴虚见痰热者，去附、桂，加清化热痰之品。但若气火上升，肝阳偏亢而猝然中风者，本法不宜使用。

（六）健脾化湿法

主治因脾气虚弱，中土不运以致湿聚痰生引起的中风。轻者仅兼见体丰面白，头目昏胀，困倦懈怠，纳呆脘痞，脉滑苔腻等症，则用此法健脾气以治本，化湿痰以治标。因标本有所侧重，故选方亦有不同，刘老常用苓桂术甘汤偏重治本，二陈汤、导痰汤偏重治标，而十味温胆汤为标本并重之剂。若痰湿壅盛，闭塞清窍，阳气不运而发为阴闭者，可于辛温开闭之后，继用导痰汤加味祛痰开窍。

（七）益气通瘀法

此法主治气血虚弱，脉络瘀阻之中风。临床表现为偏枯伴神疲乏力，少气懒言，语声低微，或自汗心悸，饮食不振，舌淡苔少，脉虚无力，多属中经络症状及后遗证。常用王清任的补阳还五汤，其中黄芪重用，俾气足而血行畅，配归尾、赤芍、川芎、桃仁、红花活血祛瘀，地龙通经络，共奏补气活血，祛瘀通络之功。关于本方的应用，张锡纯曰："然王氏书中，未言脉象何如。若遇脉之虚而无力者，用其方原可见效。若其脉象实而有力，其人脑中多患充血，而复用黄芪之温而升补者，以助其血愈上行，必至凶危立见。"（《医学衷中参西录·治内外中风方》）诚经验之谈。临床若见阴虚阳亢，风火上扰之中风，使用本方切宜慎重。必待阳亢风动已平，症情稳定，确具气虚血瘀证候，方可使用，此时应与滋养肝肾、潜阳息风之剂配伍，以防其肝阳复亢。

（八）扶正祛风法

中风发病，外风为诱因之一，且每多夹寒、夹湿为患。对于外风诱发的中风，可运用本法施治。临床表现兼见寒热，肢体拘急，苔白腻，脉浮滑。但因人的体质与感邪之不同，证候有寒化、热化之异，选方用药显然有别。大秦艽汤调理气血，偏于祛风清热；小续命汤扶正助阳，偏于祛风散寒。临床不可不辨。

【病案举例】

例一：谈某，女，50 岁，农民。1955 年 3 月 25 日白天赴田间途中，猝然昏仆于地，当即抬回家中，急邀刘老往诊。患者昏迷，大汗淋漓，口微张，唇白舌淡而胖，体胖，喉中痰声辘辘，呼吸微弱，肌肤稍有凉感，脉细滑。此属中风脱证，兼有痰浊闭阻，症情危笃，急宜回阳固脱，稍佐化痰。处方：人参 15g，黄芪 24g，制附子 15g^(先煎)，生南星 9g，生姜 5 片。浓煎徐徐喂服。服药一剂，痰声辘辘著减，汗出减轻，肌肤渐温。服三剂后，逐渐苏醒，但不能言语，右侧肢体偏瘫。盖肥人多痰，故从痰论治，以十味温胆汤加减，服药二十余剂，虽右侧肢体活动仍欠灵便，但已能扶杖独行，料理自己的日常生活。

按：此例中风，发病即为脱证，病极危笃，故刘老急投大剂参、附，倍加黄芪以益气固脱，救本为先，闻痰声辘辘，且患者肥胖，故佐生南星、生姜以化痰。苏醒后，更以十味温胆汤，并佐以扶正之品，故收到了一定的效果。

例二：李某，女，65 岁，家庭妇女。1981 年 3 月 12 日下午五时许，突然跌倒不能站立，自觉左侧肢体不灵便，语言不利，伴头晕，恶心。当晚送某医院急诊，行腰穿，遭到患者拒绝，于翌日请刘老诊治。自诉头昏耳鸣，左手不能举，左脚不能行，舌与鼻唇沟稍左歪，流涎，吞咽困难，甚则呛咳，语言謇涩，恶心，汗出较多，脉弦滑，苔薄黄。血压 170/100mmHg。刘老诊断为中风，证属肝肾阴亏，阳亢风动，夹痰痹阻经络。拟滋阴潜镇，重在平肝通络，豁痰开窍。方用天麻钩藤饮加减，合牛黄清心丸。处方：钩藤 9g^(后下)，菊花 9g，珍珠母 24g^(先煎)，石决明 24g^(先煎)，菖蒲 6g，远志 6g，半夏 9g，黄芩 9g，茯苓 9g，寄生 12g，牛膝 12g，何首乌 15g。另：牛黄清心丸 5 粒，每日一粒。服五剂后，即能行走二三步，左上肢亦能抬举平肩，语言较前流利，饮水已不呛咳，血压 150/100mmHg，余症均减。二诊，寄生改为 15g，增太子参 12g，停用牛黄清心丸。此后，即以上方随证化裁，服药三十余剂，口角歪斜完全恢复，左侧肢体活动自如，语言清晰，现能料理较轻家务活。

按：本例刘老运用滋阴潜镇之法，初起重在治标，继而加强固本，用药井井有条，故取效迅速。

例三：赵某，女，53 岁，银行职员。1980 年 12 月 18 日初诊。患者有风湿性心脏病史，因脑栓塞而致右半身不遂，现感右侧头面部及肢体麻木，手足活动不灵便，手指有如带皮手套，下肢从足趾麻至膝盖，语言不利，舌体强，晨起面部浮肿，胸闷气短，有时心慌，口干不饮，大便软，脉濡细滑，苔薄白。刘老诊为脾阳不振，痰湿阻滞之中风。治以健脾温化痰饮，佐开胸散结，方用苓桂术甘汤合瓜蒌薤白汤化裁：茯苓 12g，白术 9g，桂枝 3g，甘草 8g，瓜蒌 12g，薤白 9g，太子参 12g，生黄芪 12g，生薏仁 24g，防风 9g。服七剂后，面部浮肿除，肢体麻木感著减，语言较前流利，舌体稍觉灵活。嗣后以此方出入，服药二月余，右侧头面肢体麻木感完全消失，手足活动正常。

按：此案心痹病机为脾不化饮，以脾虚为本，痰饮为标；中风亦为痰阻经络所致，脾虚亦为其本，痰湿为标。二者病机相似，标本一致，均属本虚标实之证。刘老选用苓桂术甘汤健脾助运以扶本，合开胸散结之瓜蒌薤白汤，温化痰饮以治标，二病同治，标本兼顾，而获显效。

例四：杨某，女，66岁，退休工人。1980年9月8日初诊。患者于本月6日下午3时许坐于家中，突然感觉左上肢麻木无力，不能持物，左下肢酸软乏力，难以抬步，由家属背来就诊。症见：语言謇涩，口唇麻木，伴头胀，大便干，脉弦，苔薄黄，血压190/106mmHg。昨至友谊医院确诊为脑血栓形成。刘老诊为中风，先以天麻钩藤饮滋阴潜镇，投药十剂，至9月20日言謇已除，左侧肢体活动好转，血压降至160/90mmHg，唯药后嗜睡，神疲乏力，脉细弦，合补阳还五汤。处方：黄芪18g，当归9g，赤芍13g，川芎6g，地龙12g，钩藤12g[后下]，菊花9g，牛膝12g，寄生15g，石决明30g[先煎]，菖蒲6g，远志6g。上方随证加减，连服月余，左上肢活动恢复，左下肢能行走，余症亦除，追访年余未发。

按：本病先用滋阴潜镇法，后见气虚，即与益气通瘀法合用，因而取得稳固疗效。

结语：本文简要叙述了刘老对中风本虚标实的理论，重点介绍了他的治疗中风八法及临床应用，并列病案加以说明。然刘老的学术造诣颇深，经验丰富，本文阐述或有以偏概全及欠妥之处，均当责之于笔者水平有限，请批评指正。

（虞胜清　整理）

二、刘志明治疗老年病的经验

刘老长期从事中医内科临床工作，近年来，又潜心于老年疾病的研究，并在临床实践中取得了较好的效果。兹将刘老治疗老年病的经验整理如下，以供同道参考。

（一）阴为阳基，老年补肾药宜润滋

生长壮老已，是生命活动的自然规律。人至老年，必然出现鬓发斑白、听力减弱、目视昏花、齿枯脱落、二便不利、记忆减退，以及佝偻、步履迟缓等一系列生理变化和老年特征。从《内经》中可以看出，老年所带来的这些变化与其精血之亏耗、肾气之虚弱，不无密切关系。刘老根据老年人的体质特点和老年疾病多兼肾虚的病机，提出了"老年病治重肝肾"的学术观点。认为：老年人多虚损之证，无论生理性的衰退，还是病理性的致虚，总以精血之亏耗，脏阴之损害为先，这是导致老年慢性疾病的根本原因。因此，滋养肝肾乃是老年患者临床常用的重要法则，刘老喜用何首

乌、枸杞子、桑椹、黄精、桑寄生、牛膝、川断、杜仲、女贞子、旱莲草、当归等。此类药性味多甘平或兼微温，作用平和，善收缓功，且滋而不腻，还可保养胃气。至于熟地、紫河车、龟甲胶、阿胶等，多为血肉有情之品，味厚滋腻，有碍胃气。故非在精血大亏之时不用，非用不可者，亦当佐以理气健胃之品。

对老年病，刘老既重视养肝肾之阴，又强调温肾助阳的应用。张介宾谓：阴亏于前，阳损于后，老年疾病中属阳虚者，多为阴损及阳，其中又有微甚之别。阳虚不甚者，则选用巴戟天、肉苁蓉、淫羊藿、菟丝子、冬虫夏草等，其药性虽温不燥，有温滋之长，较为适合于老年人。对于命火衰竭、阴寒内盛所引起的疾患，则可选用附子、肉桂、干姜等温肾助阳的药物。然而，此类药总属温热燥烈之品，有伤精耗阴之弊，故临床用之当慎。

（二）五内相关，补肾与调五脏相结合

临床上老年人较多慢性疾患，而五脏虚损常是这些疾病的病理学基础。根据"五脏之真，唯肾为根"（《医贯》）的理论，临床通过补肾法可治疗多种老年性疾病，其治疗作用主要体现在它对于人体功能的加强和调节。然而，对于脏腑虚损证的治疗，单纯施以益肾的方法似嫌力薄，只有把补肾与调养其他脏腑结合起来，才能更有效、更具体地发挥扶正培本的作用。

基于上述认识，刘老在老年临床针对不同的脏腑疾患，常采用补肾与调养五脏相结合的方法。如滋养肝肾法、脾肾双补法、双滋胃肾法、补肾养心法、益肾化痰法等。这些扶正培本方法的使用，既立足于老年人精亏肾虚之全局，又着眼于脏腑病变之局部，对改善老年人的体质，驱除病邪，恢复健康，颇有意义。

由于肾与五脏是一种相互资生的关系，所以通过调养五脏气血，又可达到治肾的目的。在调五脏以治肾的问题上，刘老尤为重视脾胃的调养。老年人所表现的精血不足，与其脾胃之气薄弱、消化吸收能力差有很大的关系。脾为生化之源，补脾即能补肾。所以，通过健脾补中，开气血生化之源，是切合老年人体质特点，从而达到治肾的有效途径和方法。如对于老年人慢性泌尿系疾病，刘老认为其病机要点为下焦湿热，治疗上一般采用清热利水之猪苓汤为主方，增石韦、茅根、车前子、薏苡仁等，并辅以生黄芪、太子参等健脾益气之品，以扶助后天，资养先天，俾正气恢复，达到祛邪除病之目的。这种治后天、养先天，调五脏以治肾的方法，在临床确可收到事半功倍的效果。

（三）本虚标实，扶正培本不忘祛邪

刘老强调，补肾乃治本之根本法则，运用补肾法于老年临床，尚须认

清虚实标本，在治重肝肾思想指导下，处理好扶正与祛邪的关系。

老年疾病，除较为单纯的五脏虚损证外，而兼标实者，即本虚标实、虚中夹实之证，亦属多见。《素问·通评虚实论》云："邪气盛则实，精气夺则虚。"本虚主要是脏腑之气的不足，首先是先天肾气的亏乏；标实，乃指病邪，不外六淫、七情、饮食内伤等，或由之作用于人体而产生的病理产物（痰、瘀、湿、滞、火等）。尊年之人，根本虚衰，最易招致邪侵，而且老年气化不力，血行不畅，邪之易聚难散。所以，这些病理产物在老年疾病中表现较为突出。治疗上能否及时有效地消除之，对于疾病的转归、预后关系极大。刘老认为，老年慢性病之祛邪，一般应与扶正培本相结合，即在扶正的基础上祛邪，这样较为符合"虚中夹实"之病情。譬如老年人之中风，其病机中心在肝肾，但病变又可影响到经络、气血及其他脏腑，导致一系列的功能紊乱，产生风、火、痰、瘀，形成阴虚阳亢、风火上扰、风火夹痰、气虚血瘀等各种不同的病机，治疗上则有滋阴潜阳、养血息风、益肾化痰、益气通络等法的区别，但皆不越扶正祛邪之规矩。当然，亦有标证为急，舍本而治其标者，如中风之闭证、脱证，必先救闭、脱之急，而后才可顾本虚之缓，若不辨标本缓急，妄施补剂，必致危殆。

（四）临床治验举隅

1. 滋肾通阳法治疗胸痹心痛案　病例：丹某，男，63岁，干部。1981年4月23日初诊。

心前区憋闷，阵发性心绞痛无规律发作月余。患者于1956年患高血压病，1961年又患糖尿病。1972年出现心前区闷痛，在北京某医院诊为冠心病（冠状动脉供血不足）。心绞痛发作时需服硝酸甘油、硝苯地平等方可缓解，1973年曾患脑血栓，左侧半身不遂，经治疗恢复正常。目前，左胸前区憋闷，气短，不耐劳累，稍劳则心绞痛发作。精神欠佳，左侧体温低于右侧，左手握物发抖，汗少，腰酸软无力，口干纳少，大便微干，舌苔薄，脉弦细，沉取无力。血压：130/90mmHg（服用降压药）。血糖：13.16mmol/L。此属老年肾阴素亏，胸阳不振，血气不和。治宜滋肾通阳，兼理气血。处方：瓜蒌15g，薤白12g，首乌12g，桑椹15g，桑寄生12g，当归9g，太子参12g，牛膝9g，枳壳9g，赤芍9g，川芎4.5g，三七粉1g（冲服）。

上方服七剂后，自觉精神转佳。继以此方为主，调治半年余，心绞痛基本无发作，血糖降至9.99mmol/L，临床症状改善，血压稳定，并在治疗到4个月时，就已上全班，只有在特别劳累时才出现胸闷，但稍事休息即可缓解。当年10月20日在某医院做心电图检查，T波低平，较前好转。后改服丸剂，以资巩固。处方：西洋参30g，首乌45g，桑椹45g，瓜蒌45g，薤白30g，茯苓30g，生黄芪30g，桑寄生45g，牛膝45g，枣仁30g，枳实

30g，三七 30g。共为细末，炼蜜为丸，每丸 10g，日服二丸。

一年后，患者来告：上药服用三料，后因工作需要出外半年余，身体较为健康，虽有时劳累，但不曾发生心绞痛。

按：冠心病是较常见的老年病，相当于中医学中的胸痹、气短、胸痛、真心痛等疾患。本病病机与心胃肝肾有关，尤以心肾关系密切。肾虚则精气不得上承，致使心气失养，胸阳不振，阴浊内生，气血失调，治疗上应注意和阴通阳、心肾兼顾。本例患高血压病、糖尿病、冠心病等多种老年疾患，证情较为复杂。刘老抓住胸痹心痛之主证，采用滋肾通阳的方法，调阴阳、和气血，标本兼顾，攻补兼施，使频繁发作之心绞痛得以控制，心电图转佳，其他疾病也得到相应改善，体现了中医治病求本的思想。

2. 益肾活络法治疗中风案　病例：杨某，女，76 岁。1980 年 9 月 8 日初诊。

患高血压病 20 余载，近日因操持家务过于劳累，突感左上肢麻木无力，手不能摄物，左下肢酸软，行动不遂，当即送某医院，诊断为"脑血栓"。今日由家人背来门诊求治。查神志尚清，左侧半身不遂，口唇麻木，语言謇涩，头昏头胀，反应迟钝，大便干燥，舌苔薄黄，脉象弦数。血压：190/106mmHg。此属精血过耗，偶因操劳过度，阳气暴张，气血逆乱，遂成中风之证。治宜滋肾活络法，佐以平肝、养心。处方：桑寄生 15g，牛膝 9g，当归 9g，赤芍 12g，川芎 4.5g，首乌藤 12g，钩藤 12g（后下），地龙 12g，菊花 9g，黄芩 9g，枣仁 9g，菖蒲 9g。服上方七剂后，头稍清爽，语言较前流利，肢体麻木好转，已能做小量活动，但仍感乏力，药后嗜睡，舌苔薄黄，脉弦细。以上方增龟甲 24g（先煎）、生黄芪 18g，以加强滋阴潜阳、补益元气的功能。又服 20 余剂后，左半身活动明显好转，可自己扶梯上楼。继以上方出入调治月余，患体复常，且能操持家务。

按：此例乃肝肾不足，阳气暴张，而致气血逆乱，瘀阻脉络，遂成中风之证。故以桑寄生、牛膝、当归、龟甲、黄芪等补肾培元以扶根本；赤芍、川芎、首乌藤、地龙，活血通络以除瘀阻；佐钩藤、菊花、黄芩以清热平肝；菖蒲、枣仁安神开窍。施治正邪兼顾，补通并用，取效甚著。

3. 滋肾抑阳法治疗眩晕案　病例：王某，女，50 岁。1980 年 10 月 29 日初诊。

患者自诉近 3 个月来，常常头晕、耳鸣。尤以夜间为甚。两目昏花，视物模糊，四肢酸楚，项强，烦躁，二便调，舌苔薄黄，脉弦细、沉取乏力。血压：230/100mmHg。证属高年精血亏损于下，亢阳逆扰于上，治宜滋肾抑阳法。处方：杭菊花 9g，钩藤 9g（后下），桑椹 12g，首乌 9g，杜仲 9g，牛膝 9g，当归 12g，白芍 9g，葛根 6g，黄芩 9g，草决明 12g，石决明

24g^(先煎)。上方服五剂，眩晕即止，视物较清，项强、烦躁皆除，耳鸣减轻，脉细苔薄。继以丸药滋之，饮剂清之，合而为功，以资巩固。处方：①首乌片4瓶，早晚各服一次；②杭菊花10g，开水浸泡，代茶饮服。

按：刘老认为，眩晕病机以肝脾肾为要。故治疗有调肝、健脾、益肾等法的不同。老年人眩晕总以滋肾为基础，结合诸法合用。该例八旬高龄，故先予滋肝肾、养精血、抑亢阳之汤剂；眩晕即止，则予有益寿功效的首乌片、菊花茶饮，乃治中有防、防中有治也。

（梁菊生　整理）

三、刘志明谈猪苓汤加味治疗慢性肾炎的经验

猪苓汤是临床常用的有效方剂。多年来，刘老用猪苓汤加减化裁除治疗肾盂肾炎、膀胱炎等疾患外，也常以之加味治疗慢性肾炎，并取得满意疗效。现就其这方面的临床经验、认识和体会，作简要介绍，以与同道共勉。

（一）对猪苓汤方证的理解

猪苓汤乃仲景方，见于《伤寒论》与《金匮要略》者凡四处，其中载于《金匮要略·消渴小便不利淋病脉证并治》的一条与《伤寒论》的第23条相同，这样实际就只有三条的内容（原文略）。其方药由猪苓、茯苓、泽泻、阿胶、滑石五味组成，为治疗津伤兼水热内蓄之专剂。方药攻补兼施，寓补于攻，祛湿热之邪而不伤少阴之正，故又非一般利水清热剂可比。对其方药的研究，清·柯琴指出："此五味皆润下之品，为少阴枢机之剂。猪苓、阿胶黑色通肾，理少阴之本也；茯苓、滑石白色通肺，滋少阴之源也；泽泻、阿胶咸先入肾，壮少阴之体；二苓、滑石淡渗膀胱，利少阴之用。故能升水降火，有治阴和阳，通理三焦之妙。"（《伤寒来苏集》）柯氏的分析比起一般笼统的滋燥利水的称谓要具体、深刻得多。表面看来，方药是以利水为主，而实际却要达到"理"的目的，即燮理阴阳，也就是治阴和阳，这是猪苓汤区别于一般利水剂的根本所在。由此可看出仲景用药之精细、组方之严密、立意之深邃。由于猪苓汤具有升水降火、治阴和阳的作用，所以仲景用它治疗"少阴病、六七日，咳而呕渴，心烦不得眠"，虚中夹实的证候。又由于它有通理三焦、利水泄热兼滋阴气的功能，仲景又用它治疗水热互结下焦而引起的"脉浮发热，渴欲引水，小便不利"的阳明病误治之变证。后人运用猪苓汤于临床，主要针对"水热互结下焦"的病机，这无疑是正确的。如日本人丹波元简就称"猪苓汤为治淋第一方"。故列治淋诸方之首（《杂病广要》）。近人用之治疗泌尿系感染的报道也颇多，然于慢性肾炎的治疗就鲜有所见了。

(二) 对慢性肾炎的认识和治疗

慢性肾炎的治疗，离不开中医传统的辨证。但在病人自觉症状不多、仅有小便化验异常的情况下，单纯的辨证就不够了，有必要借助于现代医学的诊疗手段，把辨证和辨病结合起来，并且以辨病为主指导治疗。有人认为，慢性，是病之较久，久病必虚；肾炎，是病位在肾，因而慢性肾炎是肾虚为主，倾向于补肾阴、温肾阳的方法，方用金匮肾气、真武汤之类。更有从脾论治者，用实脾饮、防己黄芪汤等。这些都不失为辨证论治治疗慢性肾炎的有效方法。然而，临床有一种倾向也不可不注意，那就是大凡诊断为"慢性肾炎"，辄用温补，那就未免形而上学，把中医治法看成了死法。况且桂附之类皆温热刚燥之品，久用必助长邪热，同时，不利于阴阳气血的平调。诚然，"肾为先天之本"，是脏腑阴阳调节的中心环节，取得肾之阴阳的平衡，乃是治疗肾病的一个关键问题。然而，导致阴阳失调的原因是多方面的，有因本虚者，有因久病而致者，有因邪实滞留不去者等。所以要审证求因，不能囿于古人"肾无实证"的说法，而陷于只以补肾法纠正阴阳盛衰的窠臼。根据刘老的经验和体会，大多数慢性肾炎病人都有不同程度的湿热病理存在。临床常表现为浮肿、溲少或小便不利、混浊、脘腹胀满、恶心纳呆、大便稀薄不畅、口渴不欲饮水等证，是湿热之邪蕴结下焦，水火升降失常的结果。对此类证型的病人则选用猪苓汤为主方，并常选用生黄芪、太子参（或党参）、当归、生地、白茅根等益气、滋阴、养血，以纠正气血阴阳的失衡。有些临床医生对慢性肾炎病人喜用黄芪，少则一两，多则二三两，不论病情需要与否，每方必用，这就产生了弊病。须知益气多了也可助长邪火。试看李杲的补中益气汤、当归补血汤等，黄芪、当归相偕运用，皆属此义。下面略举一案以证之：

井某，女性，44岁，北京郊区社员。1982年2月23日初诊，患者于1981年正月感冒后，因颜面及下肢出现浮肿、尿少、恶心，到当地县医院检查治疗，该院诊断为"急性肾炎"。经服用中、西药治疗，效果不明显，疾病延至年余。1982年2月18日在北京某医院检查，诊为"慢性肾炎"，一周后到刘老处诊治。现症：周身疲乏、下肢浮肿、尿少、但无频急，食欲不振，有时失眠，大便可，月经正常。尿检：蛋白（＋＋＋）、白细胞8～15/Hp、血压130/80mmHg，舌淡苔微腻而黄，脉弦细滑。证属：湿热蕴积下焦、膀胱气化不利、病久气阴有伤。治宜：育阴清热，以开膀胱气化。猪苓汤加味。处方：猪苓12g，泽泻12g，阿胶12g$^{(烊化)}$，生薏仁15g，茯苓12g，滑石12g$^{(包煎)}$，石韦24g，生黄芪15g，牛膝9g，车前子9g$^{(包煎)}$，茅根18g，太子参12g，水煎服。

1982年3月1日：上方服十四剂后，尿量增加，下肢肿始消，纳食转佳，但仍感乏力。尿检：蛋白（＋＋），红细胞 0～3/Hp，苔薄微腻，脉弦细微滑。于上方减薏仁增当归 9g，牛膝增至 12g。

1982 年 3 月 26 日：上方服十剂，自述小便已如常、精神转佳，已无乏力感觉，纳食、睡眠均正常，唯下肢略有肿胀感、按之不明显。尿检：蛋白（＋），其他（－），血压 120/80mmHg，脉苔同前，继服前方，冀其痊愈。

1982 年 5 月 5 日：一个月来，上方共服二十余剂，其间做尿常规检查三次，蛋白均消失，一切如常。周身无明显不适，面色红润，精神爽朗，遂以猪苓汤加牛膝、寄生、茅根、当归、生芪、太子参等，加强补益之功。上药间服，并嘱其避免过劳，使病不再复发。

（梁菊生　整理）

四、刘志明运用张介宾补法的经验

张介宾认为，疾病多由正虚而起，因此对许多疾病的治疗都强调补虚，尤其善于从实中察虚、补中寓攻。刘老将其法与方灵活运用于临床，效果较好。兹介绍几则。

（一）发热——里虚外感，以补兼散

例一：长期低热。

李某，女，30 岁，1985 年 9 月 26 日初诊。低烧四年，腋温常在37.3～37.6℃之间，日出加重，日落减轻。平素容易感冒咳嗽，纳谷不佳，二便尚调，精神犹可，有时耳鸣。苔薄黄，脉弦。测体温腋下 37.3℃。西医检查未发现原因，多方求治均无效。证属气阴不足，留邪不解。治法：清热散邪，兼养气阴。处方：柴胡 9g，白芍 9g，半夏 9g，黄芩 9g，连翘 12g，栀子 9g，太子参 12g，薄荷 6g(后下)，神曲 12g，甘草 6g。服三剂热减，十五剂后热除而愈。

按：景岳认为：外感郁热，须汗出邪散而解，而取汗散邪必须气血充足。"盖阳虚者，即气虚也，气虚于中，安能达表，非补其气，肌能解乎？""阴虚者，即血虚也，血虚于里，安能化液，非补其精，汗能生乎？"所以融合景岳诸柴胡饮而立此方，在清热散邪之时，兼以参草益气，白芍和营，半夏神曲和胃，气旺则能达表，血充则可生汗，脾胃健运则精气由水谷源源而生，故邪热自表里渐渐而散。

（二）头痛——阳虚头痛，以补兼升

例二：产后头痛。

庄某，女，30 岁，1985 年 10 月 9 日初诊。产后三个月来，心慌头晕，时有头痛，眉棱骨痛。纳食及二便尚可。苔薄，脉细。测血压 110/

71mmHg。证属产后中气亏虚，清阳不升。治法：补中益气。处方：太子参15g，生黄芪12g，当归9g，白芍9g，麦冬9g，五味子6g，酸枣仁9g，茯苓12g，川军2g，甘草6g。服上方五剂，头痛头晕减轻，原方增当归3g，再服三剂，头痛头晕显著减轻，但近二日大便稀，1～2次/日，便前腹痛，去麦冬、五味子、川军、枣仁，加桂枝9g、防风9g、砂仁6g、生姜3片、大枣三枚，易太子参为党参12g。再服三剂，头痛头晕均止，大便亦调。

按：产后久痛属虚，法取景岳；阳气虚者升达阳气，方取东垣，用人参芍药汤加味，原方七味，参芪草益气，麦冬保肺气，五味安脉气，白芍从土中升阳，当归从血中补气，现加入枣仁补肝安神，川军通腑泄浊，浊泄则清升，后又加桂枝防风辛甘轻扬，升达阳气。

（三）单腹胀——脾虚腹胀，以补兼降

例三：单腹胀（乙型肝炎、肝硬化、腹水）。

王某，男，67岁，1985年5月10日初诊。1977年患急性肝炎，发现肝硬化2年，腹水1年，在北京某医院住院多次，最近一次是今年2月，因"肝硬化、腹水、肝昏迷"入院，10天前才出院。现腹胀大，食后加重，大便稀，每日一次，下肢浮肿，全身疲乏，苔薄黄，脉弦滑。证属脾运失健，气滞湿阻。治法：健脾益气为主，佐以行滞利湿。处方：党参18g，白术12g，茯苓15g，陈皮8g，厚朴12g，大腹皮12g，猪苓15g，泽泻12g，焦三仙共27g，甘草5g。服上方十剂后，腹胀减轻，双腿肿消。原方党参加至21g，再服十剂，大便已正常，再加入干姜9g，草蔻仁9g，又服十剂，肿胀皆除，纳食每日在半斤以上，精神气色明显好转。方中再加入生黄芪15g，常服以巩固疗效。

按：处方用参草术健脾益气为主，兼以厚朴二皮行气，泽泻二苓利湿，三仙化食积，合景岳治胀诸法而用，从中焦治。党参用量逐渐增加，生芪、干姜陆续添入，即景岳所谓"用补之法，最乎先轻后重，务在成功"。

（四）胃痛——中虚胃痛，以补兼温

例四：胃脘痛。

全某，女，44岁，1985年10月16日初诊。胃脘隐痛十余日，痛及后背，遇寒则甚，恶心呃逆，不泛酸水，纳少便稀，大便每日1到2次。疲乏无力，两臂酸沉。苔薄，脉弦细。证属中阳不振，胃气失降。治法：益气温中，和胃降逆。处方：党参12g，茯苓12g，半夏9g，陈皮9g，苍术9g，厚朴9g，木香6g，砂仁6g，干姜6g，甘草6g。服七剂，痛止便调，诸证悉除。

按：中阳虚寒，病在气分，故以香砂六君合平胃散加减，党参益气为主，干姜温阳为佐。胃腑以通为补，脾阳宜动方运，故合香砂陈朴理气行滞，通补脾胃，苍术燥湿健脾，半夏降逆和胃使脾升胃降，恢复正常。此案立法，取景岳气虚者必大用补气，阳衰者必佐以温药之义。

（五）痿——下虚痿躄，以补兼暖

例五：痿（脊蛛网膜炎、高血压、冠状动脉供血不足，糖尿病）。

陈某，女，45岁，1991年11月10日复诊。1979年9月起病，下肢无力，疼痛。在青岛某医院按关节炎治无效，病情不断恶化，到1980年2月，下肢完全不能行走，1980年4月在北京宣武医院诊断为"脊蛛网膜炎，T4段蛛网膜囊肿"，手术切除囊肿后，又服激素，发现尿糖（＋＋＋），遂停激素，于1980年6月25日来诊，用河间地黄饮子为主，治疗半个月后，患者已能在平地行走50公尺，三周后可扶楼梯走上三楼，三个月后可单独上街，步行半个小时左右，一年后下肢活动基本恢复正常。从1981年10月下旬开始，因劳累病情又渐恶化。现两腿不能行动，伴拘挛疼痛，大腿内侧灼热，踩平地却感到凹凸不平。经北京宣武医院、天坛医院诊断为高位截瘫，不能再做手术。1966年发现高血压，1981年心电图示冠状动脉供血不足。少时曾患结核性腹膜炎，已治愈。苔薄舌质偏干，脉弦细。测血压150/110mmHg，尿蛋白（＋＋＋）。证属元气败伤，精血失养。治法：滋阴助阳，益气养血。处方：熟地24g，山萸肉18g，麦冬12g，石斛12g，制附子15g$^{(先煎)}$，苁蓉15g，巴戟天15g，生芪18g，当归15g，菖蒲9g，远志4.5g，薄荷6g$^{(后下)}$。服上方十五剂后灼热感消失，能下床在室内行走，以后一直以此方为主。1982年病情尚有反复，自1983年以后即稳步改善，1984年已能连续行走200米，生活基本自理。

按：景岳云："凡阴虚有二，有阴中之水虚，有阴中之火虚"。阴中之水虚多热，补须兼清；阴中之火虚多寒，补须兼温。此例属阴中之火虚，故以河间地黄饮子为主补而温之。此方景岳称为"治火虚之剂"，加入东垣黄芪当归汤，从气中补血。阳生阴长，气旺血充，筋骨得养，故能逐渐恢复强壮。此案立法取义景岳痿证为元气败伤之论，用药合乎景岳阴阳相求、气血相生之意。

（六）痹——络虚痹痛，以补兼通

例六：痹证。

刘某，男，24岁，1985年12月26日初诊。右膝、踝、足趾关节疼痛，肌肉拘挛不舒，得热则减，遇寒加甚，已三月未愈。口干、纳差，苔薄、脉细。证属气血亏虚，三气乘袭。治法：益气养血，祛邪通痹。处方：当归12g，白芍9g，羌独活各12g，川芎6g，熟地18g，川断12g，秦艽12g，生芪15g，茯苓12g，生薏仁18g，制附子9g$^{(先煎)}$，桂枝9g，甘草6g。服上方五剂，疼痛减轻，肌肉稍舒。原方再进十剂而愈。

按：风寒湿痹、气血亏虚，故祛邪兼补，以四物合生芪调补气血，气旺血行邪自去，羌独活祛风胜湿，桂枝、附子助阳散寒，皆可通行经络，茯苓薏苡仁渗湿，川断祛风湿而强腰膝，三气尽祛，气血自得通行。景岳说："惟血气不充，故风寒得以入之；惟阴邪留滞，故经脉为之不利，此痛痹之大端也。惟三气饮及大防风汤之类，方能奏效。凡治痹之法，惟此为最。"此案即以大防风汤为主方，祛风胜湿助阳散寒与补气血益肝肾诸法合用，扶正同祛邪兼施，使"三气尽祛，气血自得通行"而奏效。

（刘德麟 整理）

五、刘志明治疗湿热证的经验

刘老对内科杂病中的湿热证治，有独到的学术见解。对许多内科疾病，及时、准确地运用清热祛湿诸法，能取得较好的疗效。现仅就刘老在治疗湿热痹、咳嗽、胁痛、慢性肾炎等四个病证的经验，介绍如下：

（一）湿热痹证，强调治宜分消

刘老治疗湿热痹，注重清热利湿，强调务使湿热之邪分消，同时又佐以调畅气血之品，以宣痹通络。湿为有形之邪，风热病邪往往借湿为留踞之所，所以《说文解字》释痹为"湿病也"。若湿去则热无从依附，因此刘老注重对湿邪的治疗，常取李杲当归拈痛汤与吴瑭宣痹汤为基本方，随证加减。湿偏盛，多选防己、生薏仁、半夏、苦参、滑石等；热偏盛，多选黄芩、连翘、生甘草、知母、山栀、忍冬藤等；瘀血阻络则选用川牛膝、片姜黄、川芎等；气阴不足，酌情增入生黄芪、太子参、生地、白芍等以扶正祛邪。

刘老治疗湿热痹，常用附子祛湿通阳。附子大辛大热，祛湿力雄。湿为阴邪，重浊黏滞，常使气机不畅，阳气不布，病程缠绵。因此对于证见肌肤麻木不仁，关节酸痛重着或肿胀等湿邪明显之征象，经用一般祛湿之品乏效时，就可考虑应用附子通阳祛湿。当然对于湿热痹之用附子，要审证确切。若因湿热化火而出现阴伤之象，则不可轻投。

例一：刘某，男，14岁，1982年9月13日初诊。2个月前涉水后即觉周身不适，入夜恶寒发热，四日后周身皮肤出现散在红斑，继而指、趾关节肿痛，当地医院诊断为"风湿性关节炎"，经治疗体温渐至正常，而关节肿痛不除。目前两手指关节及两踝关节肿痛，手足关节屈伸不利。精神不振，口干，食纳不香，二便通调，苔薄黄腻，脉弦滑。查血沉60mm/h，抗"O"800单位，类风湿因子弱阳性。证属湿热阻络，气血失和。治宜：清热除湿，祛风通络。处方：当归15g，白芍9g，防风12g，白术12g，生薏仁24g，羌独活各12g，忍冬藤15g，海桐皮12g，连翘22g，防己12g，黄芩

259

9g，制附子12g$^{(先煎)}$，生甘草9g。服7剂后，关节疼痛减轻。以上方随证加减治疗2月后，关节肿痛已除，诸证告愈。翌年，患者告知，关节痛未发，曾在当地医院复查类风湿因子、血沉、抗"O"，均未见异常。

（二）湿热致咳，用药突出轻灵

湿热壅肺之咳，其临床主要表现除有气逆咳嗽外，尚可见胸闷不舒、口渴而饮水不多、口中发黏、食欲不振、肢体困重、小便短赤、大便黏滞不爽、舌苔白腻微黄、脉滑数等。刘老经验：湿热致咳在新感时，多属实证，其病变主要在肺，此时应以清化上焦湿热为主。久咳虽多见肺、脾、肾等正气虚损之证，但湿热之邪，亦往往留恋不去。咳嗽虽不独在肺，但又不离乎肺，故虽久病，对于上焦湿热，仍不可忽视。清化上焦湿热、宣通肺气是治疗本证的重要法则。因肺为娇脏，居上焦，故刘老用药多选轻灵之品，临证善用千金苇茎汤加减。痰热明显者，合以麻杏石甘汤，酌加茅根、黄芩、川贝、瓜蒌等；湿盛痰多，舌苔白腻、不渴者，加半夏、厚朴之温化；风寒外束，加苏叶、前胡之辛散；久咳肺虚，益气养阴之品必不可少，但总以不碍湿热，补而不壅，滋而不腻为原则，常用太子参、北沙参之类。

例二：谢某，女，53岁，1984年10月25日初诊。咳嗽反复发作十余年，今年九月因感冒咳嗽又作，发热恶寒，有痰不易咳出，经某医院治疗，体温恢复正常。目前咳嗽较甚，喉中痰鸣，头晕，胸闷不饥，口干而饮水不多，大便不成形，解之不爽。舌质淡红、苔薄黄略腻，脉弦细滑。证属湿热壅肺。治宜：清化湿热，宣肺止咳。处方：苇茎24g，茅根18g，杏仁9g，半夏9g，黄芩9g，瓜蒌15g，川贝6g，苏子9g，苏叶9g，麻黄6g，生石膏18g$^{(先煎)}$，沙参15g，川朴12g，橘红9g，甘草6g。服5剂后，咳嗽减轻，喉中痰鸣亦减，宗前法增减，服药20余剂，咳嗽遂除。

（三）胁痛之治，注重清利疏通

胁痛一证，主要责于肝胆，因其经脉皆循胁肋。据临床观察，胁痛患者常以肝胆湿热证候为主，即使有些患者出现胁痛隐隐，神疲乏力等阴虚、气虚之证，亦常伴有肝胆湿热证候。肝胆湿热与肝气郁滞，可互为因果，临床常常并见，因此刘老认为清利肝胆湿热、疏通气机，是治疗胁痛不可忽视的重要法则。临证常以大、小柴胡汤、四逆散为基本方，灵活变通。若肝脾失和，气机郁滞明显，则多选用小柴胡汤、四逆散，若里气未虚，又出现肠胃燥结等湿热化火之象，则选用大柴胡汤。同时，还兼顾调理脾胃，扶助正气，常用太子参、柴胡、黄芩、半夏、当归、白芍、枳壳、川朴、郁金、茯苓、砂仁、滑石、甘草等。

例三：钱某，男，15岁，1980年1月5日初诊。近一个月中，多次出现突然发作的右胁部绞痛，疼痛难忍，手足发凉，冷汗自出，每次发作时间约持续两个多小时。曾做胆囊造影、胃钡餐透视、肝功能等多项检查，除见胆囊增大外，余未见明显异常。症见：右胁疼痛不适，食欲不振，小便黄，大便偏干，苔薄黄腻，脉弦细滑。证属：肝胆湿热。治宜：疏利肝胆，清热除湿，佐以和胃。处方：太子参9g，柴胡9g，黄芩9g，半夏9g，白芍9g，川楝子6g，延胡索6g，滑石15g^(包煎)，元明粉4.5g^(冲服)，鸡内金7g，橘核12g，枳实6g，金钱草24g，甘草6g。服5剂后，右胁剧痛未发，宗前法加减，治疗近三个月痊愈。

（四）慢性肾炎，清利下焦为主

慢性肾炎患者常伴有尿少而赤或浑浊，以及尿中出现蛋白、血细胞、管型等异常现象。《素问·至真要大论》云："水液浑浊，皆属于热"，故小便浑浊可作为辨湿热证的重要依据。临床往往以下焦湿热阴伤者为多见，故应以清其热、利其湿，阴虚者兼润其枯为主要治疗大法，以猪苓汤为基本方。该方利水而不伤阴，清热而不过于苦寒，滋阴而不碍邪，用于下焦湿热阴伤之证，十分合拍。湿热较甚，增入车前子、石韦、苇茎、茅根等；阴伤明显者，加用生地、桑寄生、牛膝等；湿热壅阻可致血瘀，则又应注意调畅气血，常在方中加用牛膝，补肝肾而活血；兼见气虚者，酌加生黄芪、太子参等品，气阴兼顾，扶正祛邪。

例四：刘某，男，23岁，1984年4月27日初诊。1983年7月因面浮、下肢肿，于某医院诊断为"急性肾小球肾炎"。半年前因自动停服激素，前症又作。目前腰酸痛、乏力、劳累后加重，双下肢肿，烦躁多梦，食纳一般，大便正常，小便少且黄，苔薄黄微腻，脉细滑。查尿常规：蛋白（＋＋），白细胞0～1/HP，颗粒管型0～1/HP，透明管型1～2/HP。证系湿热蕴于下焦，气阴不足。治宜：清利下焦湿热，佐以益气养阴。处方：太子参18g，猪苓12g，泽泻12g，生黄芪18g，滑石15g^(包煎)，阿胶12g^(烊化)，茅根15g，石韦18g，川牛膝9g，车前子9g^(包煎)，茯苓12g。服7剂后，尿量增加，浮肿减轻。守前法加减，调理四月余，面浮肢肿消失，面色红润，体力增加，尿检正常。一年后复查，未见异常。

（周立民　整理）

六、热痹证治

多年来，刘老选取李杲的当归拈痛汤与吴瑭的宣痹汤二方之意，结合自己的临证经验，治疗热痹患者甚多，疗效满意，现介绍如下。

（一）辨证分型及病案举例

热痹多见于痹证的初期，也可见于痹证复发阶段。因所受外邪与患者体质的不同，在临床中，本病又可分为以下四型。

1. **热痹热盛型**　多见于痹证初期，发病较急，病程较短。患病关节红肿疼痛，灼热感明显，皮肤可见环形红斑。伴发热，恶寒，口干喜饮，大便秘结，小便灼赤，舌质红，苔黄腻偏燥，脉象滑数。

病例：马某，男，27岁，病历号：26768，1980年2月20日初诊。

患者于两周前开始发热恶寒，体温在38～39℃之间，伴头痛，咽痛，汗出较多，全身关节疼痛，以膝关节为甚，行动困难。兼见胸闷，心悸，口干喜饮，大便秘结，4～5日一行，小便短黄。曾经西医治疗，发热不退，又服中药，效亦不显。检查：脉弦滑数，舌苔黄腻；体温38.4℃，心率100次/分，律尚整，肺部听诊无异常，两膝关节局部红肿，有灼热感，两小腿可见结节状红斑。血检：白细胞10200，中性86％，淋巴14％。血沉35mm/h，抗链球菌溶血素"O"1：400，类风湿因子阴性。心电图示：右束支不完全性传导阻滞。

西医诊断：风湿热；风湿性关节炎

中医辨证：热痹热盛型。

治则：清热利湿，宣痹通络。

处方：当归12g，黄芩9g，知母12g，栀子9g，连翘12g，生甘草12g，生薏仁24g，防风12g，防己12g，羌活9g，独活9g，忍冬藤15g，海桐皮15g。

服上方15剂后，热退，关节疼痛明显缓解，余症均减。经治月余，诸症悉除，行动自如，血沉等化验及心电图检查恢复正常。继以调理气血合宣痹通络之品而竟全功。

2. **热痹湿盛型**　可见于痹证初起或复发期，患病关节肿胀较甚，疼痛重著，灼热感轻度或不明显，伴发热或身热不扬，身体沉重，疲乏无力，纳呆欲呕，大便溏，小便短黄，舌苔腻偏黄，脉濡滑而数。

病例：涂某，女，43岁，病历号：18671，1979年5月20日初诊。

患者于三年前开始右侧肢体疼痛，后渐致右手指、腕、膝关节肿胀，活动受限。1979年1月经西医检查，类风湿因子呈阳性，血沉及抗链球菌溶血素"O"均增高，用激素治疗一个多月，因副作用较大而停用，停药后病情加重。近两个多月来伴有低热，体温常波动在37～38℃之间。现右侧肢体肿胀较甚，疼痛剧烈，右上肢呈强直状态不能抬举，右下肢活动受限，走路要人搀扶，梳洗、穿衣均感困难，腰部有沉重感而不能弯曲，生活不能自理，午后低热，食欲不振，时有恶心。舌苔黄腻，脉弦滑而数。化验：类风湿因子阳性，血沉45mm/h，抗链球菌溶血素"O"1：800。

西医诊断：类风湿关节炎急性进展期

中医辨证：热痹湿盛型。

治则：利湿宣痹，清热通络。

处方：当归15g，生薏仁24g，防己12g，苦参15g，滑石15g^(包煎)，生甘草12g，半夏9g，黄芩9g，连翘12g，防风12g，秦艽12g，忍冬藤15g，海桐皮12g。

服上方20余剂后，低热即除，关节肿痛显著减轻，全身症状均有改善，生活基本能自理。在上方加减基础上，增投黄芪、白芍等品补养气血，调治半年余，右侧肢体疼痛基本消失，各项化验检查恢复正常，坚持上班已一年余而未复发。

3. 热痹阴虚型　多见于久罹痹证反复发作之患者，其病程较长，患病关节疼痛，或有肿胀灼热感，甚则轻度变形，常伴低热，五心烦热，形体消瘦，口干咽燥，大便干结，小便短少，舌红无苔或苔少，脉细滑数。

病例：王某，女，33岁，病历号：32581，1980年3月27日初诊。

患者四肢关节疼痛已四年余，西医诊断为类风湿关节炎，曾长期服用激素等西药疗效不显。于1978年经X线摄片证实指、趾及膝关节均有轻度变形。今年1月份又因流产后感受风寒而病情加重，四肢关节肿胀疼痛，指、趾小关节更剧，手不能抬举摄物，足不能抬步行动。近月来又见午后低热，体温在38℃上下，常汗出甚多，形瘦乏力，纳差，咽燥，大便偏干，2日一行，小便黄。舌质干红，苔薄黄，脉弦细数。化验：类风湿因子阳性，血沉73mm/h，抗链球菌溶血素"O"正常。

西医诊断：类风湿关节炎

中医辨证：热痹阴虚型。

治则：养阴清热，利湿宣痹。

处方：当归15g，生地黄18g，知母12g，黄芩9g，连翘12g，生甘草15g，生薏仁24g，苦参12g，半夏9g，防己12g，防风12g，海桐皮12g，忍冬藤15g，滑石15g^(包煎)。

服上药10剂后，低热渐退，关节疼痛减轻。嗣后以上方随证加减，继续服药20余剂，关节肿胀基本消除，四肢活动度增大，已能独立行动。经治疗6个多月，患肢活动基本自如，类风湿因子检查转为阴性，血沉亦正常，仅有时稍觉关节疼痛，已能上班工作。

4. 热痹兼寒型　可见于痹证各个阶段，患病关节酸楚疼痛，呈轻度肿胀，灼热感不显，或反觉发凉喜暖，伴发热或低热，口渴，舌苔薄腻偏黄，脉多弦滑稍数。

病例：吴某，女，25岁，病历号：55705，1980年8月29日初诊。

患者于1972年曾患风湿性关节炎，经治已愈。近半个月来，又感两膝、踝及手指关节酸楚胀痛，下肢出现红斑结节数处，关节疼痛日渐加重，以致不能行走，由家属背来就诊。现觉躯体烘热，而四肢稍感发凉，纳食减退，有时腹胀，口干唇燥，大便偏干，日一行，小便短赤。检查：脉弦滑，苔薄偏黄；体温 37.2℃，心肺无异常。化验：血沉 25mm/h，抗链球菌溶血素"O"1：600，类风湿因子阴性。

西医诊断：风湿性关节炎风湿活动期

中医辨证：热痹兼寒型。

治则：清热宣痹，兼驱寒湿。

处方：当归 15g，生薏仁 24g，羌活 12g，防风 12g，半夏 9g，生甘草 12g，白术 12g，海桐皮 15g，制附子 12g^(先煎)，忍冬藤 15g，连翘 12g，防风 12g。

上药仅服 7 剂，低热即除，下肢红斑结节消失，关节酸胀疼痛感明显好转，已能单独上下楼。继续以上方加减，经治月余，诸症悉愈，各项化验均无异常发现。

(二) 讨论

1. 热痹的发病，主要取决于患者体质和感受外邪两大因素。《素问·痹论》云："热者，阳气多，阴气少，病气胜，阳遭阴，故为痹热。"说明素体阴虚阳盛者，感受风、寒、湿邪，容易发为热痹。

从感受外邪而论，风、湿、热邪相兼侵袭人体，湿热蕴蒸，亦能产生热痹。此外，风、寒、湿三痹经久不愈，邪留经络，郁而化热，又可转化为热痹。由此可知，热痹实乃风湿与热相搏，流注关节，阻于经络，气血流行不畅所致。故其病因应以湿热为源，风寒为兼。其临床表现有热偏胜与湿偏胜之异。其兼证可见寒象而呈寒热错杂之证。且热邪最易伤阴，故热痹每有阴虚见证。因此，热痹有热胜、湿胜、阴虚、兼寒等不同证型，临证时必须明辨之。

治疗热痹总的原则是清热利湿、疏风通络。李杲之当归拈痛汤由白术、当归、防风、猪苓、泽泻、茯苓、知母、羌活、茵陈、甘草、黄芩、升麻、干葛、苦参、人参、苍术等药物组成，主治湿热为病，肢节烦疼，肩背沉重，胸膈不利，偏身疼痛，足胫肿痛等症。吴瑭之宣痹汤中由防己、杏仁、滑石、连翘、山栀、薏仁、半夏、晚蚕沙、赤小豆皮等药物组成，主治湿聚热蒸，蕴于经络，寒战热炽，骨骼烦疼，舌色灰滞，面目萎黄的湿痹证。刘老宗二位前贤制方之义，结合自己临证体会，治疗时随证选用，灵活变通，已于上述。其中当归有行血祛风之功，《本草纲目》谓其能"治一切风"，为治痹之要药，常与疏风之防风，活络止痛之海桐皮配合使用。如热偏胜者，多选用黄芩、连翘、生甘草、知母、栀子、忍冬藤等以清热泻火。

其中甘草，《本草纲目》谓其生用能"降火止痛"，《用药法象》亦谓其"生用泻火热"，刘老常重用至15g，往往可增强疗效。湿偏胜者，多选用防己、生薏仁、半夏、苦参、滑石等化湿药物。其中薏仁淡渗，为治湿痹之要药，用量当重。若阴虚之象已见，则选用生地黄、知母以养阴清热。若兼寒象而见寒热错杂之证，可于清热利湿宣痹剂中加附子、白术，寒热兼施。上肢疼痛较著者，可增羌活、桑寄生之属。下肢疼痛剧烈，加独活、秦艽等品。对于古方，只有随证化裁，灵活变通，做到"师古而不泥古"，方能取得显著疗效。

2. 如前所述，热痹多见于痹证初起或复发期，是疾病的一个阶段，其病性属热证范畴。然一旦热邪已除，黄芩、栀子、连翘等清热泻火药物就当及时减去。但因风湿之邪缠绵难却，故祛风胜湿之品需继续使用，同时增以调理气血之品以善后，如此则能扶正与祛邪并举，而收增强疗效，缩短疗程之功。这就是热痹后期的治疗原则。因为热痹后期，病人大多正气已虚，以致余邪留恋，影响疗效。此时若增以补气药物诸如黄芪、太子参等品，使正气充实，鼓动血脉，则气血流行通畅，且能发挥祛风湿药物的功效，达到祛邪务尽之目的。其中黄芪一味，《本草纲目》谓其能祛"诸经之痛"，历代治痹名方每多用之。在补气的同时，还当和血。《灵枢·本脏》云："血和则经脉流行，营复阴阳，筋骨劲强，关节清利矣。"方中和血之品已有当归，再辅以白芍，二者都有养血祛风蠲痹之功。可见上述调理气血药物，既能补养气血，又兼祛风湿、止痹痛，一药二功，标本兼顾，诚为热痹后期必用之药。

（刘老指导，虞胜清、孙学东　整理）

七、刘志明治疗心脑血管病的经验

心脑血管病是老年人常见病、多发病。人到老年由于阴阳气血、脏腑功能渐衰退，表现出抗病能力降低，自我调节恢复能力不足，易于发病，易于传变，脏腑精气易损难复，从而产生一些老年人特有的或多发于老年人的疾病。在治疗上有其特殊性。

刘老在治疗心脑血管病时，重视高年下亏，治在肝肾；脏腑虚损，兼补五脏；本虚标实，攻补要当的原则。

（一）高年下亏，治在肝肾

朱震亨云："人生六十、七十以后，精血俱耗……头昏目眵，肌痒溺数，鼻涕牙落，涎多寐少，足弱耳聩，健忘眩运，肠燥面垢，发脱眼花，久坐兀睡，未风先寒，食则易饥，笑则有泪，但是老境，无不有此。"这些生理特点，多由高年下亏而致。叶桂谓"男子向老，下元先亏"。虽然脏器衰老是一个复杂的生理过程，但下元虚乏是脏器衰老的基本原因，是老年人的生理特点。

肾虚，又是导致心脑血管病的基本内在因素。肾为水火之宅，元阴元阳寓于其中，在脏腑活动中处于非常重要的地位。张介宾认为：五脏六腑皆须依赖肾气的温滋，"心赖之，则君主以明；肺赖之，则治节以行；脾胃赖之，济仓廪之富；肝胆赖之，资谋虑之本；膀胱赖之，则三焦气化；大小肠赖之，则传导自分"。

所以，老年人肾虚必然累及其他脏腑的功能活动，使脏腑功能受到不同程度的影响，故肾虚是心脑血管病发病的病理基础。故补肝肾法乃是治疗心脑血管病的重要方法。老年人肾气衰弱，表现为阴阳之气俱不足。阴为阳基，无阴精之形，则阳无以载，故补肾应强调补肾阴的不足。张介宾《治形论》主张："凡欲治病者，必以形体为主，欲治形者，必以精血为先，此实医家之大门路也"。景岳的"治形"思想，对于心脑血管病的防治更是有其现实意义。

由于"乙癸同源""精血互化"，所以肝肾并治实能相得益彰。刘老对于老年病临床重视肝肾之治，意在治病求本。但补益肝肾有滋补与平补的不同，老年人脾胃不足，运化气弱，不任重补，刘老用平补之法，为治疗心脑血管病的常用方法，对老年肝肾两虚，补而不腻，利于老年人长服、久服。药如：首乌、桑椹、杜仲、牛膝、寄生、当归、白芍、女贞子、旱莲草、枸杞子、菟丝子等。如熟地碍胃，鹿茸壮阳，苟非阴阳大亏，皆宜慎用。

案例：杨某，女，66 岁。1980 年 9 月 8 日初诊。

既往患高血压 30 余年，近日因劳累及精神紧张而于昨日突发左半身瘫痪，手不能持物，足不能举步，即送某医院急诊，诊断为"高血压病"，"脑血栓形成"，今日由家人背来门诊。诊查：血压 25.3/14.1kPa，言语不利，口唇麻木，头胀痛，反应迟钝，左半身不遂，大便干结，舌苔薄黄，脉象弦数。中医辨证：此高年人，肾阴素亏，水不涵木，因劳累而肝阳暴张，遂成中风之证。治宜滋肾平肝，活血通络为法。处方：当归 9g，赤芍 12g，川芎 4.5g，寄生 15g，牛膝 9g，首乌藤 12g，钩藤 12g(后下)，菊花 9g，地龙 12g，黄芩 9g，菖蒲 9g，远志 9g，枣仁 6g，石决明 30g(先煎)，黄芪 18g。

二诊：药进 5 剂，头清爽，头胀痛减轻，语言较前流利，左下肢已能抬起，左上肢抬举感困难，复查血压 22.7/13.3kPa，苔薄黄，脉弦细。肝阳渐平，守前法稍加增损。处方：生黄芪 18g，当归 9g，赤芍 12g，川芎 6g，地龙 12g，寄生 15g，首乌藤 12g，钩藤 12g(后下)，黄芩 9g，防己 12g，枣仁

9g，石决明 30g^{（先煎）}。

三诊：药进 20 余剂，左半身活动明显好转，手能持物，足可举步，语言流利。守原方加减，继调治月余病痊愈，且能操持家务。

按语：本案西医诊断为"高血压病""脑血栓形成"，属中医之中风病。盖中风一病，多由"精血衰耗，水不涵木"而致，为老年肾亏之一常发病。本病以肾虚为本，风、火、痰、瘀为标。患者初诊时左半身不遂，言语不利，头胀痛，以标急为主，故取牛膝引血下行，助当归、寄生补益肝肾，取钩藤、菊花、石决明、地龙、黄芩平肝息风；取当归、黄芪、川芎、赤芍、首乌藤、养血补气行血，平肝通络，取"血行风自灭"之意；菖蒲、远志化痰开窍。全方药性平缓，气血阴阳标本兼顾，补通并用，补而不腻，静中有动，故取效甚著。

（二）脏腑虚损，兼补五脏

赵献可谓："五脏之真，唯肾为根。"肾藏元气，元气通过三焦流行全身，内致脏腑，外达肌肤腠理，推动人体的生长发育和脏腑的功能活动。故中医以元气是否充沛为衡量人体健康的主要标志。《医学源流论》徐大椿认为："元气者……其根本所在，即《道经》所谓丹田，《难经》所谓命门，无火而能令百体皆温，无水而能令五脏皆润，此中一线未绝，则生气一线未亡。"所以，人的生命活动功能与先天元气——无形水火的盛衰极为有关。人到老年肾气（元气）匮乏，必然影响到他脏。正如张介宾谓："五脏之阴气非此不能滋，五脏之阳气非此不能发。"老年人随着肾气虚衰，脏腑组织、阴阳气血都表现为不足，而致"五脏皆虚"。临床上可出现脾肾同病、肺肾同病、心肾同病、心脾肾同病。《内经》云"虚者补之""衰者彰之"，故补虚是治疗心脑血管的原则，是中医治病求本的思想，也符合老年人"肾气衰""脏腑虚损"的特点。因此对心脑血管病的治疗，在强调重在治肝肾同时，还要注意兼补脏腑。如脾肾双补、补肾益肺、补肾养心等，治贵灵活，不可执一。但无论应用何种补法，都必须依病情和老年人的体质情况而定。老年人最忌"蛮补"，所谓蛮补，就是不视患者体质强弱及能否受补，投以大剂量参、茸、桂、附等峻补之品，违背了老年人之生理特点。老年人脾胃气薄，气化功能减弱，过于滋补，难于受纳。故前贤治老年病，多不赞成峻补之法。如丹溪说"任是衰老，不宜竣补。"邹铉亦谓："大体老人药饵，只是扶持之法，只可用治平顺气，中和之药治之。"

刘老对治心脑血管病治重肝肾，兼补脏腑，是治病求本的方法，其意在扶助正气，提高抗病能力，达到祛邪治病、却老全形之目的。

案例：丹某，男，63 岁。1981 年 4 月 23 日初诊。

患者反复发作性心前区绞痛 9 年，加重 1 月余。患者自 1972 年以来反复发作心前区绞痛，劳累后尤甚，有时呈憋闷感，含服硝酸甘油、心痛定可缓解。近1月来心绞痛发作频繁，伴腰酸乏力，口干纳少，大便很干，服西药效果差而求治于刘老。西医诊断为冠心病心绞痛。该患者1973年患脑血栓已治愈。诊查：血压17.3/12.0kPa，精神差，气短，心率120次/分，左侧体温低于右侧，左手握物发抖，汗少，脉弦细，沉取无力，舌苔薄。中医辨证：年老肾亏，胸阳不振，血气不和。治宜：通心阳，调气血，益肝肾。处方：瓜蒌15g，薤白12g，首乌12g，桑椹15g，桑寄生12g，当归9g，太子参12g，牛膝9g，枳壳9g，赤芍9g，川芎4.5g，三七粉1g^(冲服)。

二诊：进药7剂，自觉精神转佳，胸闷、心绞痛、气短好转，守方加减治疗半年，上述症状全缓解，心电图复查恢复正常。为巩固疗效并改服丸剂。处方：西洋参30g，首乌45g，桑椹45g，茯苓30g，生黄芪30g，瓜蒌45g，薤白30g，枣仁30g，桑寄生45g，牛膝45g，枳实30g，三七30g。共为细末，炼蜜为丸，每丸10g，日服2丸。上药服了三料，后因工作需要，外出工作半年余，虽有劳累也未再发病。

按语：《素问·上古天真论》云：五八肾气衰，六八阳气衰，七八肝气衰。因此胸痹心痛的病机与心肝肾有关，尤与心肾关系密切。肾虚则精气不上承，致心气失养，胸阳不振，阴浊内生，气血失调。所以刘老认为在治疗上应注意通心阳，肝肾兼顾。本案冠心病心绞痛多年，但刘老在治疗上抓住了胸痹心痛之主证，采用滋肾通阳的方法，调阴阳，和气血，标本兼顾，攻补兼施，使频繁发作的心绞痛完全缓解，心电图恢复正常，其他疾病也得到改善，这是中医治病求本的理论体现。

（三）本虚标实，攻补要当

刘老认为，心脑血管病以下元亏虚，脏腑虚损为本，即所谓本虚。然而，心脑血管病并非皆为虚证。临床实践证明，本虚标实证居多，所谓标实，是指病邪，不外六淫、七情、饮食、痰、湿、瘀、滞、火之邪。老年人脏腑阴阳俱不足，正气一虚，外邪乘虚而入，内邪由虚而生，故老年心脑血管病多因虚而致实。老年人下元先亏，脾胃气薄，气化无力，故易致水液精微运化不利而为痰饮、湿聚之证，脏腑功能低下，血行无力，易致气血瘀滞之证；阴精亏耗，虚火内生，阴亏于下，火亢于上，又易致下虚上实之证，故老年心脑血管病多表现为复杂的虚实相兼之证。

刘老在多年的治疗实践中对心脑血管病的治疗注重补法，但并非唯有补法，又由于心脑血管病多虚实相兼，治法亦常取攻补兼施。"急则治标，缓则治本"，"间者并行，甚者独行"的独特治疗风格，所以临床疗效显著。

案例：杨某，男，64岁。1982年9月20日初诊。

患者自1970年以来，反复发作心前区闷痛，有时呈绞痛，每次发作历时5分钟左右，休息及含服硝酸甘油片可缓解。1980年因劳累后心绞痛频发，含服硝酸甘油片无效而住某医院，经心电图检查诊断为"冠心病，急性前壁心肌梗死"，住院治疗月余，病愈出院。此后，心绞痛经常发作，伴胸闷，头晕，气短，腰腿酸软。舌苔薄腻，脉弦细。证属胸阳不振，痰浊内阻。治宜：通阳化浊。处方：瓜蒌15g，薤白12g，半夏9g，泽泻9g，枳壳9g，太子参9g，茯苓12g，杏仁9g，甘草4.5g，三七粉1g^(冲服)。

二诊：药进10剂，心绞痛发作次数明显减少，于原方加桑椹、首乌、寄生、当归等补益心肾之品，继服百余剂，诸症痊愈，复查心电图明显改善。

按语：胸痹病机为本虚标实，本例本虚为心肾两虚，标实为痰浊内阻。刘老认为：肾精不足则精不化气，气不行湿而致痰浊内蕴；心气不足则心神失养，心神亏虚而易为痰浊所扰。故取瓜蒌、薤白、半夏、茯苓、杏仁、甘草通阳化浊；增太子参、当归、首乌、桑椹、寄生以填精益气，既能使精气化，助上药通阳化浊；又能益肾养心安神，以拒痰浊之上扰。全方合用，意在标本兼治，所以临床上不但疗效好，而且疗效巩固。

（刘如秀 整理）

八、刘志明治疗慢性肾衰竭经验

例1：杨某，女，30岁。尿少，全身浮肿2年，腹胀，恶心，呕吐半年于1990年7月20日初诊。

患者1988年6月不明原因感全身乏力，眼睑、面部浮肿，渐遍及全身肿，尿少，每日尿量500ml左右，食欲减少而住当地医院治疗，当时尿常规：尿蛋白（＋＋＋＋），管型（＋＋），红细胞（＋），诊断为慢性肾炎，经激素及其他西药治疗，病情有所缓解，由于血压高，激素骤停，而出现病情加重。近半年反复感冒发热，喉痛，尿量明显减少，浮肿进行性加重，出现纳呆，腹胀、恶心、呕吐。检查血非蛋白氮100mg％；肌酐8.5mg％；二氧化碳结合力20容积％；血红蛋白65g/L。复查尿常规：尿蛋白（＋＋＋＋），红细胞（＋），白细胞（＋），管型0～3/HP。西医诊断；慢性肾炎（尿毒症期），经中西药治疗病情无好转，且出现气短、气促、头晕，腰酸胀而转我院。诊查：血压21/14.6kPa，面色苍白晦滞，精神萎靡，口有浊气，头面浮肿，腹膨隆，有移动性浊音，下肢压之凹陷不起，舌淡，苔黄腻，脉细弦滑。辨证：肾虚水泛，湿热蕴阻。治宜：益气养阴，清化湿热。处方：猪苓12g，茯苓12g，泽泻12g，阿胶12g^(烊化)，石韦24g，生黄芪30g，生地18g，太子参30g，茅根24g，车前草9g，川牛膝9g，生姜5g，当归9g。服7剂后，尿量渐增，每日尿量150ml左右，浮肿渐减，腹胀减轻，恶心、呕吐基本消失，食欲增加，守原方加减调理 4 个月，全身浮肿基本消退，面色转红润，血压基本恢复正常，尿常规：尿蛋白（＋）；血检查：非蛋白氮及血肌酐基本正常；血红蛋白 82g/L，追踪 2 年，病人一般情况尚好，能从事家务劳动。

按：在慢性肾功能不全的病变过程中，内蕴之邪湿积久，渐从热化，无形之邪热和有形之邪湿结合，致湿热逗留三焦，损伤脾肾气阴，以致升降开阖失常，当藏不藏，当升不升，当降不降，当泄不泄，精微（蛋白）不摄而漏出，水浊（血中废物）反而滞留；更由于癸损及乙，热灼伤阴，可出现一系列虚阳上扰的症状，因此，患者出现血压高，头晕，咽痛，面及全身浮肿，腰脊酸楚，溲少色赤，舌苔薄黄或黄腻、质偏红，脉细弦滑，尿蛋白增多，尚有管型及红细胞和肾功能有中度至重度损害。由于本例属少阴肾气本虚，复感外邪，湿热交遏，脾胃升降，肾气开阖因之受阻，遂致清浊相干，上格下关。盖湿与热合，侵及中清之府，脾主升清，胃主降浊，必先除其湿热，和其脾胃，湿热除，脾胃和，则升降自调，三焦通利，肾气恢复正常。故以猪苓汤为基本方，该方利水而不伤阴，清热而不过于苦寒，滋阴而不碍邪，用于下焦湿热阴伤之证，十分合拍，方中增入车前草、石韦、茅根助原方清利湿热；增生地、牛膝养阴清热；增黄芪、太子参、甘草健脾益气而不助火。全方合用补不碍其邪，泻不损肾阳，因而临床疗效卓著。

例 2：段某，男，75 岁。因头晕头胀 40 余年，反复双下肢浮肿 5 年，加重半个月，于 1991 年 11 月 13 日初诊。患者 1948 年因头昏、耳鸣，在当地医院检查血压为 31.9/15.9kPa，当时诊断为高血压病，长期间断服西药降压，血压不稳定，常波动在 25.3/14.6kPa，自 1936 年以来间常出现双下肢浮肿，夜间增多，每夜 5～7 次小便。伴腰酸楚及心烦失眠，近半月来浮肿加重，并出现腹胀，纳呆、恶心、乏力，尿频量少，大便干结，去西医院检查尿常规：尿蛋白（＋＋），红细胞 0～2/HP，白细胞 0～2/HP；血非蛋白氮 80mg％，血肌酐 6mg％；血红蛋白 7.6g，诊断为肾动脉硬化性肾功能不全；经用中西药治疗效果不佳，症状无明显改善而转我院门诊。诊查：血压 23.9/14.6kPa，面色晦滞、颧红，双下肢轻度至中度凹陷性浮肿，舌质淡红，脉弦滑数。辨证属：肾虚水不涵木，肝阳上亢。治宜：滋肾涵木为主，兼平肝健脾。处方：熟地 18g，白术 12g，山药 12g，山萸肉 12g，丹皮 5g，泽泻 9g，云苓 12g，生芪 24g，猪苓 12g，太子参 18g，阿胶 9g（烊化）。服药 15 剂后复诊，浮肿消退，腹胀缓解，食欲增加，心烦好转，睡眠正常，大便 1 日 2～3 次，尿常规恢复正常；上方加减调治 3 个月，大便恢复正常，血非蛋白氮、肌酐恢复正常，血红蛋白提高到 10.5g。追踪 2 年，病人情况良好。

按：慢性肾病日久，可因阳损及阴，或过用温补刚燥伤阴，或屡使清利耗阴，逐渐形成肾阴亏损，阴虚日久，阳失其涵，火失其济，则阴阳不能维持正常的平衡，出现阴虚火旺的病理现象，所以病人出现头痛，眩晕，心悸，耳鸣，夜寐不宁，腰膝酸软，浮肿，面色暗而颧红，舌质红、苔薄黄，脉细弦及肾功能损害等表现。由于肾之阴阳为人身之水火，二者相互依存，相互资生，相互制约，处于动态平衡之中。若阴阳偏颇，则必须产生阴虚、阳虚、阴阳俱虚及肾气虚之证候。故以六味地黄汤为基本方，该方遵守"损者益之""实者泻之"的原则，以调理阴阳化生肾气。正如《医方考》吴昆曰："熟地黄、山萸肉味厚者也。经曰：味厚为阴中之阴，故能滋少阴，补肾水；泽泻味甘咸寒，甘从湿化，咸从水化，寒从阴化，故能入水脏而泻水中之火；丹皮气寒味苦辛，寒能胜热，苦能入血，辛能生水，故能益少阴，平虚热；山药、茯苓，味甘者也，甘从土化，土能防水，故用之制水脏之邪。"方中增用生芪、太子参、白术以健脾升阳，使清升浊降；增猪苓、阿胶益肾除湿，诸药相合，组成滋补肝肾，淡渗除湿之剂，用之肾虚而致浮肿者，可达补而不留邪，利而不伤正的目的。所以疗效满意而巩固。

（刘如秀　整理）

九、刘志明治疗慢性肾炎的体会

刘志明教授认为水肿病的辨证首先要察明虚实，分清寒热，在治疗上根据"开鬼门，洁净府，去菀陈莝"的治疗原则，提出从宣、利、清、补、活血化瘀等论治。在辨证施治中又强调掌握清利湿热，调和阴阳，升降脾胃的治则，并将其灵活运用于临床，效果良好，兹介绍几则。

（一）清利湿热，健脾益肾

慢性肾炎的病理特点为湿热伤肾。临床主要表现为虚实相兼的证候：虚的一面，如气虚、血虚、阴虚、阳虚、脾虚、肾虚等，临床表现明显，已被普遍重视；而实的一面常为虚象掩盖，容易被疏忽。然而，实邪在慢性肾炎的各种类型以及各个阶段都是存在的，并且对正虚的程度，疾病的过程都有极大影响。实邪有痰饮、瘀血、湿热等，而其中最重要的是湿热，这是慢性肾炎最基本的病理因素，可以说，没有湿热，就没有慢性肾炎。尿液的变化足以佐证，无论哪种类型和哪个阶段，凡慢性肾炎都必有尿液的变化。其特点是尿中蛋白或细胞增多，并常出现管型和浑浊。《素问·至真要大论》谓："水液浑浊，皆属于热"。因此混浊正是湿热的显著标志。从治疗结果也证实慢性肾炎患者过用温补之后，疗效不显，相反，如能注意清化湿热，收效就会满意。

例1：周某，男，30岁。患者面浮肢肿反复两年余，近半年加重。晨起头面上肢明显浮肿，午后则下肢为甚，伴腰酸乏力，下肢酸困，纳食乏味，小便频数、量少（每日500ml左右），大便时干时稀。曾用激素治疗效果不好而转诊我院。查体：血压18.7/12.0kPa，面浮肿，目肿如卧蚕，下肢凹陷不起，咽稍充血，舌苔薄黄、微腻，脉细而滑。尿常规可见尿蛋白（＋＋＋＋），红细胞1～3/HP，白细胞0～4/HP，颗粒管型0～2/HP，24小时尿蛋白定量大于6g，血红蛋白90g/L，血清总蛋白50g/L，球蛋白29g/L，白蛋白21g/L。西医诊断为慢性肾炎。中医辨证属：下焦湿热久稽，肾脾两虚。治法：清利湿热，补肾健脾。方以猪苓汤加味。处方：猪苓12g，茯苓12g，泽泻12g，阿胶12g(烊化)，石韦24g，茅根24g，滑石15g(包煎)，桑寄生9g，川牛膝9g，生黄芪18g，甘草6g，太子参18g，连翘9g。服上药5剂后，尿量明显增加，浮肿渐消，尿量每日2000ml以上，尿频缓解。仍守前方，随证加减，调理1个月，诸症皆除，尿检转阴，24小时尿蛋白定量恢复正常。随访1年，未见异常，并坚持正常工作。

按：水肿病，其制在脾，其本在肾，迁延日久，必伤脾肾二脏。本例患者病程2年余，虽有正虚，但以下焦湿热俱重，湿蕴化热，以致脾虚不运，肾阴亏损。治疗时如一味利湿，则更耗肾阴；若单纯滋阴，又易敛湿困脾。仲景猪苓汤是治疗肾炎湿热病的一张良方。方中诸药和缓而不峻烈，互相配伍，共奏育阴利水，清利湿热之功。其补而不滞，利而不伤，益以太子参、生黄芪益气健脾；增茅根、滑石、连翘、甘草清利湿热，既能顾及脾肾之本，又能清利湿热而消肿；牛膝、寄生滋阴养肾，药专力强，虽久病缠绵，又何愁不愈。

（二）温肾健脾，燮理阴阳

肾为水火之脏，藏元阴而寓元阳；脾为气血生化之源，散精微而运湿浊。"精血之源本先天，水火之养在后天"，提示了脾肾之间相互资生，相互促进的密切关系。

慢性肾炎及肾功能衰竭的本质是阴阳两虚，精气不足。肾阳不足不能温煦脾阳，脾失健运，水谷精微不能充养于肾，生化之源匮乏，必须用调理阴阳之法才能解决。而慢性肾炎病程长，迁延难愈，脏腑亏损，正气不足，抵抗力下降；虚则不耐邪侵，邪自外入，乘虚而蕴结于肾，致使反复感染而导致肾损害；故在强调燮理阴阳的同时，亦不可忽视祛邪的作用。刘老通过长期临床实践发现，大部分慢性肾炎患者在整个病程中都有不同程度的邪实症状存在，其中又以湿热毒邪最为常见。患者尿液中红细胞、白细胞、管型等沉渣增多，都是湿热毒邪的标志。所以他主张不宜用大量辛热燥烈、滋腻蛮补之品。

例2：杨某，女，27岁。患者面及双下肢浮肿两年余，伴腰酸冷痛，乏力，头昏，心烦，恶心，作呕不欲食，口干喜饮，腹胀满，大便时干时稀，手心热，但又怕冷，气短，尿少。某医院诊断为慢性肾炎，经治疗半年，病情无缓解且有加重，故转诊我院。查体：血压21.3/13.3kPa，精神倦怠，面黄白，眼睑及双下肢浮肿，舌淡、苔少、黄白相间，脉弦细滑。尿常规可见蛋白（＋＋＋＋），红细胞0～3/HP，白细胞0～5/HP，颗粒管型0～3/HP。血常规可见：血红蛋白80g/L。血清总蛋白40g/L，白蛋白19g/L，球蛋白21g/L，非蛋白氮57.1mmol/L，肌酐619μmol/L。西医诊断为慢性肾炎，肾功能衰竭。中医辨证为脾肾两虚，湿热犯中。治法：温肾、健脾、和中，兼清利湿热。处方：生黄芪30g，太子参30g，桑椹12g，菟丝子12g，牛膝12g，女贞子12g，生地18g，茯苓12g，猪苓12g，泽泻12g，阿胶12g^(烊化)，茅根24g，石韦24g，生姜9g。服15剂后，腰酸冷痛、腹胀、恶心、作呕、心烦、口干症状改善，食欲稍增加，尿量增加每日1500～2000ml，下肢浮肿渐消。复查尿常规可见蛋白（＋＋），非蛋白氮下降至42.8mmol/L，肌酐下降至442μmol/L。在原方中去生姜，加冬虫夏草、白术、车前草维持治疗3个月，上述症状缓解，尿量增多至每日2500ml左右，浮肿消退，血压维持正常，尿常规多次复查基本正常，非蛋白氮降至21.4mmol/L，肌酐降至265μmol/L。为巩固疗效，嘱病人坚持服上方，并低盐饮食。追踪1年，病人一般情况好，能从事一些家务劳动。

按：慢性肾炎、肾衰，多责于脾肾二脏。由于病程长，常表现为正虚邪实，虚实相兼的病机。本病例为慢性肾炎尿毒症，以脾肾两虚为本，湿热邪为标。治疗当从缓急，明标本，或图本为要，或治标为急，方不至偾事。故用黄芪、白术、太子参健脾益气；以女贞子、旱莲草、桑椹、牛膝甘酸能敛，甘凉凉血，配生地以增强滋阴益肾之力；菟丝子、冬虫夏草温阳补肾，配生姜增强温中和胃止呕；用猪苓汤清热滋阴利水，石韦、茅根、车前草助猪苓汤清热利尿。诸药配合有补有利，利中有补，补中有泻，配伍周到，丝丝入扣，因而能获全功。

（三）健脾利水，升降脾胃

《素问·至真要大论》云："诸湿肿满，皆属于脾"，"脾胃为生化之源"，"中运乃升降之枢"，然而肾炎病机的基本特点在湿热伤肾，湿热之邪又常常影响到脾胃，而使其升降失常。肾炎患者脾胃升降障碍，临床可见浮肿日见加重，同时出现胸闷腹胀，身重疲乏，纳呆食少等。此时应从脾胃升降调理，促使脾胃健运，恢复其升降功能。刘老常用补中益气汤或胃苓汤加减治疗慢性肾炎（肾病型）疗效显著。

例3：张某，男，19岁。患者反复出现全身浮肿已1年，近半年加重，腰以下为甚，伴有腰酸痛，腹胀，身重乏力，纳差，大便时干时稀。尿常规可见蛋白（＋＋＋＋），有颗粒管型。遂诊断为慢性肾炎（肾病型）。用强的松及利尿剂治疗两个月，病情时好时坏，近日因浮肿加重，转诊我院。查体：血压14.7/9.3kPa，满月脸，面色萎黄，一身悉肿，双下肢为甚，按之凹陷不起，腹膨隆，移动性浊音阳性，腹围100cm，舌苔薄、黄白相间，脉沉细滑。尿常规可见蛋白（＋＋＋＋），颗粒管型0～2/HP，血清总蛋白40g/L，白蛋白14g/L，球蛋白26g/L，血胆固醇10.1mmol/L。证属脾不健运，秽浊阻滞，水湿内停。治宜：健脾行气利湿。药方用胃苓汤加味：猪苓10g，茯苓12g，泽泻15g，白术12g，苍术10g，陈皮10g，厚朴10g，甘草6g，黄芪30g，太子参30g，生姜5g。同时嘱病人低盐饮食，并每日吃新鲜鲤鱼半斤至1斤。

服药5剂后，腹胀减轻，尿量由原每日500ml增加到1500ml左右。再在原方基础上加车前子、白茅根，服10剂。腹胀，口干，腰酸痛症状消失，全身轻松有力，尿量明显增加，每日尿量2500～3500ml，腹围减至70cm，全身水肿及腹水消失，饮食量明显增加。守原方继续服30剂，尿常规多次检查正常，血胆固醇恢复正常。追踪1年无复发。

按：《证治汇补》云："肾虚不能行水，脾虚不能制水"。"肾主蛰藏"，受五脏六腑之精而藏之，肾气充则精气内守，肾气虚则精关不固，故蛋白精微失守而漏于尿中；脾主运化，升摄，脾虚失运，生化乏源，升降失司，则肾失水谷精微充养；加之水液内停，又可壅滞伤肾，使肾失闭藏，而出现蛋白尿及水肿。刘老在长期的临床实践中认识到，在治疗肾病时除强调健脾益肾外，还应重视保护胃气。他认为，病者有胃则生，无胃则死，反对使用败伤胃气之方药。凡见脾胃虚弱者都以健脾和胃入手，喜用甘缓和络、扶正祛邪的原则，临床疗效卓著。本方系四苓散与平胃散组合，具有行气利水，祛湿和胃作用。方中二苓甘淡入肺而通膀胱；泽泻甘咸入肾、膀胱同利水道，益土所以制水；故以白术苦温健脾去湿；苍术辛烈燥湿而强脾；厚朴苦温除湿而散满；陈皮辛温利气而行痰；甘草中州主药能补能和；重用生芪、太子参以健脾升阳，胃和则降，脾健则升，脾胃升降得调，湿热之邪自化。全方利中有补，有补有行，利而不伤，补而不滞，临床疗效显著。

总之，刘老在临床上根据水肿的不同症状，详察病情，分析病机，辨证施治，灵活运用上述诸法，或一法独进，或数法同施，或先标后本，或标本兼顾，因而临床疗效好。

（刘如秀　整理）

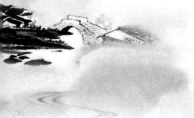

第七章 寄语后学

　　光阴荏苒，岁月悠悠，弹指之间，吾已学步医林七十余载。作为一名老中医、老大夫，常常有青年医师问吾是"如何学好中医""怎样成为大家的?"对于后一问题，因吾自愧不敏，无甚建树，从不敢以"名医""大家"自诩，故实无"经验"奉告；但"如何学好中医"，吾倒有以下点滴体会，愿与青年分享。

一、从学明师，夯实根基

　　韩愈《师说》曾云："古之学者必有师……人非生而知之者，孰能无惑，惑而不从师，其为惑也，终不解矣。"韩愈的话很有道理，人不论学习什么，首先都需要有老师来"传道、授业、解惑"，学习中医更是如此。中医自古以来就非常重视师承，学医者常不辞艰辛求拜老师。据说朱震亨在成名前想拜个老师，后听说罗知悌医术高明、学识渊博，就去投奔；但罗知悌为人比较傲慢，拒不接见，朱震亨求学心切，毫不灰心，往返十余次，经三个多月才得一见。当时丹溪已 44 岁，后来他从罗知悌那里学得不少东西，对其学术思想产生了很大影响。

　　吾于十五岁拜湘潭名老中医杨香谷先生为师。杨师当时年逾六旬，行医已四十余年，医术高明，为人正派，曾师事于湘潭名医"楚九郎中"门下，颇得其传。当时，我是他所有学生中最年轻的一个，对我的要求尤为严格，时时教诲。在老师的指导下，吾系统学习了《黄帝内经》《难经》《神农本草经》《伤寒论》《金匮要略》《温病条辨》《备急千金要方》《外台秘要》《临证指南医案》等经典医书。三年的跟师学习使我受益匪浅，更为我以后的中医事业打下了坚实的理论基础。

二、恒以苦学，精勤不倦

　　医乃大道，非朝夕可成。所以，想要学好中医，求得明师指导仅是一个方面，更重要的还是靠学生自己努力，在"勤""苦"上多下功夫，此二字实为学习中医登堂入室的必经之路。古人云"书山有路勤为径，学海无涯苦作舟"。《甲乙经》的作者皇甫谧，20岁才开始读书，家境贫寒，只能边种地边学习，下地时还把书带上，42岁得了半身不遂，仍终日手不释卷，后来著书立说终成名家，学习就应有此刻苦和孜孜不倦的精神。近代大医岳美中先生认为，自己论天分，至多是中中之材，几十年来，如果说掌握了一些中医知识而能承医务，所靠的一是"勤"，二是"恒"。

吾从医七十余年，始终坚持"日理临床夜读书"。学医之初，每日栖宿师宅，沉潜医道，白天侍诊左右，晚上诵读经典。严寒酷暑，春去秋来，寒窗三载，不敢有丝毫懈怠。行医之始，白天忙于诊务，夜间则静心思考，自查当日诊疗是否对证，有无经验教训，药后如何根据病情变化调整治疗方药等，若遇疑惑之处，或求解于书，或求教于师友，必追根究底得出正解方肯罢手。十年动乱，吾虽身处逆境，亦不稍懈，无书可读之时，则默背《内经》《伤寒》，反复揣摩。六十岁以后更是"戒玩嬉、节嗜好"，终日以医书为伴，"焚膏油以继晷，恒兀兀以穷年。"由此可见，学习中医并无捷径可寻，唯"恒以苦学，精勤不倦"，方能成大器。

三、掌握方法，学乃有成

学习固需勤奋，亦宜讲求方法，掌握好的方法往往可以收到事半功倍的效果。王冰谓："将升岱岳，非径奚为；欲诣扶桑，无舟莫适。"吾将学习中医的几点方法，提供给大家以作参考。

（一）深通古文

中医药学经典著作至今均为古文撰成，中医药学本身又深植于中国传统文化的沃土之中，如欲"通经致用"，自然就需要深通古文及传统文化。古代，儒医相通，医生与文人除了医学知识的熟疏外，其他的知识结构都是一样的。传统中医自幼就熟读四书五经，具备深厚的古文基础，因此很容易就能阅读、理解医药古籍的文辞义理，进而能迅速掌握、正确应用。此正如俗语所说："秀才学医，笼里捉鸡。"但在今天，中医赖以生存的传统文化、思想与哲学环境已基本丧失，年轻人从小接受的是西方文明的教育，青年中医在大学阶段以前的教育是以数理化为主，语文中仅有少部分是古文内容，这就造成了大家古文功底普遍薄弱的现状，面对古籍常常读不通，看不懂。古文阅读能力差已成为挡在中医学者面前一道难以逾越的高墙。如果想真正学好中医，就必须下定决心跨越这一障碍。

（二）精研医典

中医学著作浩如烟海，其中首推《黄帝内经》《难经》《神农本草经》《伤寒杂病论》最为重要，犹如经学之"四书"，对于医者而言，这些经典著作实为树之根脉，根深才叶茂，本固才枝荣。清代医家徐灵胎在《慎疾刍言》一文中就云："一切道术，必有本源，未有目不睹汉唐以前之书，徒记时尚之药数种而可为医者。"因此，有志于中医之人，就应从四大经典入手，拿出"板凳甘坐十年冷"的精神，耐住寂寞、心无旁骛、潜心研读经典，如此方可有所成就。

学习经典，熟读、背诵必不可少，"医者书不熟则理不明，理不明则识不清，临证游移，漫无定见，药证不合，难以奏效。"只有对经典烂熟于心，才能更好地领悟、运用。此外，背诵越早越好，正所谓"少年背书如锥锥石，中年背书如锥锥木，老年背书如锥锥水"。因此，年轻医师，应尽早下此苦功，不要畏难，由难而易，由少而多，集腋成裘，积沙成丘。

（三）博览诸家

除对中医四大经典反复研读之外，青年医师还要"博览各家、广得其益。"仲景之后，医家辈出，代有发展，存世医书琳琅满目、浩如烟海。这些著作或是临床效验的记载、积累，或是对经典中某个方面的理解与发挥，还有的是医家提出的新理论、新认识。上述各家学说，各具特色，各有其优，合读则全，分读则偏。学习之时应摒弃门户派别之偏见，择善而从，着眼其心得发明之处，或取其论、或取其法、或取其方、或取其药、或取其巧、或取其妙，总要取精去粗、扬长避短。

然而，历代各家学说，内容极其丰富，一一遍读，实非易事。我学习知识，首将历代医家分为几个学派，继而于每个学派之中选择有代表性的医家著作重点学习，然后旁及其他。如研究《黄帝内经》，以王冰的校定注释为主，参以张介宾《类经》、杨上善的《太素》，旁及吴昆、马莳、张志聪等氏之著。《伤寒论》注家尤多，我钻研《伤寒论》以成无己、柯琴、尤怡为主，略事浏览其他注家。对温病学说，我认为首起刘完素，以下吴有性、戴天章、余霖、杨璿之论温疫，叶氏之论卫气营血，吴氏之论三焦，薛己之论湿热，王士雄之论六气属性及霍乱都在必读之列。只有全面、系统地了解各家学说的学术体系，才能丰富学识，开阔思路，也才能在继承前人学术的基础上有所创新。

（四）学思并重

学而不思则罔，一味读死书、死读书，而不思考，就会被书本牵着鼻子走，为书本所累，从而受到书本表象的迷惑而不得其解。中医学说是由历代医家的学术思想所构成，其中不乏偏颇、局限、矛盾、谬误之处，这就需要我们在研读之时，加以思考、分析，去伪存真，去粗存精，取长避短，继承之中有所改进。如重视先天，虽可宗景岳之说，但补肾不必专主地黄；调理后天，虽可承东垣之论，然补脾不必胶着参、术、升、柴；养阴可效法丹溪，但知柏苦寒降火又当慎用；活血化瘀可取王清任之方，然须分清虚实而后用之。

我曾与儿科研究所协作，对小儿病毒性肺炎进行临床研究，根据临床症状，如发热、咳嗽、气喘、鼻煽等症，医者一般将其归于"风温"范畴，主张遵古人之卫气营血辨证论治，但往往难以收效，病死率居高不下。细细思之，小儿病毒性肺炎实为肺实质性病变，来势急，传变快，病之现象，往往落后于病的本质；若一味拘泥于卫气营血的顺序，必致由轻转重、由重转危。应当在发病初期就发汗解表、清营解毒并举，方能截断、逆转病情发展。后于临床，数百例患者依法治之，药用麻黄、杏仁、甘草、连翘、金银花、丹皮、生地及局方至宝丹，果获良效，避免出现热极生风或热入心包等危重症状，提高了治愈率。

（五）知行结合

学习中医，最忌满足于一知半解的空头理论，若仅有理论、乏于实践，必致临证游移，漫无定见，药证难合，难能奏效。"纸上得来终觉浅，绝知此事要躬行"，只有不断实践方能丰富自己的经验，也才能在医术上精益求精，于实践中求真知，于实践中得发展。

记得跟师之初，杨师就教诲于我："研究医学之门径，先须熟读《内》《难》《本草》《伤寒》《金匮》，然后博览《千金》《外台》诸书，同时更须勤于临证，以证验先贤之言，而得岐黄之真谛。"数十年来，我一直牢记恩师之言，从未离开过临床，即便在十年浩劫之中，也未曾有一日脱离，其行医足迹遍及大半个中国，走到哪里，就在哪里看病，从不懈怠，每日诊务虽极为繁重，但收获颇多。正是在坚持不懈的临床实践中，方才使我对前人的理论加深了理解，融会贯通，提出己见，逐步积累了经验，形成自己的学术特色、学术风格。

四、受益唯谦，有容乃大

记得新中国成立前，我在乡间行医，当时还很年轻，当地有一名老中医，年迈八旬，但他每次出诊路过我家时都要下轿看望，同我切磋学术，这位老中医不耻下问的精神，值得我们大家学习。孔子曰："三人行，必有我师焉"，学习中医，除了精研医典、勤于实践之外，更需谦虚谨慎。

"谦受益、满招损"是人人皆知的治学格言，古今中外，凡谨守此道者，必能从中受益，得以采撷众长。对此，我身有所感。1954 年，中医研究院筹备成立，彼时各地名医云集京城，我利用这个极好的机会，虚心请教，各地名家倾囊相授，使我得以广开思路，弥补不足，自身学术水平获得极大提高。古人云："与君一席话，胜读十年书"；又云："独学而无友，则孤陋寡闻。"因此，大家学习中医，切忌小成即满，妄自尊大，最终沦为井底之蛙；而应寻师访友，谦虚求教，不耻下问。如此，方可广学识，长见闻，对于个人医道提高和学术进步都大有裨益。

五、修德为重，诚意正心

"医乃仁术，非德不立"，从医者只有将"普救含灵之苦"作为自己学医之目的，将病人的需要作为自己努力钻研之方向，而非"经略财务"之手段，方能心无旁骛，精研医道，学而有成。

记得吾悬壶之际，正值日寇的侵华战火燃及三湘之时。三湘大地，战火纷飞，人心惶惶，平民士兵死伤无数；伤者无处就医、备受折磨，死者尸横乡野、无人掩埋。由此导致战区瘟疫横行，尤其是发热性疾病，更是疯狂肆虐。染之者憎寒壮热、上吐下泻、遍身斑疹杂出，似丹毒风疮，症状凶险，且发病迅猛，来势汹汹，传染甚快，路人避之犹恐不及。见此情景，吾牢记恩师教诲，将解除病患痛苦为己任，不虑吉凶，将自身生死置之度外，冒着生命危险，深入疫区，寻求医治之法。经过不懈的努力，吾终于对于发热性疾病的发生、发展、传变、预后、顺症、逆症，治疗之常法、变法有了系统的掌握，总结出"热病初期即用表里双解""热病重症关键在于祛邪""长期低热不可忽视实证""长期高热要注意温中"的新经验，临床用之效若桴鼓。吾因仁心，而得仁术，既救疾苦，又获真知，受益终生。

因此，每一个初涉杏林之人，必先修德，诚心正意，方可学成仁术，而成"苍生大医"。

六、结语

今天，我喋喋絮语讲述这些，就是希望青年后学能从中得到些许启发，从而对其以后的中医学习有所帮助。因为，继承、发扬中医学遗产的希望，就寄托在青年中医的身上。我也坚信，"青出于蓝而胜于蓝"，只要刻苦努力学习，青年中医必然会超过我们这些老大夫，承载起中医药事业更加辉煌的未来。